手术室护理知识习题集

主　　审	李武平	胡雪慧	张巧玲
主　　编	王　宇	边冬梅	
副 主 编	金　艳	赵丽燕	刘清元
	张　杰	汪　静	师　文

西安交通大学出版社
XI'AN JIAOTONG UNIVERSITY PRESS
国家一级出版社
全国百佳图书出版单位

图书在版编目(CIP)数据

手术室护理知识习题集/王宇,边冬梅主编. —西安:西安交通大学出版社,2021.10
 ISBN 978-7-5693-2183-8

Ⅰ.①手… Ⅱ.①王…②边… Ⅲ.①手术室—护理—习题集 Ⅳ.①R472.3-44

中国版本图书馆 CIP 数据核字(2021)第 118075 号

Shoushushi Huli Zhishi Xitiji

书　　名	手术室护理知识习题集
主　　编	王　宇　边冬梅
责任编辑	郭泉泉
责任校对	李　文
装帧设计	荣　西　伍　胜
出版发行	西安交通大学出版社 (西安市兴庆南路1号　邮政编码 710048)
网　　址	http://www.xjtupress.com
电　　话	(029)82668357　82667874(发行中心) (029)82668315(总编办)
传　　真	(029)82668280
印　　刷	西安五星印刷有限公司
开　　本	880mm×1230mm　1/32　印张　16.75　字数　419 千字
版次印次	2021 年 10 月第 1 版　2021 年 10 月第 1 次印刷
书　　号	ISBN 978-7-5693-2183-8
定　　价	68.60 元

如发现印装质量问题,请与本社发行中心联系、调换。
订购热线:(029)82665248　(029)82667874
投稿热线:(029)82668502　(029)82668805
读者信箱:med_xjup@163.com

版权所有　侵权必究

《手术室护理知识习题集》编委会

主　　审　李武平　胡雪慧　张巧玲
主　　编　王　宇　边冬梅
副 主 编　金　艳　赵丽燕　刘清元
　　　　　张　杰　汪　静　师　文
编者名单　(以姓氏笔画排序)
　　　　　王　宇　王　倩　边冬梅　师　文
　　　　　朱　薇　刘清元　闫　沛　杜白茹
　　　　　吴　越　汪　静　张　杰　金　艳
　　　　　周　敏　赵　蔚　赵丽燕　赵清侠
　　　　　姜　雪　董　珺　戴艳然

主编简介

王 宇

　　副主任护师,硕士研究生导师。现为中华护理学会手术室护理专业委员会专家库成员、陕西省护理学会手术室护理专业委员会名誉主任委员、西安市护理学会手术室护理专业委员会主任委员、中国人民解放军第五届军事医学计量科学技术委员会手术室与麻醉设备质量安全控制专业委员会常务委员、中国医学装备协会护理装备与材料分会手术室专业委员会全国委员、陕西省手术装备与材料分会副主任委员。

　　主要研究方向为护理管理、手术室护理、医学装备与材料等。荣获军队医疗成果奖5项,完成陕西省课题3项,主编专著2部,参编教材7部。以第一作者和通讯作者发表统计源期刊论文50余篇、SCI收录论文2篇,获批国家实用新型专利12项。

边冬梅

　　副主任护师,硕士研究生导师,空军军医大学第一附属医院(西京医院)手术室总护士长。现任中华护理学会手术室护理专业委员会委员、陕西省护理学会手术室护理专业委员会主任委员、中国整形美容协会护理分会理事。

　　主要研究方向为手术室护理、护理管理、感染预防与控制等。荣获军队医疗成果奖2项,以第二责任人完成陕西省课题1项,以第一责任人完成西京医院新技术、新业务2项,副主编、参编专著3部,参编教材1部。以第一作者发表统计源期刊论文20余篇,获批国家实用新型专利2项。

序

手术室是现代化医疗设备最多、技术力量最集中、为疑难复杂手术提供保障的地方。一台手术的成功,不仅仅依赖主刀医生精湛的技术、麻醉医生准确的评估和给药,更离不开护理人员灵敏、娴熟、一丝不苟的配合。三者优势互补,往往可以达到事半功倍的效果。

近年来,随着外科新技术、新业务的迅速发展,高精尖仪器设备的研发使用,手术室工作模式发生了很大改变,手术室相关的护理知识也在更新迭代。为了更有针对性地指导手术室护理工作,本书从基础理论和专科护理两个方面进行全面梳理,涉及手术室护理基本知识、围手术期安全管理、护理操作技能、手术室感染管理与控制、护理管理知识、专科手术知识等方面内容。

本书编写思路清晰、逻辑严谨、内容翔实,不但涉及手术室护理发展的前沿知识,也总结了手术室护理专家的工作经验,比较全面地反映了手术室护理及交叉学科、前沿学科及相关学科的工作范畴,同时以习题的形式浓缩知识点,便于护理人员学习、记忆与应用。本书适用于手术室专科护士、实习生、规培生等各层级人员,大家可将本书作为自我能力提升的参考书。

希望手术室护理人员保持严谨的工作作风、持续的学习态度、精湛的手术配合技巧,紧跟外科新技术、新方法日新月异的发展,用专业技能、热情与爱心为每一例手术提供让医生满意、患者满意的精准配合。

李武平

2021 年 9 月

前　言

随着医学的发展和人民对健康需求的增强,护理学已经成为一门独立的学科。外科护理学是其中的重要组成部分,包含了各系统疾病的外科疾病护理及手术相关护理。近年来,手术室护理已成为外科护理专业性和实践性较强的分支之一。作为一名合格的手术室护理人员,只有具备全面的理论知识、熟练的专业技术、丰富的实践经验和先进的护理理念,才能适应日益发展的医疗工作的需要。手术室护士和外科医生、麻醉医生成为外科手术团队中最重要的成员,共同承担着守护患者安全、提升医院服务质量的职责,更加需要不断学习和掌握本专业以及交叉学科的知识和行业动态。为了帮助手术室护理人员学习和理解专业护理知识,以问题为导向地巩固学习效果,我们特编写了这本《手术室护理知识习题集》(以下简称《题集》)。

《题集》是以手术室护理各方面知识为架构,包括手术室护理概论、围手术期患者安全管理、护理技能与操作、感染预防与控制、手术应用解剖和麻醉相关知识、各系统外科手术配合技术等。以国家卫生和计划生育委员会"十三五"规划教材《基础护理学》(第6版)、《外科护理学》(第6版),空军军医大学第一附属医院手术室编写的《手术室护理技术手册》(第4版),中华护理学会手术室护理专业委员会编写的《手术室专科护理》《手术室护理实践指南》为参考，选取目前临床工作中规范性、实用性、科学性强的部分编写成册，旨在夯实手术室护理人员的理论基础，拓宽知识层面，深入学习、贯彻《手术室护理实践指南》，以便在临床工作中科学、合理地应用。

《题集》由医疗、护理领域多位专家共同参与完成，编者们均是在临床一线工作20年以上的护理管理者或专科护士，具备丰富的理论知识和实践经验。编写组对内容和架构进行了认真的研究与探讨，参考了大量医疗、护理书籍和相关行业标准、规范，以问题为导向，检验与巩固护理人员所学的知识。《题集》严格按照重难点设计题型和题量，内容包括单选题、多选题、是非题、正确答案及部分试题解析等。本《题集》通过专家反复讨论、多次修改和完善，最后审定用简洁、精炼的文字表述内容，使读者易于记忆和掌握，有利于促进理论知识在临床中的应用。

在《题集》写的过程中，衷心地感谢感染预防控制、肝胆外科、胃肠外科、血管外科、骨科、麻醉科等临床医学专家与护理专家的指导和帮助，感谢陕西省护理学会李武平理事长、空军军医大学第一附属医院护理处胡雪慧主任、西安市护理学会张巧玲理事长对本书的审阅，感谢空军军医大学第一附属医院外科手术室闫沛护士长、董珺主管护师为全书的编排和校对所做的工作。

王　宇　边冬梅

2021年9月

目　录

上篇　基础知识

第一章　总　论 …………………………………（ 3 ）
　第一节　围手术期护理的概念 ……………………（ 3 ）
　第二节　手术室环境管理 …………………………（ 6 ）
　第三节　手术室物品管理 …………………………（ 9 ）
　第四节　手术室人力资源管理 ……………………（ 34 ）

第二章　手术室规章制度 ………………………（ 37 ）
　第一节　基本制度 …………………………………（ 37 ）
　第二节　人员岗位职责 ……………………………（ 50 ）

第三章　手术患者围手术期的安全管理 ……（ 64 ）
　第一节　手术患者的安全管理 ……………………（ 64 ）
　第二节　手术患者的转运交接 ……………………（ 80 ）
　第三节　手术物品清点 ……………………………（ 83 ）
　第四节　术中输血护理操作 ………………………（ 95 ）
　第五节　术中低体温的预防 ………………………（ 99 ）
　第六节　手术患者意外伤害的预防 ………………（ 103 ）
　第七节　围手术期深静脉血栓的预防 ……………（ 107 ）
　第八节　手术室火灾的应急预案 …………………（ 119 ）

第四章　手术室护理的技能与操作 …………（ 123 ）
　第一节　无菌技术 …………………………………（ 123 ）
　第二节　手术隔离技术 ……………………………（ 136 ）

第三节　手术体位安置 …………………………………（159）
　第四节　电外科设备操作 …………………………………（181）
　第五节　急救技术 …………………………………………（200）
　第六节　静脉治疗技术 ……………………………………（233）
第五章　感染的预防与控制 ……………………………………（249）
　第一节　手术室布局的流程 ………………………………（249）
　第二节　洁净手术室管理 …………………………………（253）
　第三节　围手术期抗菌药物的应用 ………………………（266）
　第四节　灭菌与消毒技术管理 ……………………………（272）
　第五节　特殊感染手术的处理 ……………………………（293）
　第六节　医疗废物管理 ……………………………………（300）
　第七节　感染控制指标监测 ………………………………（305）

下篇　专科知识

第六章　专科手术护理 …………………………………………（319）
　第一节　手术应用解剖 ……………………………………（319）
　第二节　麻醉护理 …………………………………………（357）
　第三节　普通外科手术 ……………………………………（374）
　第四节　妇产科手术 ………………………………………（404）
　第五节　骨科手术 …………………………………………（409）
　第六节　神经外科手术 ……………………………………（427）
　第七节　心胸外科手术 ……………………………………（441）
　第八节　五官科手术 ………………………………………（475）
　第九节　整形外科手术 ……………………………………（491）
　第十节　器官移植手术 ……………………………………（498）
　第十一节　微创手术 ………………………………………（508）

参考文献 ………………………………………………………（525）

上篇

基础知识

第一章 总 论

第一节 围手术期护理的概念

一、单选题

1. 下列有关围手术期护理的概念,描述错误的是(　　)
   A. 围手术期是指手术全期
   B. 围手术期包括患者从进入外科病房到术后痊愈回家的这段时期
   C. 围手术期护理应做到术前全面评估、术中保障安全、术后快速恢复生理功能
   D. 围手术期是指患者在手术室的时期
   E. 以上均不对

2. 围手术期护理所针对的阶段是(　　)
   A. 手术前
   B. 手术中
   C. 手术后
   D. 围绕手术的全过程,包括手术前、手术中、手术后
   E. 以上均是

3. 行外科手术前患者禁饮食的目的是(　　)
   A. 减少肠蠕动
   B. 保证呼吸道不受误吸或窒息的威胁
   C. 有利于手术者的操作
   D. 防止感染
   E. 以上均是

4. 以下手术不需要进行肠道准备的是（　　）

   A. 局麻下行乳腺包块切除术

   B. 胰十二指肠切除术

   C. 胆囊切除术

   D. 乳腺癌根治术

   E. 以上均是

5. 下列关于术前访视说法错误的是（　　）

   A. 评估手术患者的一般情况，了解手术及麻醉情况，必要时与手术医生沟通

   B. 选取患者休息、进餐、治疗的时间进行访视

   C. 询问患者有无过敏史或是不是过敏体质

   D. 了解患者对手术及麻醉的认知程度

   E. 以上均不对

二、多选题

1. 术前访视的内容包括（　　）

   A. 掌握患者的生理、社会和心理状态

   B. 消除患者对麻醉及手术的紧张感

   C. 减轻患者的焦虑

   D. 减轻患者的心理负担，使患者能积极配合手术

   E. 减轻患者的疼痛感

2. 患者入手术室后对其的评估要点有（　　）

   A. 评估患者的术前检查是否齐全，了解患者的既往病史

   B. 评估患者心理状态是否稳定

   C. 评估患者对疾病的了解程度及其是否知晓自身病情

   D. 评估患者对手术是否耐受

   E. 评估患者的生命体征

3. 在手术中对患者的评估要点有（　　）

   A. 手术室环境是否舒适

B. 患者的体位安置是否妥当

C. 评估患者的生命体征,防止意外的发生

D. 消毒范围是否超过手术所需面积

E. 患者的管路是否通畅

4. 术后对患者的评估要点有(　　)

A. 麻醉恢复情况

B. 身体重要器官的功能

C. 伤口及引流情况

D. 情绪反应

E. 以上均是

5. 围手术期进行液体治疗的目的包括(　　)

A. 维持脏器组织的血液供应

B. 维持脏器组织的氧气供应

C. 纠正低钾血症

D. 纠正酸碱平衡紊乱

E. 纠正贫血

6. 术中判断血容量的有效指标包括(　　)

A. 尿量

B. 四肢皮肤的色泽和温度

C. 指脉氧饱和度(SpO_2)

D. 颈静脉充盈度

E. 有创动脉血压

7. 术前液体丢失的原因包括(　　)

A. 呕吐

B. 利尿

C. 出汗

D. 过度通气

E. 胃肠减压

本节答案

一、单选题

1. D 2. D 3. B 4. A 5. B

二、多选题

1. ABCD   2. ABCDE   3. ABCDE   4. ABCDE
5. ABCDE   6. ABDE   7. ABCDE

部分试题解析

一、单选题

3. 麻醉的风险主要是误吸和反流，麻醉药会刺激胃肠道，使患者出现呕吐，而术前禁食水可以降低反流和误吸出现的概率。

二、多选题

1. 术前访视的内容包括对患者的全身情况的评估、对患者既往史及现病史的了解、对患者进行术前准备的温馨提示以及心理护理。

6. 术中判断血容量的有效指标包括尿量、颈静脉充盈度、四肢皮肤的色泽和温度、中心静脉压等。SpO_2 波形随呼吸周期的改变而变化，则提示患者血容量不足；SpO_2 波形不随呼吸周期的改变而变化，并不能排除患者血容量不足，所以 SpO_2 并不是判断血容量的有效指标。

第二节 手术室环境管理

一、单选题

1. 手术室应建设、设置的最佳出入路线的条数为（   ）

   A. 1

B. 2

C. 3

D. 4

E. 5

2. 下列不属于手术室限制区的是（　　）

   A. 手术间

   B. 内走廊

   C. 无菌物品间

   D. 储药室

   E. 标本室

3. 下列关于手术人员的着装要求不正确的是（　　）

   A. 帽子应当完全遮盖头发

   B. 刷手服一旦污染应及时更换

   C. 刷手服上衣应系入裤子

   D. 佩戴普通医用口罩

   E. 以上均对

4. 下列关于手术服装的基本要求说法正确的是（　　）

   A. 刷手服不可以用抗菌面料

   B. 拖鞋要求方便清洗、消毒即可

   C. 手术衣应为全包式或后背系带式

   D. 刷手服应每天更换

   E. 以上均对

5. 手术间内部设施、温控要求符合环境卫生学管理和医院感染控制的基本要求。其温度和相对湿度分别为（　　）

   A. 22～25 ℃，45%～60%

   B. 21～25 ℃，45%～60%

   C. 21～25 ℃，30%～60%

   D. 21～25 ℃，40%～60%

   E. 22～25 ℃，50%～60%

二、多选题

1. 术中个人的防护用品包括（　　）
   A. 手套
   B. 护目镜
   C. 鞋套
   D. 防水围裙
   E. 隔离衣

2. 手术人员着装的注意事项有（　　）
   A. 若口罩被污染，应术后更换
   B. 摘除口罩洗手
   C. 手术帽应每天更换
   D. 防护拖鞋应"一人一用一消毒"
   E. 外出衣应保持清洁

三、是非题

1. 系带式医用外科口罩比耳挂式医用外科口罩更符合外科手术要求。（　　）
2. 外科口罩如需再次使用时，应将口罩外面对折后放入相对清洁的刷手服口袋内。（　　）
3. 摘下外科口罩后应及时将其丢弃，摘除口罩后应洗手。（　　）
4. 李医生将刷手衣存放入自己的更衣柜，以便下次使用。（　　）
5. 外科口罩要求必须覆盖住使用者的口、鼻，为防止病原微生物、体液、颗粒物等的直接透过提供物理屏障。（　　）

本节答案

一、单选题

1. C　2. E　3. D　4. D　5. C

二、多选题

1. ABCDE　2. BCDE

三、是非题

1. √　2. ×　3. √　4. ×　5. ×

部分试题解析

一、单选题

1. 手术室应设 3 条出入路线：一是工作人员出入路线；二是患者出入路线；三是器械敷料等循环供应路线。
2. 手术室的限制区包括手术间、内走廊、无菌物品间、储药室、麻醉准备间等。
3. 手术人员需佩戴外科口罩。

三、是非题

2. 应将口罩内面对折后放入相对清洁的刷手服口袋内。
4. 刷手衣不能存放入自己的更衣柜。
5. 外科口罩要求必须覆盖住使用者的口、鼻及下颌。

第三节　手术室物品管理

一、单选题

1. 规范仪器设备操作规程的目的不包括（　　）

    A. 指导手术室护士正确评估、使用、维护仪器设备

    B. 减少操作中的安全隐患

    C. 简化流程，方便使用

    D. 最大程度地确保使用时患者的安全

    E. 最大程度地确保使用时医护人员的安全

2. 下列有关驱血带的说法不正确的是（　　）

    A. 用于肢体驱血使用

B. 伸缩性强

C. 形状为扁平长条

D. 为快速驱血,充气时应慢速、有效

E. 采用高分子材料、天然橡胶或特种橡胶制作而成

3. 使用气压止血带时需要注意(   )

A. 确认整套止血带装置是否正常

B. 将参数初始化

C. 将主机放置在患侧绑止血带部位的下方,备用

D. 驱血充气时先降低患侧肢体

E. 对止血带放气时应快速进行

4. 设备额定使用年限一般为(   )

A. 5 年以上

B. 5~8 年

C. 5 年以下

D. 8 年以上

E. 10 年以上

5. 手术床的操作要点不包括(   )

A. 检查

B. 固定

C. 调节

D. 清洁

E. 观察

6. 当电气设备发生无线电频率干扰时应将设备(   )

A. 分开放置

B. 连接到同一电源

C. 连接到不同电源

D. 分开接地线

E. 不同时使用

7. 要使无影灯照度、亮度最高,应在距离 100 cm 的位置是(   )

A. 患者切口

B. 医生操作手

C. 无影灯灯柱

D. 灯头玻璃表面

E. 手术部位

8. 植入物指（　　）

    A. 临时放置于由外科操作造成的或生理存在的体腔中、留存时间小于30天的可植入性手术器械

    B. 放置于由外科操作造成的或生理存在的体腔外、留存时间为30天或30天以上的可植入性手术器械

    C. 放置于由外科操作造成的或生理存在的体腔中、留存时间为30天或30天以上的可植入性手术器械

    D. 放置于由内科操作造成的或生理存在的体腔中、留存时间为30天或30天以上的可植入性手术器械

    E. 临时放置于由外科操作造成的或生理存在的体腔中、留存时间为30天或30天以上的可植入性手术器械

9. 电动驱动式手术床的主体结构不包括（　　）

    A. 手术床面

    B. 床柱

    C. 底座

    D. 床垫

    E. 遥控器

10. 手术床的安放位置不包括（　　）

    A. 当手术间内有体外循环机时，手术床的安放位置可稍偏移

    B. 手术床中心线与手术间长轴重合

    C. 手术床底座中心点应为手术间长轴与短轴的十字交叉点

    D. 头侧手术床床边距墙不得小于1.8 m

    E. 主要术野应位于送风面中心区域

11. 无影灯的最佳工作距离是（ ）

   A. 80 cm

   B. 100 cm

   C. 60 cm

   D. 130 cm

   E. 150 cm

12. 照明强度的单位是（ ）

   A. lux

   B. leu

   C. lxu

   D. lue

   E. lvu

13. 气压止血带在下肢使用时间的一般标准设定值为（ ）

   A. <30 分钟

   B. <60 分钟

   C. <90 分钟

   D. <120 分钟

   E. <180 分钟

14. 气压止血带的压力应根据患者的血压设定，上肢压力为患者的收缩压加（ ）

   A. 25～50 mmHg

   B. 30～60 mmHg

   C. 50～75 mmHg

   D. 60～90 mmHg

   E. 70～90 mmHg

15. 气压止血带的压力应根据患者的血压设定，下肢压力为患者的收缩压加（ ）

   A. 25～50 mmHg

   B. 50～100 mmHg

C. 100～150 mmHg

D. 150～200 mmHg

E. 160～200 mmHg

16. 气压止血带的放置位置应距离手术部位上方（   ）

    A. 5～10 cm

    B. 10～15 cm

    C. 10～18 cm

    D. 15～20 cm

    E. 20～30 cm

17. 对气压止血带放气时，下列做法不符合要求的是（   ）

    A. 放气速度应缓慢

    B. 关注患者的生命体征

    C. 遵医嘱调节输液速度

    D. 双侧肢体使用止血带时可同时放气

    E. 应单侧进行

18. 止血带重复使用时，充气时间应（   ），间歇时间应相对（   ）

    A. 缩短 缩短

    B. 延长 延长

    C. 缩短 延长

    D. 延长 缩短

    E. 以上均可

19. 气压止血带的充气压力由外科医生或麻醉医生决定，其判断依据不包括（   ）

    A. 手术部位

    B. 病情

    C. 手术时间

    D. 舒张压

    E. 动脉压

20. 如需继续使用气压止血带时,应先放气后再充气,并重新计时,放气的时间为( )
    A. 5~10 分钟
    B. 10~15 分钟
    C. 15~20 分钟
    D. 20~25 分钟
    E. 25~30 分钟

21. 气压止血带袖带固定的松紧以能放入( )为宜。
    A. 一指
    B. 两指
    C. 三指
    D. 一掌
    E. 四指

22. 气压止血带的工作原理为( )
    A. 快速泵气
    B. 气囊止血带充气
    C. 压迫肢体
    D. 阻断肢体血流
    E. 以上均是

23. 气压止血带阻断的血流是( )
    A. 浅表静脉的血流
    B. 深处动脉的血流
    C. 桡动脉的血流
    D. 股动脉的血流
    E. 以上均是

24. 下肢止血带的绑扎部位为( )
    A. 大腿下 1/3 处
    B. 大腿中 1/3 处
    C. 大腿中上 1/3 处

D. 小腿上 1/3 处

E. 小腿中上 1/3 处

25. 上肢止血带的绑扎部位为（　　）

   A. 上臂近端 1/3 处

   B. 上臂中下 1/3 处

   C. 前臂上 1/3 处

   D. 上臂中 1/3 处

   E. 前臂中 1/3 处

26. 选择气压止血带袖带型号的原则是（　　）

   A. 宁短勿长

   B. 气囊应至少缠绕肢体 1 周

   C. 宁宽勿窄

   D. 宁窄勿宽

   E. 以上均是

27. 影响气压止血带袖带型号选择的因素是（　　）

   A. 患者情况

   B. 年龄

   C. 肢体周径

   D. 血压

   E. 以上均是

28. 气压止血带时间设定的相关因素是（　　）

   A. 年龄

   B. 生理状况

   C. 肢体血供情况

   D. 收缩压

   E. 舒张区

29. 气压止血带压力设置的相关因素是（　　）

   A. 年龄

   B. 收缩压

C. 袖带宽度
D. 肢体周径
E. 以上均是

30. 医疗器械说明书和标签的内容应当（　　）
    A. 与已经注册或者备案的相关内容一致
    B. 与产品研制的意图一致
    C. 与产品出厂的要求一致
    D. 与食品药品监督管理部门的大纲要求一致
    E. 与使用要求一致

31. 外来医疗器械指的是（　　）
    A. 器械供应商租借给医院可重复使用、主要用于与植入物相关手术的医疗器械
    B. 放置于外科操作形成的或者生理存在的体腔中、留存时间为30天或以上的可植入性医疗器械
    C. 医院手术室的普通医疗器械
    D. 无须清洗、消毒、灭菌，可直接使用的医疗器械
    E. 不是手术室购买的医疗器械

32. 外来医疗器械不包括（　　）
    A. 植入物
    B. 特殊器械
    C. 动力工具
    D. 医院的基础器械
    E. 以上均不包括

33. 临床科室使用外来医疗器械需提前交消毒供应中心清点验收，并进行有效灭菌，提前的时间为（　　）
    A. 1～2天
    B. 2～3天
    C. 3～5天
    D. 7天
    E. 以上均可

34. 下列有关外来医疗器械导致外科手术切口感染的危险因素的描述正确的是( )
   A. 手术前住院时间长则感染危险性低
   B. 手术前使用抗生素时间长则感染危险性低
   C. 侵入手术切口的细菌毒力强则感染危险性高
   D. 手术前使用抗生素时间短则感染危险性高
   E. 以上均正确

35. 充气式加温仪的最高温度设定不超过( )
   A. 43 ℃
   B. 45 ℃
   C. 48 ℃
   D. 42 ℃
   E. 44 ℃

36. 在外来医疗器械和植入物的管理流程中,手术医生应首先通知的部门是( )
   A. 手术室
   B. 消毒供应中心
   C. 设备科
   D. 外来器械供应商
   E. 以上均是

37. 外来医疗器械在手术室使用后的处理方法是( )
   A. 由消毒供应中心集中回收、返洗、消毒,再由外来器械供应商带走
   B. 由外来器械供应商自行处理
   C. 由外来器械供应商回收、消毒
   D. 由设备科处理
   E. 以上均是

38. 外来医疗器械的生物监测结果尤为重要,消毒供应中心使用的3M生物培养仪最快出结果的时间是( )
   A. 1小时

B. 2小时

C. 3小时

D. 4小时

E. 5小时

39. 关于医疗器械不良事件的处理,下列描述正确的是(   )

   A. 个人发现可疑的不良事件后,应当就近向医疗机构报告

   B. 个人发现可疑的不良事件后,不宜直接向食品药品监督管理部门报告

   C. 使用单位发现可疑的不良事件后,应当向医疗器械不良事件监测技术机构报告

   D. 使用单位发现可疑的不良事件后,应当向上级卫生行政主管部门报告

   E. 以上均对

40. 以下设备需要计量检定的是(   )

   A. 腹腔镜系统

   B. 超声刀

   C. 高频电刀

   D. 超吸刀

   E. 电钻、电锯

二、多选题

1. 手术无影灯的调节色温功能是为了(   )

   A. 降低医生眼睛的疲劳度

   B. 提高医生的兴奋度

   C. 降低手术区域的温度

   D. 扩大照射范围

   E. 在不同的手术类型中,更容易分辨术野组织

2. 使用手术无影灯时应注意(   )

   A. 使用前检查无影灯的外观和各关节臂

B. 安装对应的无菌手柄,并保持手柄处于无菌状态

C. 根据手术者的习惯或手术类型调节

D. 手术完成直接关闭电源后需将手术灯复位放置

E. 如为腔镜手术的引导光源,需按腔镜模式进行切换

3. 手术无影灯的日常检查、维护包括(　　)

A. 功能的检查、维护

B. 主体、功能键等情况的检查和维护

C. 阻尼情况的检查、维护

D. 弹簧力度的检查、维护

E. 发现问题及时报给设备科或联系厂家

4. 手术床常用的配件有(　　)

A. 麻醉头架

B. 体位垫

C. 肩托、搁手板

D. 固定设备、固定器

E. 床垫、腿架

5. 关于色温,以下说法正确的有(　　)

A. 色温指光源颜色与某一温度下的黑体(或完全辐射体)所发出的光色相同时黑体的温度

B. 计量单位为"K"

C. 绝对零度就是摄氏零度

D. 加温后颜色由黑变红、转黄、发白,最后发出蓝色光

E. 以上均对

6. 手术结束后对手术床应做到(　　)

A. 按《手术室环境表面清洁与消毒》的要求处理

B. 清洁、消毒手术床及其各个配件

C. 将手术床定位放置

D. 将手术床置于功能位

E. 将手术床还原至初始位置

7. 无影灯的组成包括（　　）

   A. 法兰管

   B. 水平臂

   C. 弹簧臂

   D. 万向臂

   E. 灯头及控制面板

8. 充气式加温仪使用前需保持使用表面（　　）

   A. 干燥

   B. 硬质

   C. 平整

   D. 柔软

   E. 宽阔

9. 手术无影灯用于手术部位照明的优点有（　　）

   A. 亮度高

   B. 色温佳

   C. 无影

   D. 聚焦好

   E. 亮度无限可调

10. 下列关于使用充气式加温仪说法正确的是（　　）

    A. 根据使用环境的温度、手术治疗的类型、患者实时的体核温度及患者的身体状况选择温度挡和风速，并与医生确认

    B. 充气加温毯仅供单一患者使用，一人一用

    C. 使用时将未打孔的一面放置在患者身下或身上

    D. 加温设备与加温毯可以分开使用

    E. 使用时注意观察患者局部体表温度的变化，防止局部发生热损伤

11. 评估充气式加温仪是否能够正常使用需（　　）

    A. 检查主机的功能状态

B. 调节主机模式

C. 确定参数是否符合手术需求

D. 检查安放的位置

E. 检查出风口软管的接入位置

12. 无影灯使用的评估包括（　　）

   A. 活动度调节

   B. 照度调节

   C. 光斑及色温调节

   D. 高度调节

   E. 配置选择

13. 气压止血带的组成有（　　）

   A. 带有显示器的压力调节器

   B. 电源线

   C. 充气袖带

   D. 衬垫

   E. 以上均对

14. 以下是止血带并发症的有（　　）

   A. 皮肤损伤、疼痛

   B. 骨筋膜室综合征

   C. 神经损伤

   D. 深静脉血栓

   E. 血压下降，严重时休克

15. 使用气压止血带的禁忌证包括（　　）

   A. 使用部位的皮肤破溃、水肿

   B. 血栓闭塞性脉管炎

   C. 静脉栓塞

   D. 严重的动脉硬化

   E. 血管性疼痛

16. 使用气压止血带的适应证有（   ）

    A. 创伤止血

    B. 四肢手术

    C. 关节置换手术

    D. 整形手术

    E. 以上均是

17. 下列不能使用驱血带的有（   ）

    A. 膝关节置换

    B. 开放性骨折

    C. 恶性肿瘤

    D. 严重感染

    E. 以上均是

18. 气压止血带操作前需要评估患者的局部情况包括（   ）

    A. 既往病史

    B. 皮肤状况

    C. 肢体血供情况

    D. 肢体周径

    E. 以上均是

19. 电动气压止血带的优势包括（   ）

    A. 漏气、压力下降时自动补气

    B. 有自动计时与自动报警提示功能

    C. 可自动泵气到随意值

    D. 可使压力恒定于设定值

    E. 以上均是

20. 下列关于气压止血带使用时的注意事项说法正确的有（   ）

    A. 在上肢置于上臂近端1/3处，距离手术部位10～15 cm，压力为200～250 mmHg，时间小于60分钟

    B. 在下肢置于大腿中上1/3处，距离手术部位10～15 cm，压力为300～350 mmHg，时间小于90分钟

C. 安放时勿使气压止血带与皮肤直接接触,中间需垫以内衬,衬垫应软、无褶皱、全包裹

D. 如果需要继续使用气压止血带,中间应停止使用至少10分钟

E. 使用前需评估患者的皮肤状况,如拟使用袖带的部位及远端皮肤有无破溃、感染等,选择合适型号的止血带袖带

21. 下列关于缠绕止血带的做法正确的有( )
    A. 应轻微加压于保护衬垫外肢体肌肉较丰富的部位
    B. 使用止血带锁扣或绑带缠绕固定止血带外层,松紧适宜
    C. 止血带连接管朝向头侧
    D. 若袖套接近无菌区域,应选择无菌袖套
    E. 以上均正确

22. 使用高频电刀时应将电刀负极板粘贴于( )
    A. 距离手术部位大于 15 cm 的位置
    B. 皮肤干燥、无瘢痕处
    C. 肌肉丰富、毛发少处
    D. 无骨骼突出的部位
    E. 以上均正确

23. 患者使用气压止血带的术前评估包括( )
    A. 皮肤状况:拟使用袖套的部位及远端皮肤有无破溃、感染等
    B. 肢体周长和形状:选择合适型号的止血带袖套,确保袖套腔可完全覆盖肢体并扣紧
    C. 既往病史:血管病史、静脉血栓史、循环异常或周围动脉损伤病史、肿瘤病史,有无透析通路、骨折、体内金属植入物、外周中心静脉导管(PICC)等
    D. 气压止血带:性能是否完好
    E. 以上均包括

24. 止血带的安全使用要素包括（   ）
    A. 袖带型号的选择
    B. 压力设定
    C. 时间设定
    D. 放置部位
    E. 使用方法

25. 使用气压止血带时避免捆绑部位出现水疱、淤血的方法有（   ）
    A. 使用吸水衬垫
    B. 在止血带上贴防水膜
    C. 将止血带绑松一些
    D. 减少止血带的充气压力
    E. 及时查看

26. 使用气压止血带时避免发生神经损伤的方法有（   ）
    A. 尽可能缩短手术时间
    B. 选择窄的止血带
    C. 根据个体差异选择充气压力
    D. 所使用的环套保护衬垫应软、无褶皱、全包裹
    E. 以上均正确

27. 使用气压止血带时避免发生止血带致疼痛的方法有（   ）
    A. 减少止血带的充气压力
    B. 进行心理护理
    C. 尽可能缩短手术时间
    D. 使用宽的止血带
    E. 以上均正确

28. 使用气压止血带时避免发生止血带休克的方法有（   ）
    A. 给予补充血容量
    B. 松止血带时快速放气
    C. 松止血带时缓慢放气

D. 松止血带时间歇放气

E. 以上均正确

29. 下列关于保护衬垫说法正确的有（　　）

    A. 将其放置于皮肤与止血带中间

    B. 避免止血带与皮肤直接接触

    C. 其通常为柔软的棉质材料

    D. 目的是防止发生皮肤损伤

    E. 衬垫的大小、厚度不限

30. 电动气压止血带的使用范围包括（　　）

    A. 四肢手术

    B. 骨折复位内固定术

    C. 截肢手术

    D. 关节手术

    E. 神经、肌腱、血管探查和修复吻合术

31. 止血带的充气压力由外科医生或麻醉医生决定，其判断依据包括（　　）

    A. 手术部位

    B. 病情

    C. 手术时间

    D. 舒张压

    E. 以上均包括

32. 使用电动气压止血带造成皮肤损伤的原因有（　　）

    A. 不恰当的衬垫

    B. 消毒液灼伤皮肤、捆绑方法不正确

    C. 止血带发生故障、手术时间过长、止血带压力过大

    D. 患者自身的年龄较高

    E. 以上均是

33. 外来医疗器械的特点有（　　）

    A. 数量多、品种繁

    B. 结构复杂
    C. 不固定于医院
    D. 可重复使用
    E. 以上均是
34. 外来医疗器械的管理应由多部门协作,医院内参与外来医疗器械管理的部门有(　　)
    A. 手术室
    B. 院感部
    C. 护理部
    D. 消毒供应中心
    E. 以上均是
35. 所选器械的厂家应向供应室与手术室提供所配器械的清单及(　　)
    A. 分拆方法
    B. 清洗方法
    C. 包装、灭菌的方法
    D. 灭菌循环参数及书面操作要求
    E. 以上都是
36. 外来医疗器械与植入物管理的处理流程包括(　　)
    A. 手术医生通知设备科,设备科通知外来医疗器械供应商
    B. 外来医疗器械供应商持产品合格证及外来医疗器械植入物到设备科确认
    C. 外来医疗器械供应商持确认单和外来医疗器械到消毒供应中心与工作人员当面交接
    D. 消毒供应中心对外来医疗器械进行清洗、消毒、包装、灭菌、监测,合格后发放
    E. 外来医疗器械使用之后由消毒供应中心集中回收、清洗、消毒
37. 外来医疗器械要达到使用标准必须接受(　　)
    A. 化学检测

B. B-D 试验

C. 物理检测

D. 生物检测

E. 以上均是

38. 对外来医疗器械进行回收、清洗、分类的程序包括(　　)

A. 分类评估

B. 分类装载

C. 设分类标识

D. 清点核查器械

E. 以上均是

39. 中心[消毒]供应部与供应商核对登记器械时,医疗机构应核对外来器械、植入物交接单,核对信息包括(　　)

A. 手术名称

B. 手术患者的姓名、床号

C. 器械的品牌、名称、数量

D. 植入物的种类、规格、数量

E. 以上均包括

40. 植入物的危险因素包括(　　)

A. 微生物容易繁殖

B. 只要很少的细菌就能感染

C. 抗生素不容易杀灭微生物

D. 微生物得到定植

E. 生物膜形成

41. 术后外来医疗器械的处理流程包括(　　)

A. 初步处理

B. 送供应室规范处理

C. 清洁后打包取回

D. 厂家工作人员到供应室取回

E. 以上均包括

42. 植入性材料验收核对时应包含的内容有（   ）
    A. 产品编号、注册证编号、批号
    B. 产品名称
    C. 规格、型号
    D. 生产日期与失效日期
    E. 以上均是

43. 供应商与供应室双方共同清点、核查、确认、签名、登记，记录应保存备查，此时供应商应持（   ）
    A. 手术通知单
    B. 器械清点单
    C. 器械清洗、消毒、灭菌说明书
    D. 报价单
    E. 以上均是

44. 企业销售人员销售无菌器械时，应出具的证明包括（   ）
    A. 加盖企业印章的"医疗器械经营许可证"复印件
    B. 加盖企业印章的"医疗器械产品注册证"复印件
    C. 加盖企业印章的委托授权书复印件
    D. 加盖企业印章的"医疗器械生产许可证"复印件
    E. 以上均是

45. 无菌器械经营企业不得（   ）
    A. 经营证照不齐的无菌器械
    B. 出租"医疗器械经营许可证"
    C. 经营无产品合格证的无菌器械
    D. 向城乡集贸市场提供无菌器械
    E. 以上均是

46. 下列关于厂家物品准备的描述正确的有（   ）
    A. 物品进入手术间后堆在角落里，不能放在门口、床边等位置
    B. 进入手术间的物品表面应保持清洁

C. 将物品规则地摆在器械车上

D. 无菌物品与清洁物品不应该放在一起

E. 以上均是

47. 手术无影灯配置双头灯或多头灯的目的有（   ）

    A. 将一个灯头作为主灯,提供主要的照明

    B. 将另一个灯头作为辅灯,提供辅助照明

    C. 辅灯可弥补主灯照明的盲区

    D. 当主灯发生问题时,辅灯可第一时间提供备用照明

    E. 灯光更亮

48. 以下属于手术床安全使用基本要求的有（   ）

    A. 坚固、可靠

    B. 耐用、安全

    C. 功能完备

    D. 操作简便

    E. 舒适、省力

三、是非题

1. 体温管理系统仅限使用于儿童。（   ）

2. 手术床的驱动可分为电动驱动式、液压驱动式、机械驱动式。（   ）

3. 无影灯无影的原理是因为采用足够大面积的光源从统一角度同时照射,形成术野光柱,从而无明显阴影形成。（   ）

4. 无影灯的亮度应根据医生要求进行调节,可以无限调节。（   ）

5. 手术床是指能够承载手术患者,根据手术需求变换各种位置,使之达到手术操作要求的医疗设备。（   ）

6. 手术无影灯因阻尼情况会出现灯臂、灯头漂移的情况。（   ）

7. 手术无影灯关节臂的连接处可环绕关节部位480°或720°旋转,操作灵活,定位准确。（   ）

8. 手术无影灯的照射术野区内无明显的阴影形成。（　）
9. 对手术无影灯消毒时应选用弱碱性消毒剂,避免强酸、强碱接触灯表面。（　）
10. 当充气式加温仪超温指示灯亮起并听到提示声时则不应继续使用,应拔掉装置电源插头,待温度降下后方可再次使用。（　）
11. 手术床正常应处在蓄电量状态、锁定状态。（　）
12. 使用止血带时上肢压力为 200～250 mmHg,下肢压力为 300～350 mmHg。（　）
13. 手术结束,应先按放气键缓慢放气,待归零后再关闭电源。（　）
14. 绑扎止血带时的松紧度以可插入两指为宜。（　）
15. 泵气前如使用驱血带驱血,驱血带应从肢体远端向肢体近端缠绕。（　）
16. 采用抬高肢体驱血时,要先抬高患肢 3～5 分钟后再开始泵气。（　）
17. 在双侧肢体使用气压止血带时,应同时放气。（　）
18. 下肢气压止血带应置于大腿中上 1/3 处,距离手术部位 10～15 cm。（　）
19. 气压止血带在术中如需再次使用时,应先放气 10～15 分钟后再充气并重新计时。（　）
20. 气压止血带由带有显示器的主机、连接线和气压袖带组成。（　）
21. 对绑扎止血带部位的皮肤有破溃、水肿者禁用止血带。（　）
22. 血栓闭塞性脉管炎、静脉栓塞、严重动脉粥样硬化患者可以使用止血带。（　）
23. 宽止血带能对深部组织产生较均匀、稳定的压力,尽可能选择宽的止血带。（　）
24. 对行四肢恶性肿瘤手术和有开放性创伤的患者,禁止驱

血。（　　）
25. 绑扎止血带的部位：上肢为上臂下 1/3 处，下肢为大腿中上 1/3 处。（　　）
26. 使用气压止血带时设定的工作时间：成人上肢不超过 60 分钟，下肢不超过 90 分钟。（　　）
27. 电动气压止血带无任何禁忌，可随意使用。（　　）
28. 使用气压止血带前，准备止血带主机，将其放置在患侧绑止血带部位的上方（头侧），备用。（　　）
29. 为保持手术间内安静，可将止血带的提示音调到最低。（　　）
30. 对止血带放气时应注意速度，关注生命体征，遵医嘱调节输液速度。（　　）
31. 在高原使用止血带时，应严格控制使用的时限和压力，时间尽量缩短在 60 分钟内。（　　）
32. 发放时应确认无菌物品的有效期，植入物及植入性手术器械应在生物检测合格后才可以放行。（　　）
33. 植入物是放置于外科操作造成的或者生理存在的体腔中，留存时间为 30 天或以上的可植入性物品。（　　）
34. 凡外来人员进入手术室者，必须经医务科、护理部批准，外来医疗器械跟台人员进入手术室需出示跟台证。（　　）
35. 择期手术，对有植入物的手术器械经供应室灭菌后可直接发放至手术室使用。（　　）
36. 若已注册的进口医疗器械的生产地址发生变化，应当申请注册许可事项变更。（　　）
37. 重复使用的医疗器械应当在说明书中明确重复使用的次数。（　　）
38. 手术外来医疗器械必须在麻醉患者前带入手术间，手术结束前不得离开手术间。（　　）
39. 使用后的外来医疗器械应经供应商清洗、消毒，与消毒供应中心双方确认并记录存档。（　　）

40. 对所有的外来医疗器械都应采用跟踪追溯管理系统,记录每套外来医疗器械及植入物的清洗、消毒、灭菌、监测及应用等相关信息,并保存使用者的详细信息,以便随时跟踪和查询,防止发生院内感染。(   )

41. 医生应提前 2 小时通知器械公司,将急诊手术所需的外来医疗器械与植入物送至供应室清洗、灭菌。待其物理、化学检测结果合格后,再将其送至手术室使用。(   )

42. 手术室应对各科医生预约的手术进行核对、整理,打印成制式的手术通知单,术前一天的 18:00 前将其送至消毒供应室,以方便供应室核对需灭菌的外来医疗器械,对未安排手术的外来医疗器械不予灭菌处理。(   )

43. 医生应及时通知器械公司,以保证外来医疗器械和植入物在规定时间内运送到医院,并送到供应室消毒、灭菌。具体时间要求:常规手术需要的器械和植入物应于术前一天 16:00 前送到供应室消毒、灭菌,植入物则于术日 07:00 前送至手术室,去包装,用酒精擦拭后放于指定的位置,备用。(   )

本节答案

一、单选题

1. C 2. D 3. A 4. B 5. D 6. C 7. E
8. C 9. D 10. A 11. B 12. A 13. C 14. C
15. C 16. B 17. D 18. C 19. D 20. B 21. A
22. D 23. A 24. C 25. A 26. B 27. C 28. C
29. B 30. A 31. A 32. A 33. A 34. C 35. B
36. C 37. A 38. C 39. C 40. C

二、多选题

1. ABE   2. ABCE   3. ABCDE   4. ACDE

5. ABD	6. ABCE	7. ABCDE	8. ABC
9. ABCD	10. ABE	11. ABCDE	12. ABCE
13. ABC	14. ABCDE	15. ABCDE	16. ABC
17. BC	18. ABD	19. ABD	20. ABCDE
21. ABCDE	22. ABCDE	23. ABC	24. ABCD
25. AD	26. ACD	27. ABCDE	28. AC
29. ABCD	30. ABCDE	31. ABC	32. ABC
33. ABCDE	34. ABCDE	35. ABCDE	36. ABCDE
37. ACD	38. ABCDE	39. ABCDE	40. ABCDE
41. ABD	42. ABCDE	43. ABC	44. AB
45. ABCDE	46. BCD	47. ABCD	48. ABCDE

三、是非题

1. ×	2. √	3. ×	4. ×	5. √	6. ×	7. ×
8. √	9. ×	10. ×	11. √	12. √	13. √	14. ×
15. √	16. √	17. √	18. √	19. √	20. √	21. √
22. ×	23. √	24. √	25. ×	26. √	27. ×	28. √
29. ×	30. √	31. √	32. √	33. √	34. √	35. ×
36. √	37. √	38. √	39. ×	40. √	41. ×	42. √
43. √						

部分试题解析

一、单选题

10. 电动驱动式手术床的主体结构包括手术床面、床柱、底座和遥控器四个部分，其配件包括手术床垫、托手板、各式挡板、头托、腿架、约束带、麻醉头架及牵引支架等。

15. 气压止血带压力的一般标准设定值：上肢 200～250 mmHg、时间<60 分钟；下肢 300～350 mmHg、时间<90 分钟。如根据患者血压设定，上肢气压止血带的压力为患者的收缩压加 50～75 mmHg，下肢气压止血带的压力为患者的收缩

压加 100~150 mmHg。

26. 绑扎止血带时应选择肌肉丰富的位置：一般上肢应置于上臂近端 1/3 处，下肢应置于大腿中上 1/3 处，距离手术部位 10~15 cm 以上。

48. 对各科室的多参数监护仪、微量泵、输液泵、呼吸机、麻醉机、电刀等需进行质量控制的设备，必须按要求送检，或密切配合科室计量员的检查，未经检查或检查不合格的设备不得使用。

二、多选题

2. 使用完无影灯后应先将其亮度调小，然后关闭灯头开关，最后关闭控制面板上的总电源开关，并将手术灯复位放置。

5. C 项的绝对零度是指 －273 ℃。

10. 无影灯的照明范围为 4 万~16 万 lux。

50. 负极板粘贴部位应选择易于观察、肌肉和血管丰富、皮肤清洁和干燥的区域（毛发丰富的区域不易粘贴）。负极板靠近手术切口部位，但应距离手术切口 >15 cm，距离心电图电极 >15 cm，以避免电流环路近距离通过心电图电极和心脏。

第四节　手术室人力资源管理

一、单选题

1. 手术室手术间数与护理人员数之比是（　　）
    A. ≤1：3
    B. ≤1：2
    C. ≥1：3
    D. ≥1：2
    E. ≥1：4

2. 执行手术安全核查制度的人员不包括( )
   A. 麻醉医生
   B. 手术室护士
   C. 主治医生
   D. 工程师
   E. 洗手护士
3. 手术室工作经历在 2 年以内的护理人员数所占总护理人员数的比例为( )
   A. ≤20%
   B. ≤25%
   C. ≥20%
   D. ≥25%
   E. ≥30%
4. 手术室建筑布局的基本原则是( )
   A. 合理、分区明确
   B. 标识清楚
   C. 清洁、污染区域分开
   D. 以上均对
   E. 以上均不对
5. 护理人员对护理安全(不良)事件报告制度的知晓率为( )
   A. 70%
   B. 80%
   C. 90%
   D. 95%以上
   E. 100%

二、多选题

1. 护理管理者应具备的综合素质有( )
   A. 具有高度发展的战略眼光

B. 注重对人才的培养

C. 建立以终身教育观念为指导的教育和培养体系

D. 保证师资力量

E. 创造不断发展个人潜能和发挥特长的机会

2. 优化护理人员排班的依据有（　　）

A. 年资

B. 职称

C. 学历

D. 手术配合的技术水平

E. 不同层级护士合理搭配

3. 下列关于护理管理者实现弹性排班的说法合理的有（　　）

A. 根据手术量和手术时间的分布

B. 结合各类护理人员的身体状况

C. 适当考虑家庭及护理人员的实际需要

D. 打破传统排班

E. 根据工作需要实行多个时段的班次

4. 手术室护士长应具备的条件有（　　）

A. 主管护师及以上专业技术职务

B. 护师及以上专业技术职务

C. 5年以上的手术室工作经验

D. 10年以上的手术室工作经验

E. 以上均是

本节答案

一、单选题

1. C　　2. D　　3. A　　4. D　　5. E

二、多选题

1. ABCDE　　2. ABCDE　　3. ABCDE　　4. AC

第二章 手术室规章制度

第一节 基本制度

一、单选题

1. 每个手术间设配合护士的人数为（　　）
   A. 1～2 名
   B. 2～3 名
   C. 3～4 名
   D. 4～5 名
   E. 不设置

2. 下列说法错误的是（　　）
   A. 手术室外应设有家属等候区，配备座椅以方便家属等候
   B. 在等候区应设专门的谈话窗口，以方便家属签字与询问患者的手术情况
   C. 等候区应安静、清洁、光线充足
   D. 不应在等候区进行患者手术基本情况的告知
   E. 等候区应通风良好，禁止吸烟

3. 下列不属于高危药品的是（　　）
   A. 氯化钠
   B. 氯化钾
   C. 肌松剂
   D. 高浓度液体
   E. 胰岛素制剂

4. 下列关于手术室交接班制度说法正确的是( )
   A. 交接手术时可口头交接
   B. 如遇重大手术,现有人员应迎难而上,无须增加人员
   C. 值班人员可拒绝配合急诊手术
   D. 检查次日手术所需物品是否齐全
   E. 交接班时可以不为下一班做好必要的准备工作

5. 各种易燃或剧毒药品、用品应由专人保管并( )
   A. 定点放置
   B. 定期清点
   C. 定期检查
   D. 定量配制
   E. 写明用途

6. 手术患者均应佩戴有患者身份识别信息的标识是( )
   A. 腕带
   B. 病历
   C. 信息贴
   D. 接送单
   E. 床头卡

7. 产床数与助产士数之比应不低于( )
   A. 1∶4
   B. 1∶2
   C. 1∶3
   D. 1∶2.5
   E. 2∶1

8. 一个分娩室内设产床的最大数量和每张产床的最小使用面积分别为( )
   A. 3张床,16 m^2
   B. 2张床,16 m^2
   C. 3张床,10 m^2

D. 2张床,10 m²

E. 3张床,15 m²

9. 产妇分娩后需要在产房观察的时间为(　　)

   A. 2小时

   B. 3小时

   C. 1小时

   D. 4小时

   E. 2.5小时

10. 产包打开后若产妇未分娩则应更换产包再接生,此种情况下产包打开的时间为(　　)

    A. 0.5小时

    B. 1小时

    C. 2小时

    D. 3小时

    E. 4小时

11. 产房的一个分娩室内最多可设产床的数量为(　　)

    A. 1

    B. 2

    C. 3

    D. 4

    E. 5

12. 在接生过程中必须有医务人员参与,医务人员的人数最少为(　　)

    A. 1

    B. 2

    C. 3

    D. 4

    E. 5

13. 新生儿"出生医学证明"由专人打印,核对婴儿出生信息无

误后认真登记,核对人数为( )

A. 1人

B. 2人

C. 3人

D. 4人

E. 5人

14. 手术安全核查的三次时机应是( )

A. 麻醉实施前、手术开始前、患者离开手术室前

B. 麻醉实施前、手术开始前、手术结束后

C. 手术开始前、手术结束前、患者离开手术室前

D. 手术开始前、手术结束后、患者离开手术室前

E. 麻醉实施前、手术结束后、患者离开手术室前

15. 手术安全核查的完成者为( )

A. 麻醉医生、手术医生、洗手护士

B. 麻醉医生、实习医生、巡回护士

C. 手术医生、巡回护士、洗手护士

D. 麻醉医生、手术医生、巡回护士

E. 麻醉医生、实习医生、洗手护士

16. 对手术患者的手术部位必须做好标识,术前标记手术部位者为( )

A. 责任护士

B. 主管医生

C. 巡回护士

D. 麻醉医生

E. 实习医生

17. 以下关于手术患者核查制度的描述错误的是( )

A. 巡回护士应严格核对患者信息

B. 在病房接手术患者时,手术室护士应与病房护士进行核查

C. 手术患者核查应采取一种有效的核查方法

D. 手术室护士可采用腕带核对法对手术患者进行有效确认

E. 手术室护士应评估患者的整体状况及皮肤情况,询问患者有无过敏史

18. 下列关于手术患者核对的方法错误的是( )

    A. 它包括患者参与法和腕带核对法

    B. 患者参与法是让患者主动说出自己的姓名、年龄、手术名称、手术部位等,手术室护士对照病历内的医嘱单或化验单等进行核对的方法

    C. 腕带核对法是手术室护士用病历首页与患者的腕带信息进行核对的方法

    D. 特殊患者身份的确认由合法亲属或病房医护人员共同完成

    E. 第一次安全核查应该在患者麻醉前开始

19. 手术标本管理制度要求( )

    A. 标本切除后及时让患者家属查看

    B. 巡回护士负责及时处理标本,填写标本送检单

    C. 常用的标本固定液为20%甲醛溶液

    D. 标本切除后应即刻送检或用固定液固定

    E. 术中做冰冻切片检查时,对手术标本必须立即干燥送检

20. 手术标本固定液使用( )

    A. 10%甲醛溶液

    B. 90%酒精

    C. 75%酒精

    D. 40%甲醛溶液

    E. 7.5%氯化钠溶液

21. 正确执行口头医嘱的做法不包括( )

    A. 6小时内让医生补开医嘱

B. 在执行口头医嘱本上签字

C. 执行后执行者再次核对

D. 护士复述,医生再次确认

E. 口头医嘱在一般情况下不予以执行

22. 下列关于医嘱查对制度的说法正确的是( )

    A. 抢救患者时,医生下达口头医嘱,护士立即执行

    B. 抢救患者时,医生下达口头医嘱,护士大声复述一遍,然后执行,抢救完毕,医生补开医嘱并签名,将安瓿留于抢救结束后再次核对

    C. 抢救患者时,医生下达口头医嘱,护士立即执行,将安瓿随即投入医疗垃圾中

    D. 抢救患者时,医生要先开医嘱,护士才能执行治疗

    E. 抢救患者时,护士执行医嘱即可,医生无须补开医嘱

23. 下列关于术中护理记录单书写要求的说法错误的是( )

    A. 术中护理记录单书写应及时、准确

    B. 出入量的记录应真实、准确

    C. 洗手护士、巡回护士应亲自签名,不得代签

    D. 可采用文字方式记录仪器设备使用功率及输出量

    E. 手术医生应亲自签名,不得代签

24. 下列关于术中护理记录单书写要求的说法错误的是( )

    A. 可由护理实习生完成书写

    B. 植入物和高值耗材的合格证应入病历保存

    C. 术中执行抗生素医嘱后应立即在医嘱单上签名

    D. 对护理文书的所有项目不得提前勾选、不得提前签名

    E. 记录内容必须真实、明确

25. 护理文书书写过程中如出现错别字( )

    A. 可采用刮、粘、涂等方法掩盖原来的字迹

    B. 应用单线画在错字上

    C. 正确修改后应注明修改时间,修改人应签字

D. 必须除去错别字原记录后重新书写

E. 应用虚线画在错别字下面

26. 下列关于术中护理记录单书写要求的说法正确的是（　　）

   A. 电子护理文书无须护理人员手写签名

   B. 护理文书可由实习护士书写并签字

   C. 因抢救危重患者未能及时书写病历的,有关医务人员应在抢救结束后 6 小时内据实补记并加以注明

   D. 护理病历采用 12 小时制记录

   E. 护士签名可代签

27. 下列关于执行口头医嘱的描述错误的是（　　）

   A. 护士在抢救危重患者时执行口头医嘱

   B. 抢救时可执行口头医嘱,抢救后 24 小时内应当据实补记医嘱

   C. 在医生下达口头医嘱后,护士应复述一遍,无误后执行

   D. 由巡回护士执行医嘱后记录并签名,将时间精确到分钟并写入病历,作为法律依据

   E. 保留用过的空安瓿,以备查对

28. 下列无须归入病历的是（　　）

   A. 手术患者交接记录单

   B. 手术护理记录单

   C. 临时医嘱单

   D. 患者安全核查表

   E. 手术耗材记录单

29. 下列不属于手术安全核查表的内容的是（　　）

   A. 手术医生、麻醉医生、巡回护士签字

   B. 麻醉及手术风险

   C. 患者的手术方式

   D. 患者本人签字

   E. 患者的皮肤状况

二、多选题

1. 下列关于急救手术管理制度的说法正确的有（　　）

    A. 需紧急抢救的手术，在电话通知手术室的同时由实施手术科室的医生将患者送至手术室

    B. 手术通知单应随患者同时送至手术室，并由手术科室的住院总医生签名

    C. 急救手术患者到达手术室后，应对其立即进行麻醉或手术救治

    D. 禁止将择期手术按急诊手术处理

    E. 手术室应优先安排急救手术

2. 下列可视为手术标本的有（　　）

    A. 术中切下的组织、器官

    B. 术中取下的与患者疾病有关的物体

    C. 无病理价值的胎盘

    D. 无检查价值的体内固定物

    E. 患者术前取下的义齿

3. 手术标本从接收到送至病理科都应严格查对的项目有（　　）

    A. 手术患者的姓名、性别、年龄

    B. 手术患者的床号、ID、住院号

    C. 科室

    D. 手术名称

    E. 手术部位

4. 精密仪器保管应做到的"三定"是指（　　）

    A. 定人操作

    B. 定人保管

    C. 定位放置

    D. 定期检测

    E. 定期消毒

5. 下列关于手术室更衣管理制度的说法正确的有(　　)
   A. 所有参与手术的人员在进入手术室前必须先办理登记手续
   B. 进入手术室先入更衣室更换手术衣裤、帽子、口罩,再换鞋
   C. 设专人管理更衣室,严禁在更衣室内吸烟,保持更衣室内清洁、整齐
   D. 手术完毕后交回手术衣,并将手术衣放入指定衣袋内,将钥匙退还手术室
   E. 大型手术均可进入参观

6. 执行手术安全核查制度,由具有职业资质的三方进行,这三方包括(　　)
   A. 手术医生
   B. 患者
   C. 麻醉医生
   D. 手术室护士
   E. 接送人员

7. 执行手术安全核查制度,分别在(　　)
   A. 进入手术间时
   B. 麻醉开始前
   C. 手术开始前
   D. 患者离开手术室前
   E. 手术结束前

8. 下列关于安全核查制度的说法正确的有(　　)
   A. 由手术医生、麻醉医生、巡回护士遵照"手术安全核查制度"共同完成
   B. 核对时机为在麻醉开始前、手术开始前、离开手术间前
   C. 核对工作可根据医院的规定由麻醉医生或主管医生主持
   D. 每次核对完成后可不及时签字确认,手术结束后统一

签字

E. 在主管医生无法核对的情况下,可由主刀医生进行核对

9. 手术室标本管理制度包括( )

A. 标本产生后洗手护士应立即与主刀医生核对标本来源,巡回护士即刻记录标本的来源、名称及数量

B. 在手术台上暂存标本时,洗手护士应妥善保管

C. 巡回护士应根据标本的体积、数量来选择合适的容器盛装

D. 对一个患者的多个标本可以统一存放在一个标本袋内,在标本袋外注明患者的各项信息

E. 标本处理者负责核对病理检查报告单上的各项内容与病历是否一致,并遵循及时处理原则

10. 下列关于手术标本管理的叙述正确的有( )

A. 管理原则包括即刻核对原则

B. 管理原则包括即刻记录原则

C. 管理原则包括及时处理原则

D. 洗手护士妥善保管手术台上暂存的标本

E. 对手术台上暂存的标本用盐水纱布包裹,防止手术标本变干

11. 下列关于标本送检要求的说法正确的有( )

A. 固定标本使用10%中性甲醛溶液

B. 固定液的量为病理标本体积的3~5倍

C. 固定液不可过多,总量为病理标本体积的1~1.5倍

D. 标本巨大时,建议将新鲜标本及时送检

E. 标本送检人员应经过专门培训

12. 对仪器设备及相关档案资料应( )

A. 专人负责

B. 集中管理

C. 定期检查

D. 资料健全

E. 定点放置

13. 手术后预处理要求用无菌湿纱布去除器械表面的明显血迹,清除器械包内的(   )

    A. 缝针

    B. 缝线

    C. 刀片

    D. 组织碎片

    E. 棉球

14. 手术护理记录单的书写要求包括(   )

    A. 巡回护士负责记录,记录的内容需完整、准确,不得有漏项

    B. 眉栏应填写日期、科别、床号、住院号及手术间

    C. 手术医生、麻醉医生应填写全名

    D. 手术医生、巡回护士、洗手护士应签全名,不得代签

    E. 对手术开始时间和结束时间的记录应精确到分钟

15. 手术护理记录单中关于器械清点记录的要求包括(   )

    A. 应及时清点器械、敷料的数目并记录,为节省记录时间,可用"√"进行记录

    B. 清点记录单后要求巡回护士、洗手护士及清点医生亲自签名,不得代签

    C. 记录手术用的器械及敷料应全面、准确

    D. 对术中添加的物品应及时记录在术中添加栏

    E. 若遇交接班,应有交接护士签名,并注明具体的交接时间

16. 手术护理记录单记录的内容包括(   )

    A. 患者的姓名、住院病历号

    B. 手术名称

    C. 术中所需的各种器械、敷料数量的清点及核对

D. 输血量、输液量、尿量

E. 引流管的数量及放置部位

17. 下列关于执行口头医嘱的描述正确的有（　　）

    A. 护士不得执行口头医嘱

    B. 抢救时可执行口头医嘱，抢救后 24 小时内应当据实补记医嘱

    C. 在医生下达口头医嘱后，护士应复述一遍，无误后执行

    D. 由巡回护士执行医嘱后记录并签名，将时间精确到分钟并写入病历，作为法律依据

    E. 使用过的安瓿无须保留

18. 下列记录单归入病历并可作为法律依据的有（　　）

    A. 手术患者交接记录单

    B. 手术护理记录单

    C. 术前访视单

    D. 患者安全核查表

    E. 临时医嘱单

19. 下列关于手术风险评估表的描述正确的有（　　）

    A. 手术风险评估表应归入病历

    B. 手术风险评估表不可作为法律依据

    C. 由麻醉医生、手术医生、巡回护士三方进行填写

    D. 手术风险评估表可作为法律依据

    E. 手术风险评估表内有评估患者手术切口级别的内容

20. 下列关于护理文书的描述正确的有（　　）

    A. 医院应为患者提供护理文书复印或者复制服务

    B. 应使用蓝黑墨水、碳素墨水书写

    C. 文书书写只能使用中文

    D. 病历中一律使用阿拉伯数字书写日期和时间

    E. 护理文书可由实习护士书写

本节答案

一、单选题

1. A 2. D 3. A 4. D 5. B 6. A 7. C
8. B 9. A 10. B 11. B 12. B 13. B 14. A
15. D 16. B 17. C 18. B 19. D 20. A 21. C
22. B 23. D 24. A 25. C 26. C 27. B 28. A
29. D

二、多选题

1. ABCDE   2. ABCD   3. ABCDE   4. ABC
5. ACD   6. ACD   7. BCD   8. ABCE
9. ABCE   10. ABCDE 11. ABDE   12. ABCD
13. ABCDE 14. ABCDE 15. BCDE   16. ABCDE
17. CD   18. BDE   19. ACDE   20. ABD

部分试题解析

一、单选题

17. 核对手术患者信息应采取两种以上的核对方法。

18. 手术室护士应对照病历首页核对患者,医嘱单或化验单有可能存在信息错误。

19. 标本切除后应即刻送检或用固定液固定,而不是给家属查看。

23. 对术中护理记录单中仪器设备的输出功率应用阿拉伯数字记录,故 D 项错误。

27. 抢救后应即刻据实补记医嘱。

二、多选题

8. 每次核对后应及时签字确认,故 D 项错误,其余正确。

9. 对一个患者的多个组织应逐一分装,一袋一签,故 D 项错误,其余正确。

11. 固定标本的缓冲液应为标本体积的 3～5 倍,以确保标本全部被置于固定液中。

15. 对器械、敷料清点的数目一律采用阿拉伯数字记录,不得用"√"记录,除 A 项以外,其余均为术中护理记录单的书写要求。

17. 抢救危重患者时可执行口头医嘱,医生应在抢救结束后即刻据实补记录医嘱。

20. 对通用的外文缩写和无正式中文译名的症状、体征、疾病的名称等可使用外文书写。

第二节 人员岗位职责

一、单选题

1. 手术室人员管理用以规范手术室各级人员的安全、保障患者的健康权益和(　　)。

    A. 有效管理

    B. 低效管理

    C. 高效管理

    D. 长效管理

    E. 有序管理

2. 巡回护士在检查手术间环境时,应对上一台手术患者的所有物品、病历资料、垃圾等进行(　　)

    A. 保留

    B. 保存

    C. 清空

    D. 查看

    E. 看守

3. 洗手护士术后应协助手术医生包扎伤口,清洁手术区域皮

肤,正确连接各种( )

A. 引流袋

B. 尿袋

C. 引流管

D. 管路

E. 输液管

4. 洗手护士手术中应监督手术医生对特殊器械及( )

A. 单极电刀的安全使用

B. 超声刀的安全使用

C. 电外科手术设备的安全使用

D. 双极电凝的安全使用

E. 腔镜的安全使用

5. 在手术前,护士将患者转移至手术床时应先确认( )

A. 手术床、手术平车是否固定

B. 手术台、手术床是否固定

C. 手术平车是否固定

D. 手术床是否固定

E. 手术台是否固定

6. 巡回护士应协助洗手护士铺置无菌台,检查无菌物品的包装和( )

A. 失效期

B. 有效期

C. 完整性

D. 完好性

E. 干燥情况

7. 手术前巡回护士安置患者、准备手术所需的( )

A. 部位

B. 器械

C. 仪器设备

D. 人员

E. 消毒液

8. 外科手消毒原则上提前刷手的时间为(　　)

　A. 10~25 分钟

　B. 5~30 分钟

　C. 15~30 分钟

　D. 25~35 分钟

　E. 15~20 分钟

9. 铺置无菌台后,护士应检查手术器械的完整性和(　　)

　A. 是否松动

　B. 闭合性

　C. 性能

　D. 功能

　E. 清洁度

10. 将手术患者转移至手术床时,应确认转运车处于锁定状态,及时安置床档,防止患者发生(　　)

　A. 意外伤害

　B. 伤口撕裂

　C. 坠床

　D. 管道脱落

　E. 压疮

11. 巡回护士手术中在执行口头医嘱时必须(　　)

　A. 复述确认

　B. 重复确认

　C. 再次确认

　D. 双人确认

　E. 及时确认

12. 巡回护士执行不良事件上报制度,应及时上报与患者(　　)

　A. 有关的事件

B. 不良事件有关的事件

C. 安全相关的事件

D. 手术相关的事件

E. 病情相关的事件

13. 巡回护士应确认标本来源及标本数量,管理手术标本应做到( )

   A. 妥善

   B. 安全

   C. 专人负责

   D. 专人登记

   E. 随意

14. 手术后巡回护士检查患者皮肤时若发现有损伤等异常情况,应与( )

   A. 洗手护士共同确认

   B. 护士长共同确认

   C. 手术医生共同确认

   D. 麻醉医生共同确认

   E. 监护室护士共同确认

15. 手术中严格执行查对制度,给药、输血时巡回护士应与( )

   A. 麻醉医师双人核对

   B. 手术医生双人核对

   C. 巡回护士或手术医生双人核对

   D. 手术医生或麻醉医生双人核对

   E. 实习医生双人核对

16. 护士在手术前核对手术患者的身份时应采用的核对方法为( )

   A. 一种以上

   B. 三种以上

   C. 五种以上

D. 两种以上

E. 四种以上

17. 手术中若要添加物品时对物品进行清点后及时记录,此过程应当做到( )

    A. 及时

    B. 双人

    C. 准确

    D. 快速

    E. 原位

18. 手术后要确保手术器械的( )

    A. 完整性

    B. 完好性

    C. 完全性

    D. 清洁性

    E. 闭合性

19. 巡回护士执行手术患者交接制度,应做好与病房护士交接并签名记录在( )

    A. 手术护理记录单上

    B. 手术患者交接单上

    C. 手术安全核对单上

    D. 手术风险评估单上

    E. 患者输液单上

20. 巡回护士术前执行手术患者交接制度,应做好与( )

    A. 病房护士交接

    B. 接送护士交接

    C. 巡回护士交接

    D. 洗手护士交接

    E. 主管护士交接

21. 护士在铺置无菌台前,应确认周边环境符合( )

    A. 有菌操作要求

B. 无菌器械要求

C. 无菌技术操作要求

D. 无菌环境要求

E. 自然环境要求

22. 在整个手术过程中,清点手术物品有(　　)

A. 3次

B. 2次

C. 4次

D. 5次

E. 1次

23. 监督手术台上人员的无菌技术,应严格执行(　　)

A. 无瘤技术

B. 手术隔离技术

C. 无菌技术

D. 清洁操作技术

E. 穿无菌衣技术

24. 遵循手术标本管理制度,手术中标本应由(　　)

A. 第一助手保管

B. 洗手护士保管

C. 主刀医生保管

D. 巡回护士保管

E. 实习医生保管

二、多选题

1. 手术间环境应符合国家相关要求,具体包括(　　)

A. 温度

B. 湿度

C. 清洁状况

D. 照明

E. 光线

2. 巡回护士在手术前应查看手术通知单,了解拟实施的(　　)

    A. 手术的名称

    B. 手术患者的姓名

    C. 手术麻醉方式

    D. 手术患者的年龄

    E. 手术患者的体重

3. 洗手护士术前应备齐的手术所需物品包括(　　)

    A. 仪器

    B. 无菌物品

    C. 手术器械

    D. 外科洗手用品

    E. 脚蹬

4. 手术中巡回护士的护理观察包括(　　)

    A. 出血

    B. 用药

    C. 输液

    D. 输血

    E. 尿量及手术体位

5. 巡回护士在手术后整理管路时应(　　)

    A. 保持通畅

    B. 严格交接

    C. 标识清楚

    D. 固定稳妥

    E. 夹闭管路

6. 在手术中,巡回护士应严格执行交接班制度,现场交接,交接内容包括(　　)

    A. 手术物品

B. 手术部位

C. 体位

D. 皮肤

E. 管路

7. 在手术中,洗手护士与巡回护士应连接好各种手术仪器,如(   )

    A. 电刀

    B. 吸引器

    C. 超声刀

    D. 冷光源

    E. 腔镜

8. 洗手护士应做到心中有数的是(   )

    A. 器械

    B. 纱布

    C. 纱垫

    D. 缝针

    E. 缝线

9. 洗手护士铺置无菌台前应再次检查手术所需无菌物品及器械的(   )

    A. 有效期

    B. 指示卡

    C. 灭菌标识

    D. 失效期

    E. 消毒记录

10. 手术结束后巡回护士应(   )

    A. 保持患者的皮肤清洁

    B. 检查患者皮肤

    C. 整理管路

    D. 执行不良事件上报制度,及时上报与患者安全相关的事件

E. 做好器械整理,及时与消毒供应人员交接
11. 手术室人员管理适用于( )
   A. 手术室
   B. 心导管室
   C. 介入室
   D. 有创检查室
   E. 治疗室
12. 手术前,巡回护士进行手术患者身份核对时,应核对( )
   A. 病历
   B. 手腕带
   C. 呼叫患者姓名
   D. 反问式核对
   E. 询问家属
13. 手术中巡回护士执行"手术安全核查制度"对患者相关信息进行核查时,应确保正确的有( )
   A. 患者
   B. 手术部位
   C. 手术方式
   D. 手术医生
   E. 麻醉师
14. 手术中,巡回护士应严格执行并监督手术间所有人员的( )
   A. 无菌技术
   B. 消毒隔离技术
   C. 垃圾分类
   D. 人员管理
   E. 手术操作
15. 洗手护士在手术中应遵循无菌技术操作原则,协助手术医生进行( )
   A. 手术区域皮肤消毒

B. 铺置无菌单

C. 贴刀口巾

D. 戴无菌手套

E. 连接引流器

16. 手术前巡回护士应清空上一台手术患者的(　　)

    A. 衣物

    B. 鞋子

    C. 所有物品

    D. 病历资料

    E. 垃圾

17. 巡回护士手术前应执行手术患者交接制度,做好与病房护士的交接,检查(　　)

    A. 所带药物

    B. 影像学检查结果

    C. 有无义齿

    D. 饰品

    E. 植入物

18. 洗手护士术中应监督手术医生安全使用的是(　　)

    A. 普通器械

    B. 特殊器械

    C. 电刀

    D. 电凝

    E. 电外科

19. 巡回护士术中遵循手术标本管理制度,应确定标本的(　　)

    A. 来源的名称

    B. 时间

    C. 部位

    D. 数量

    E. 大小

20. 手术中,巡回护士应( )

    A. 负责手术台上手术标本的管理

    B. 检查患者皮肤,遵循体位安置原则安置体位

    C. 检查手术器械的性能、完整性

    D. 及时供应手术所需的仪器设备、器械等

    E. 巡视仪器设备的运转情况,发现异常及时检查,必要时报修

21. 手术室巡回护士的职责包括( )

    A. 术前一天访视患者

    B. 了解患者的过敏史、生化检查等

    C. 根据手术情况并结合患者的特点进行术前宣教

    D. 与麻醉医生、主管医生共同核对患者的身份,确保患者手术安全

    E. 根据手术需要摆放手术体位

22. 洗手护士在器械清点中的职责有( )

    A. 术前与巡回护士、主管医生共同清点手术器械及敷料

    B. 对正在使用的器械、纱布、缝针等做到心中有数,用后及时收回

    C. 督促巡回护士及时登记术中添加的物品

    D. 术中原则上不进行洗手护士的调换

    E. 完成第四次清点后,告知手术医生物品数目正确、完整

23. 巡回护士在手术中的工作内容包括( )

    A. 建立静脉通道

    B. 给予术前抗菌药物

    C. 及时清点物品

    D. 根据手术进展提供手术物品

    E. 监督所有工作人员无菌技术操作的执行情况

24. 巡回护士在术后的工作内容包括( )

    A. 协助手术医生包扎伤口

B. 保持患者的皮肤清洁
C. 检查患者的皮肤,并与手术医生、病房护士交接
D. 妥善固定引流管
E. 整理手术间

三、是非题

1. 巡回护士对正在使用的器械、纱布、纱垫、缝针等做到心中有数,用后及时回收。（   ）
2. 手术前巡回护士核对患者信息时只需要核对手腕带。（   ）
3. 手术中需抢救患者时,对所用抢救药品的安瓿都需保留至手术结束后。（   ）
4. 巡回护士术前须确认手术所需物品、仪器设备处于功能状态。（   ）
5. 手术后巡回护士须整理手术间,要物归原处,并补充所需物品。（   ）
6. 手术中铺置无菌台后,洗手护士应即刻检查手术器械的性能及完整性。（   ）
7. 巡回护士术前应做好患者的心理护理,缓解患者的焦虑。（   ）
8. 在手术中原则上不调换洗手护士。（   ）
9. 巡回护士应协助洗手护士或手术医生核对病历及病理检查报告单的内容。（   ）
10. 洗手护士手术后应协助手术医生包扎伤口,清洁手术区域皮肤,正确连接各种引流袋。（   ）
11. 手术安全核查由麻醉医生、洗手护士、巡回护士三方共同执行并逐项填写手术安全核查单。（   ）
12. 洗手护士术后应整理管路,使其保持通畅,标识清楚,固定稳妥。（   ）
13. 手术前巡回护士必须核对患者的过敏史及生化检查结果。（   ）

14. 巡回护士手术前须核对无菌物品和器械的灭菌标识及有效期。（   ）

15. 手术室管理规范有助于确保对手术室各级人员的安全、高效管理,其目的是保障患者的健康权益。（   ）

16. 洗手护士在手术中应与手术医生、麻醉医生共同安置手术体位。（   ）

17. 巡回护士在手术中要随时提供手术所需的仪器设备、手术器械、耗材等。（   ）

18. 应将在手术中掉落的物品集中放于固定位置,以便清点。（   ）

19. 手术后洗手护士应整理患者所带的物品及护理文件,将患者安全送离手术室。（   ）

20. 洗手护士应做好术中护理观察,观察内容包括输血、输液、体位等。若发现异常情况,应积极配合医生抢救。（   ）

本节答案

一、单选题

1. C   2. C   3. A   4. C   5. A   6. B   7. C
8. C   9. C   10. C   11. A   12. C   13. A   14. C
15. D   16. D   17. B   18. A   19. B   20. A   21. C
22. C   23. B   24. B

二、多选题

1. ABCD   2. ACD   3. BDE   4. ABCDE
5. ACD   6. ACDE   7. ABCD   8. ABCD
9. AC   10. ABCD   11. ABCD   12. ABD
13. ABC   14. ABC   15. ABD   16. CDE
17. ABCDE   18. BE   19. AD   20. BDE

21. ABCDE　22. ABCDE　23. ABCDE　24. ABCDE

三、是非题

1. ×　2. ×　3. √　4. √　5. √　6. √　7. √
8. √　9. √　10. √　11. ×　12. √　13. √　14. √
15. √　16. ×　17. √　18. √　19. ×　20. ×

部分试题解析

三、是非题

1. 巡回护士应为器械护士。
2. 应用两种以上方式确认。
11. 手术安全检查应由麻醉医生、手术医生、巡回护士三方共同完成。
12. 不是洗手护士职责，应为巡回护士职责。
16. 不是洗手护士职责，应为巡回护士职责。
19. 不是洗手护士职责，应为巡回护士职责。
20. 不是洗手护士职责，应为巡回护士职责。

第三章 手术患者围手术期的安全管理

第一节 手术患者的安全管理

一、单选题

1. 下列不良反应属于过敏性输血反应的是（　　）
   A. 体温升高
   B. 寒战
   C. 皮肤瘙痒
   D. 腰背剧痛
   E. 以上均是

2. 固定标本时应使用（　　）
   A. 8％中性甲醛缓冲液
   B. 10％中性甲醛缓冲液
   C. 固定液的量为标本体积的3～6倍
   D. 固定液的量为标本体积的3～4倍
   E. 以上均是

3. 对术中送检的冰冻标本应注意（　　）
   A. 无须用固定液固定后送检
   B. 经洗手护士和巡回护士核对后送检
   C. 病理诊断报告在特殊情况下可用口头或电话报告的方式传达
   D. 主管医生应在术后填好病理检查单,注明冰冻

E. 以上均是

4. 输血过程中对红细胞输注控制时,墨菲氏滴管液面适宜取( )

   A. 2/3

   B. 1/2

   C. 1/2～2/3

   D. 3/4

   E. 以上均可

5. 溶血反应中发生异常破坏后可引起一系列临床症状的血液成分是( )

   A. 红细胞

   B. 白细胞

   C. 血小板

   D. 血红蛋白

   E. 以上均是

6. 输血后需要对输血器进行更换的时间为连续输血( )

   A. 4 小时以上

   B. 5 小时以上

   C. 6 小时以上

   D. 8 小时以上

   E. 12 小时以上

7. 每输入 1000 mL 库存血,要避免发生低钙血症应及时给予( )

   A. 硫酸镁

   B. 枸橼酸钠

   C. 枸橼酸钙

   D. 葡萄糖酸钙

   E. 只要是钙剂均可

8. 输注与保存时需要重视保温的是( )

   A. 血小板

B. 全血

C. 红细胞

D. 新鲜液体血浆

E. 以上均是

9. 下列关于危急值处理原则的说法正确的是（　　）

A. 发现危急值，立即打电话告知主管医生即可

B. 发现危急值，检查仪器无误后再次复查确认，打电话告知医生即可

C. 发现危急值，检查仪器无误后再次复查确认，进行登记，报告医生，接到报告后科室护士及医生应双人签字

D. 通知患者家属病情危重，让他们赶快找主管医生

E. 以上均是

10. 为防止手术患者手术部位错误而建立的"三部曲"是（　　）

A. 手术前由手术医生在手术部位做标记，病区与手术室交接核查，在麻醉、手术开始实施前三方核查

B. 手术前由护士在手术部位做标记，护士与医生交接核查，在麻醉、手术开始实施前三方核查

C. 手术前由手术医生在手术部位做标记，病区与医生交接核查，在麻醉、手术开始实施前三方核查

D. 手术前由手术医生在手术部位做标记，病区与手术室交接核查，在麻醉、手术开始实施中三方核查

E. 以上均是

11. 对用于静脉输注及体腔冲洗的液体应加温至（　　）

A. 35 ℃

B. 37 ℃

C. 40 ℃

D. 50 ℃

E. 55 ℃

12. 当发现有人触电时，施救者应禁止（　　）

A. 关闭电源

B. 用绝缘物体挑开电线

C. 直接用手拉开触电者

D. 用绝缘物体拉开触电者

E. 拨打求救电话

13. 抢救触电者应立即采取的措施是（　　）

   A. 切断电源

   B. 处理电灼伤

   C. 吸氧

   D. 人工呼吸

   E. 心肺复苏

14. 电击伤最主要的致死原因为（　　）

   A. 引起心室纤颤

   B. 诱发心动过速

   C. 导致心室血流减慢

   D. 造成心肌缺血

   E. 以上均是

15. 下列关于手术室防止燃烧爆炸意外的描述正确的是（　　）

   A. 使用气动电钻前无须检查有无漏气

   B. 高频电刀可长期使用，无须检测

   C. 对氧气瓶应做到防油、防火、防振、防热

   D. 氧气瓶可放在高温处

   E. 以上均是

16. 下列关于手术室突然停电的应急预案错误的是（　　）

   A. 停电后应保持仪器电源开启，方便及时发现来电

   B. 立即开启应急灯和手电筒照明

   C. 打电话通知相关部门抢修

   D. 加强巡视及病情观察

   E. 以上均是错误的

17. 下列关于中心负压突然中断的应急预案错误的是（　　）

    A. 迅速查找故障原因,尽快维修

    B. 有需要的科室应使用备用电动吸引器

    C. 中心负压恢复供应后无须上报不良事件

    D. 无电动吸引器时可用 50 mL 空针抽吸

    E. 以上均是错误的

18. 下列关于中心供氧突然中断时的说法错误的是（　　）

    A. 通知氧气房值班员,查找原因,尽快安排人员维修

    B. 如中心供氧短时间内可能无法恢复时,需用氧病区联系氧气房及时为患者调配氧气瓶供氧,确保不影响患者救治

    C. 向患者及家属做好解释和安抚工作

    D. 无须上报不良事件

    E. 上报不良事件

19. 医务人员发生锐器伤应立即清洗受污染的皮肤,冲洗黏膜,用来清洗受污染的皮肤与冲洗黏膜的分别是流动水和（　　）

    A. 碘伏、生理盐水

    B. 肥皂液、生理盐水

    C. 酒精、生理盐水

    D. 消手液、生理盐水

    E. 以上均可

20. 若患者不慎坠床,下列措施中不正确的是（　　）

    A. 不得告知患者家属

    B. 立即奔赴现场,安抚患者,嘱患者制动

    C. 遵医嘱给予相应处理,严密观察患者的病情变化

    D. 当事人应及时向科主任汇报,分析坠床原因,提出改进措施,避免坠床再次发生

    E. 以上均正确

21. 下列关于医务人员发生锐器伤的应急措施中错误的是（　　）

    A. 应立即从远心端向近心端挤压伤口

B. 发生职业暴露后 24 小时内必须抽血检查

C. 对伤口进行处理后应立即上报护士长及院感科,并填写"医务人员职业暴露登记表",进行暴露评估

D. 当皮肤或者黏膜接触患者的体液、血液时,用肥皂液和流动水清洗皮肤,用生理盐水冲洗黏膜

E. 以上均是错误的

22. 如遇麻醉药物外渗,以下措施错误的是( )

A. 立即关闭输液开关,停止在原部位输液

B. 抬高患肢

C. 在外渗的肢体远端再留置静脉通路

D. 根据不同的麻醉药品选择相应的解毒剂进行环形分层封闭

E. 以上均是错误的

二、多选题

1. 下列属于输血不良反应的有( )

A. 发热反应

B. 过敏反应

C. 溶血反应

D. 输血传播疾病

E. 荨麻疹

2. 取血时对血制品的外观进行检查的内容包括( )

A. 血袋有无破损

B. 血液的颜色是否正常

C. 血液的形态是否正常

D. 血液有无混浊、沉淀

E. 血袋号

3. 自体输血的主要形式有( )

A. 自体失血回输

B. 血液稀释回输

C. 预存自体库存血

D. 保持式自体输血

E. 自身输血

4. 采集交叉配血标本时,核对血标本及输血通知单中的内容包括( )

   A. 患者的姓名、性别、年龄

   B. 住院号

   C. 血型

   D. Rh 因子

   E. 诊断结果

5. 鼓励患者及家属多方式、多途径地参与医疗及护理的过程包括( )

   A. 参与身份确认

   B. 手术部位标识

   C. 护理操作、体位安置

   D. 术前、术后转运

   E. 以上均不对

6. 使用医用粘胶的注意事项有( )

   A. 使用前应评估患者,根据患者情况选择适宜的粘胶种类及规格

   B. 使用一次性手术铺单及手术薄膜时需待消毒部位的皮肤干燥后粘贴,并保持皮肤平整、无皱褶

   C. 对婴幼儿应尽量减少使用

   D. 撕除时可采用 90°的方法轻柔进行

   E. 使用粘胶时应保持使用部位的皮肤干燥,尽量减少粘胶与患者皮肤的接触面积

7. 预防和治疗围手术期意外低体温的全面策略包括( )

   A. 室温调控

B. 液体保温

C. 主动充气保暖

D. 用加温后的液体为皮肤取暖

E. 以上均不对

8. 对于低体温的预防,下列措施正确的有( )

   A. 进行室温控制

   B. 使用加温毯

   C. 对体腔进行液体冲洗加温

   D. 对高危患者设定个性化室温

   E. 注意覆盖,减少不必要的暴露

9. 机体安静时的产热器官为( ),运动时的产热器官为( )

   A. 肝脏

   B. 肺脏

   C. 肾脏

   D. 骨骼肌

   E. 以上均不对

10. 导致术中低体温的重要因素有( )

    A. 年龄

    B. 麻醉药物

    C. 大量失血

    D. 严重创伤

    E. 体型偏胖

11. 小儿术中易发生低体温的原因有( )

    A. 体表面积与体积的比值相对较大

    B. 散热较慢

    C. 体温中枢发育不完全

    D. 体温调节和保持能力差

    E. 以上均不对

12. 常用的自体输血包括（   ）

    A. 贮存式自体输血

    B. 稀释式自体输血

    C. 回收式自体输血

    D. 直接自体输血

    E. 以上均不对

13. 成分输血的优点有（   ）

    A. 针对性强

    B. 制品浓度高、治疗效果好、副作用小

    C. 节约血液资源

    D. 便于保存和运输

    E. 以上均不对

14. 手术标本的管理原则有（   ）

    A. 即刻核对原则

    B. 即刻记录原则

    C. 即刻处理原则

    D. 即刻执行原则

    E. 以上均不对

15. 标本采集者保证检验结果准确性的措施有（   ）

    A. 了解各种检验的目的，掌握正确的采集方法

    B. 严格执行查对制度

    C. 遵守无菌技术操作原则及标准预防措施

    D. 以上均是

    E. 以上均不是

16. 手术室火灾应急预案中的"RACE"原则分别是（   ）

    A. 救援（Rescue）

    B. 救援（Alarm）

    C. 报警（Alarm）

    D. 限制（Confine）

E. 灭火或疏散(Evacuate)

17. 手术标本送检时应注意(　　)

   A. 标本固定液为10%中性甲醛溶液

   B. 送检量为标本体积的3~5倍

   C. 标本可用纱布包裹

   D. 必须将标本浸没于10%中性甲醛溶液中

   E. 手术中的冰冻病理标本可以用盐水浸泡

18. 静脉血栓栓塞症包括(　　)

   A. 冠状动脉硬化

   B. 肺动脉栓塞

   C. 深静脉血栓

   D. 血栓性静脉炎

   E. 肺血栓栓塞

19. 下列对疑似或确诊新型冠状病毒肺炎后需手术的患者采取的手术室感染防控措施中正确的有(　　)

   A. 手术应安排在有独立通道的负压手术间内

   B. 精简手术间内的用物,移走与此手术不相关的仪器设备和物品

   C. 将手术间电动门的自动模式改为手动模式

   D. 手术中使用电动吸引器

   E. 以上均不对

20. 导致跌倒、坠床的高危因素包括(　　)

   A. 孕妇

   B. 意识不清

   C. 患者鞋跟高

   D. 年老体弱

   E. 服用特殊药物

21. 为防止手术患者坠床,可采取的措施有(　　)

   A. 接送患者时医务人员应用手推床尾

B. 手术前及麻醉拔管前巡回护士应守在患者床旁

C. 必要时使用约束带

D. 定期检查平车及转运床的性能

E. 运送患者时如遇坡道应保持其头部处于低位

22. 手术室常用的消防器材与设施包括（　　）

    A. 灭火器

    B. 烟雾探测器

    C. 防烟面罩

    D. 逃生路线图

    E. 以上都不对

23. 引发手术室火灾的高危因素有（　　）

    A. 设备因素

    B. 化学危险品

    C. 手术室易燃气体

    D. 木材

    E. 以上均不对

24. 发生火灾时应遵循的原则有（　　）

    A. 救援

    B. 报警

    C. 限制

    D. 灭火或疏散

    E. 以上均不对

25. 在火灾应急预案中手术室护士应（　　）

    A. 洗手护士根据疏散患者的程序做好手术患者伤口的保护

    B. 巡回护士确认报警、限制、灭火等救援工作落实的同时准备转运设备,组织好手术患者的转运

    C. 复苏室护士组织患者转运时对有辅助呼吸和气管插管的患者应连接简易呼吸器

D. 转运患者时无须考虑病历资料的转移与保管

E. 以上均不对

26. 下列关于火灾应急预案的描述正确的有（　　）

A. 如火势较小，成功灭火后无须进行分析整改

B. 麻醉医生应停止让患者吸入麻醉气体，立即脱开麻醉机，使用简易呼吸器

C. 疏散过程中禁止乘坐电梯

D. 疏散后应清点人数，检查确认有无遗留人员

E. 以上均不对

三、是非题

1. 成分输血治疗是产科大出血患者的一个有效治疗手段。（　　）
2. 为了避免输血反应，应在输血的前 15 min 将输血速度控制在 2 mL/min，将输血总量控制在 30 mL。（　　）
3. 当连续输不同供血者的血液时，中间应当采用生理盐水对管路进行冲洗或更换输血器。（　　）
4. 加压输血过程中应缓慢加压，压力应小于 30 mmHg。（　　）
5. 弹力袜的作用原理是利用外界机械力与肌肉收缩的相互挤压发挥作用。（　　）
6. 建立手术室安全事件报告制度与流程：提供有效、便捷的报告途径，鼓励全员参与，自愿并主动地报告安全隐患、近似错误及不良事件等。（　　）
7. 手术冰冻结果为危急值时，应立即采用口头或电话报告方式报告。（　　）
8. 低温保存供体器官时应避免冰块或冰屑直接与器官、组织接触。（　　）
9. 手术患者的"边缘时间"是患者离开病房后开始手术之前、手术结束后离开手术室以及回到病房的这段时间。（　　）
10. 使用输血输液加温设备时，应将温度设置为 37.5 ℃，根据手

术的大小,对每条输血、输液管路均应使用加温装置。(　　)
11. 机体的主要散热部位是皮肤,皮肤的散热方式有辐射、对流、传导、蒸发等。(　　)
12. 对手术标本进行组织学检查后发现5%以上是原来未知的疾病,故应将所有手术标本送给病理医师检查,不能因良性病变而放弃病理学检查。(　　)
13. 输血过敏反应包括单纯荨麻疹、血管神经性水肿和更严重的呼吸障碍、休克等。(　　)
14. 核心体温可在肺动脉、鼓膜、食管近端、鼻咽部、膀胱和直肠测得。(　　)
15. 一般输血无须加温,需要加温的情况包括大量快速输血、成人输血速度大于50 mL/(kg·h)、儿童输血速度大于15 mL/(kg·h)、婴儿换血、患者体内有强冷凝激素等。(　　)
16. 静脉血栓栓塞性疾病是来自静脉系统的血栓或血栓的一部分脱落引起的栓塞,由于血栓来源、大小及栓塞的部位不同,从而对机体的器官功能产生一系列不同影响的疾病。(　　)
17. 在使用手术床前应进行环境评估、手术床评估、患者评估及手术评估。(　　)
18. 在冰冻切片管理制度中,送检人员应立即将标本送至病理科,并让病理科人员查对签收。(　　)

本节答案

一、单选题

1. C　　2. B　　3. A　　4. A　　5. A　　6. E　　7. D
8. A　　9. C　　10. A　　11. B　　12. C　　13. A　　14. A
15. A　　16. A　　17. C　　18. D　　19. B　　20. A　　21. A
22. C

二、多选题

1. ABC 2. ABC 3. ABC 4. ABCDE
5. ABCD 6. ABCE 7. ABC 8. ABCDE
9. AD 10. ABCD 11. ACD 12. ABC
13. ABCD 14. ABC 15. ABC 16. ACDE
17. ABD 18. CE 19. ABCD 20. ABCDE
21. BCD 22. ABCD 23. ABC 24. ABCD
25. ABC 26. BCD

三、是非题

1. √ 2. √ 3. √ 4. × 5. √ 6. √ 7. ×
8. √ 9. √ 10. × 11. √ 12. √ 13. √ 14. ×
15. √ 16. √ 17. √ 18. √

部分试题解析

一、单选题

1. 过敏性输血反应为常见的临床反应,原因不明,一般是抗原抗体反应或是一种蛋白质过敏现象。其临床表现为轻者皮肤红斑、瘙痒和荨麻疹,严重者可发生喉头水肿、哮喘、呼吸困难、神志不清,甚至过敏性休克等。

3. 手术中送检冰冻标本时必须立即、干燥送检,严禁在标本袋中加入固定液等液体。

4. 进行红细胞输注控制时墨菲氏滴管液面取 2/3 为宜,滴落高度越小,红细胞受到的冲击就越小,损失也越少。

5. 溶血反应是指红细胞发生异常破坏而引起的一系列临床症状。

8. 一般情况下,护理人员不应该自行将血液进行加温,但是在输注血小板的时候需要重视保温,最佳的温度范围是(22 ± 2)℃。

10. 为防止手术患者手术部位错误而建立和实施手术前确认制

度的"三部曲"程序,其具体包括:在手术前一天,由主管医生和患者共同确认手术部位,并用红色记号做精确标记,对昏迷患者由医生和家属共同确认,对无家属陪伴者,则由医生和护士共同确认;在手术当日,病区与手术室交接核查,双方确认手术前准备都完成,所需要的文件资料与物品备妥;在麻醉、手术开始前实施"暂停"程序,由手术者、麻醉师、护士执行最后的确认程序后方可开始麻醉、手术。

二、多选题

1. 输血不良反应包括发热性非溶血性输血反应、过敏性输血反应、溶血性输血反应。

2. 术中输血护理操作:取血与发血的双方必须共同查对患者姓名,以及保存血液的外观(检查血袋有无破损、渗漏,血液的颜色、形态是否正常)等,核对准确无误由双方共同签字后方可发出。

3. 自体输血的主要方式有自体失血回输、血液稀释回输、预存自体库存血。

4. 采集交叉配血血标本时核对血标本及输血通知单中的内容包括患者的姓名、性别、年龄、住院号、血型、Rh因子、诊断结果。

5. 鼓励患者及家属多方式、多途径参与医疗及护理过程,参与身份确认、手术部位标识、术前和术后转运、护理操作、体位安置等。

6. 使用医用粘胶前应评估患者,选择适宜的粘胶用品种类及规格;对过敏者可选择其他替代品;对婴幼儿尽量减少使用。使用粘胶应保持使用部位皮肤干燥,尽量减少粘胶与患者皮肤的接触面积;使用一次性手术铺单及手术薄膜时应待消毒部位皮肤干燥后再粘贴,并保持其平整、无皱褶;撕除粘胶时应顺着毛发方向轻柔进行,勿使粘胶垂直向上拉扯皮肤,可采用180°的方法移除。

7. 主动充气保暖联合液体保温及室温调控是国家相关指南推荐的预防、治疗围手术期患者意外低体温的全面策略。
8. 手术中患者低体温的预防措施：设定适宜的环境温度；注意覆盖，尽可能减少皮肤暴露；可使用加温设备，对用于静脉输注及体腔冲洗的液体宜加温至 37 ℃；对高危患者除采取保暖措施外，还应防止计划外低体温，可适当调高室温或设定个性化的室温。
9. 机体安静时的产热器官为肝脏，运动时的产热器官为骨骼肌。
10. 导致低体温的原因主要有麻醉药物导致的体温调节障碍，手术操作导致的固有热量流失，手术间的低温环境，静脉输注未加温的液体、血制品，术中使用未加温的冲洗液，术前禁饮禁食、皮肤消毒、患者紧张等。新生儿、婴儿、严重创伤、大面积烧伤、虚弱、老年患者等为发生低体温的高危人群。
11. 小儿由于体表面积与体积之比相对较大，散热较快，且体温中枢发育不完善，有效调节和保持恒温能力差，更容易发生低体温。
12. 常用的自体输血包括贮存式自体输血、稀释式自体输血、回收式自体输血。
13. 成分血具有针对性强、制品浓度高、治疗效果好、副作用小、节约血液资源、便于保存和运输等优点。
14. 手术标本的管理原则有即刻核对原则、即刻记录原则、即刻处理原则。
15. 保证临床微生物标本检验结果准确性的措施有了解各种检验的目的、掌握正确的采集方法、严格执行查对制度、遵守无菌技术操作原则及标准预防措施。
16. 当手术室发生火灾的时候，应遵循的"RACE"原则分别是：救援（Rescue）、报警（Alarm）、限制（Confine）、灭火或疏散

（Evacuate）。

17. 手术标本管理的注意事项：若需固定标本时，应使用10%中性甲醛缓冲液，固定液的量应为病理标本体积的3～5倍，并确保将标本全部置于固定液中。

18. 静脉血栓栓塞症属于静脉回流障碍性疾病，包括深静脉血栓和肺动脉栓塞。

三、是非题

5. 弹力袜有助于预防下肢深静脉血栓的形成，其工作原理是利用外界机械力与肌肉收缩的相互挤压发挥作用，但手术中当患者处于静止状态中或是使用肌松药物时不建议使用，这两种情况下使用反而会增加血栓形成的概率。

7. 规范的危急值报告制度流程为采用电话报告与信息系统提示相结合的方式，报告与接收应落实到人。

10. 使用输血输液加温装置时，将温度设置为37 ℃，根据手术大小，每条输血、输液管路均应使用一个加温装置。

14. 核心体温可在肺动脉、鼓膜、食管远端、鼻咽部、膀胱和直肠测得。

第二节 手术患者的转运交接

一、单选题

1. 转运危重患者时，除护士陪同外，还应同时陪同的是（   ）。
   A. 护士
   B. 家属
   C. 医生
   D. 转入科室人员
   E. 护士长

2. 危重患者转运过程中的危险因素包括（   ）

A. 人员因素

B. 设备因素

C. 病情因素

D. A、B、C 项都是

E. 环境因素

3. 患者转运中医务人员应始终在患者的（　　）

A. 头侧

B. 右侧

C. 左侧

D. 足侧

E. 以上均可

4. 行体外循环下室间隔缺损修补术的患者在转运至监护室途中不慎发生胸腔闭式引流管脱出，对此应立即采取的措施是（　　）

A. 立刻将引流管重新插入

B. 加快速度送回 ICU 处理

C. 返回手术室处理

D. 捏紧引流口皮肤

E. 以上均是

5. 护士在交接手术患者的过程中应明确交接内容，并按（　　）

A. 手术安全核查单记录

B. 护理信息记录单记录

C. 手术患者交接单记录

D. 麻醉复苏记录单记录

E. 以上均可

6. 下列关于手术患者转运交接原则的说法不正确的是（　　）

A. 转运人员应为有资质的医院工作人员

B. 转运交接过程中应确保患者的身份正确

C. 转运前应确认患者的病情适合且耐受转运

D. 转运前不用确认需要携带的医疗设备

E. 转运过程中应确保患者的安全

7. 在对患者进行转运前,确认手术患者信息的是(　　)

   A. 麻醉医生

   B. 手术医生

   C. 巡回护士

   D. 护理员

   E. 以上人员均可

二、多选题

1. 患者转运中陪同护士应注意(　　)

   A. 密切观察患者神志、呼吸、生命体征等的变化

   B. 保持患者呼吸道通畅,根据病情协助患者采取舒适体位,注意保暖

   C. 保证设备工作稳定、正常运转

   D. 保证各种管道固定、药物输注通畅

   E. 安抚家属

2. 患者转运交接的内容包括(　　)

   A. 交接患者神志、生命体征和转运途中的病情变化及处理措施

   B. 交接入院以来的治疗及检查结果

   C. 交接各引流管是否通畅及注意事项

   D. 交接皮肤的情况及术后观察的要点

   E. 进行物品交接并签字

3. 转运护士应做到(　　)

   A. 结算费用、办理转科

   B. 事先通知相关科室做好相应准备

   C. 转运前评估患者

   D. 选择最恰当的运送方式

   E. 出现病情变化及时处理

4. 转运交接的注意事项有( )
   A. 同时使用两种及以上的方法确认患者身份
   B. 确保手术患者安全
   C. 交接双方应共同确认
   D. 做好突发应急预案的相应措施
   E. 应保持转运设备清洁,定期维修、保养转运设备

本节答案

一、单选题
1. C   2. D   3. A   4. D   5. C   6. D   7. C
二、多选题
1. ABCDE   2. ABCDE   3. BCDE   4. ABCDE

第三节　手术物品清点

一、单选题

1. 为手术医务人员提供手术物品清点的操作规范,其目的是( )
   A. 防止手术物品遗留
   B. 规范护理文书记录
   C. 保持病历的完整性
   D. 加强无菌技术操作
   E. 以上均是

2. 洗手护士的洗手时间应提前( )
   A. 5～10 分钟
   B. 10～20 分钟
   C. 15～30 分钟
   D. 30 分钟以上
   E. 20～30 分钟

3. 手术中进行物品清点时,应查对手术物品的数目及完整性的是（　　）
   A. 巡回护士
   B. 洗手护士
   C. 手术医生
   D. 洗手护士与巡回护士双人
   E. 以上均可
4. 医疗机构制定的物品清点制度和相关的应急预案,要求应遵照执行的人员是（　　）
   A. 手术室护士
   B. 手术医生
   C. 麻醉医生
   D. 所有相关医务人员
   E. 洗手护士
5. 对手术物品进行第一次清点的时机是（　　）
   A. 患者入室后
   B. 麻醉开始前
   C. 手术开始前
   D. 手术开始后
   E. 消毒铺单后
6. 对手术物品进行第二次清点的时机是（　　）
   A. 手术开始前
   B. 手术开始后
   C. 关闭体腔前
   D. 缝合皮肤前
   E. 关闭体腔后
7. 对手术物品进行第三次清点的时机是（　　）
   A. 缝合皮肤前
   B. 缝合皮肤后

C. 关闭体腔前

D. 关闭体腔后

E. 手术结束后

8. 对手术物品进行第四次清点的时机是(　　)

   A. 缝合皮肤后

   B. 关闭体腔后

   C. 缝合皮肤前

   D. 患者出手术室前

   E. 以上均是

9. 行体腔或深部组织手术前需要清点的物品是(　　)

   A. 手术器械

   B. 缝针

   C. 手术敷料

   D. 杂项物品等

   E. 以上均是

10. 清点物品时负责记录的是(　　)

    A. 手术医生

    B. 巡回护士

    C. 洗手护士

    D. 麻醉医生

    E. 实习护士

11. 需要实行物品清点的医疗场所是(　　)

    A. 住院部手术室

    B. 门诊手术室

    C. 日间手术室

    D. 介入手术室

    E. 以上均是

12. 巡回护士记录物品清点记录单的正确时间是(　　)

    A. 手术开始前

B. 即刻记录

C. 手术开始后

D. 患者出手术室前

E. 有时间再记录

13. 台上人员发现物品从手术区掉落,应立刻告知让其妥善处理的是（　）

A. 洗手护士

B. 巡回护士

C. 麻醉医生

D. 参观人员

E. 以上均可

14. 应规范器械台上物品摆放的位置,保持器械台的整洁、有序的是（　）

A. 医务科

B. 护理部

C. 控感办

D. 手术室

E. 以上均是

15. 手术物品的清点原则有（　）

A. 1项

B. 2项

C. 3项

D. 4项

E. 5项

16. 手术敷料不得用于（　）

A. 吸收液体

B. 保护组织

C. 包裹标本

D. 牵引组织

E. 压迫止血

17. 关于手术物品清点工作,下列描述错误的是( )
    A. 医疗机构应有物品清点制度和相关的应急预案,明确规定清点的责任人、要求、方法及注意事项等
    B. 进行手术物品清点时,必须由洗手护士、巡回护士及第二助手医生三人共同查对手术物品的数目及完整性
    C. 洗手护士应提前 15~30 分钟洗手,以保证有充足的时间进行物品的检查和清点
    D. 关闭体腔前,手术医生应配合洗手护士进行清点,确认清点无误后方可关闭体腔
    E. 以上说法均正确

18. 下列关于手术敷料清点的描述错误的是( )
    A. 手术切口内应使用带显影标记的敷料
    B. 清点纱布、纱条、纱垫时应展开,并检查其完整性及显影标记
    C. 在体腔或深部组织手术中使用有带子的敷料时,带子应暴露在切口外面
    D. 在手术中洗手护士应该根据医生的需要将敷料剪成各种规格,以方便使用
    E. 使用手术敷料时,禁止随意剪切

19. 下列关于洗手护士的工作描述错误的是( )
    A. 监督手术者及时将钢丝残端等物品归还并自行丢弃
    B. 在手术全过程中应始终知晓各项物品的数目、位置及使用情况
    C. 发现物品从手术区域掉落,应及时告知巡回护士妥善处理
    D. 严禁用纱布包裹标本
    E. 在手术过程中严格执行隔离技术

20. 下列关于巡回护士的工作描述错误的是( )
    A. 未经巡回护士允许,任何人不应将手术物品拿进或拿出手术间

B. 每台手术结束后,应将清点完的物品清理出手术间,更换垃圾袋

C. 手术前认真检查手术间的环境,不得遗留上一台手术患者的任何物品

D. 如果没有洗手护士,在医生很忙时,要自觉一个人清点好台上物品

E. 在手术过程中严格指导、管理手术团队人员的各项操作

二、多选题

1. 手术物品应该进行清点的时机包括(　　)

   A. 手术开始前
   B. 关闭体腔前
   C. 关闭体腔后
   D. 缝合皮肤后
   E. 患者出手术室前

2. 下列需要增加清点次数的时机包括(　　)

   A. 关闭子宫时
   B. 关闭后腹膜时
   C. 手术切口涉及两个以上部位或腔隙,关闭每个部位或腔隙时
   D. 术中需要交接班时
   E. 关闭膈肌时

3. 手术敷料包括(　　)

   A. 纱布、纱垫
   B. 棉签
   C. 脑棉片
   D. 消毒垫
   E. 纱条

4. 手术中需要清点的物品包括(　　)
   A. 缝针
   B. 刀片
   C. 手术器械
   D. 手术敷料
   E. 杂项物品

5. 体腔指人体内容纳组织及脏器的腔隙,通常包括(　　)
   A. 颅腔(含鼻腔)
   B. 胸腔
   C. 腹腔
   D. 盆腔
   E. 关节腔

6. 手术物品的清点原则包括(　　)
   A. 双人逐项清点原则
   B. 同步唱点原则
   C. 逐项即刻记录原则
   D. 原位清点原则
   E. 单人清点原则

7. 手术物品清点适用的医疗环境包括(　　)
   A. 住院部手术室
   B. 门诊手术室
   C. 日间手术室
   D. 儿科病房
   E. 换药室

8. 手术物品清点工作应由(　　)
   A. 洗手护士完成
   B. 巡回护士完成
   C. 洗手护士与巡回护士完成
   D. 没有洗手护士时由巡回护士与手术医生负责完成
   E. 手术医生完成

9. 下列行为中错误的有( )

   A. 手术中送冰冻切片时,为保护好标本,应该用湿盐水纱布包裹后送检

   B. 手术中洗手护士太忙顾不上时,医生应该主动从器械台上抓取自己需要的器械

   C. 上台手术结束后,如果垃圾袋里东西很少,就不用更换了,以减少浪费

   D. 未经巡回护士允许,任何人不应将手术物品拿进或拿出手术间

   E. 手术中应尽量减少交接环节

10. 下列关于正确清点手术敷料的描述正确的有( )

    A. 手术切口内应使用带显影标记的敷料

    B. 清点纱布时只要块数够了就行,没必要检查完整性

    C. 体腔或深部组织手术中使用有带子的敷料时,带子应暴露在切口外面

    D. 手术中洗手护士应该根据医生的需要将敷料剪成各种规格,以方便使用

    E. 如果手术者需要用敷料作填充,洗手护士与巡回护士共同确认就行

11. 经尿道、阴道、鼻腔等内镜手术前后需清点的物品应包括( )

    A. 纱布

    B. 纱垫

    C. 缝针

    D. 器械

    E. 消毒棉球

12. 以下情况中不得进行交接班的有( )

    A. 患者病情不稳定

    B. 抢救

C. 紧急时刻物品交接不清时

D. 手术尚未开始

E. 手术快结束时

13. 清点过程中遇到物品数目及完整性有误时,清点者应该( )

    A. 立即告知手术医生,共同查找缺失的部分或物品

    B. 必要时采取相应的辅助手段查找

    C. 找到缺失的部分和物品时,洗手护士与巡回护士应确认其完整性,并妥善保管备查

    D. 如果采取各种手段仍找不到就算了

    E. 找不到要按清点意外处理流程报告,填写"清点意外报告表",并向上级领导汇报

14. 下列说法中洗手护士应该做到的有( )

    A. 监督手术者及时将钢丝残端归还并自行丢弃

    B. 及时回收暂时不用的器械

    C. 发现物品从手术区域掉落及时告知巡回护士妥善处理

    D. 不用纱布包裹标本

    E. 在手术全过程中应始终知晓各项物品的数目、位置及使用情况

15. 下列说法中巡回护士应该做到的有( )

    A. 手术前要检查手术间的环境,不得遗留上一台手术患者的任何物品

    B. 管理好手术间,不允许任何人将手术物品拿进或拿出手术间

    C. 如果没有洗手护士,在医生很忙时要自觉一个人清点好台上物品

    D. 手术结束后及时将清点完的物品清理出手术间,根据盛装量更换垃圾袋

    E. 清点时应与洗手护士同时清晰说出清点物品的名称、数目及完整性

16. 手术器械的功能包括（　　）
    A. 切割
    B. 剥离
    C. 抓取
    D. 牵拉
    E. 缝合

17. 手术敷料的功能包括（　　）
    A. 吸收液体
    B. 保护组织
    C. 压迫止血
    D. 牵引组织
    E. 填充治疗

18. 杂项物品指无菌区域内所需要清点的各种物品，包括一切有可能遗留在手术切口内的物品，如（　　）
    A. 阻断带
    B. 悬吊带
    C. 缝针
    D. 刀片
    E. 尿管

19. 关于手术物品清点工作，下列描述正确的有（　　）
    A. 医疗机构应有物品清点制度和相关的应急预案，明确规定清点的责任人、要求、方法及注意事项等
    B. 在进行手术物品清点时，必须由洗手护士、巡回护士及第二助手医生三人共同查对手术物品的数目及完整性
    C. 洗手护士应提前 15～30 分钟洗手，保证有充足的时间进行物品的检查与清点
    D. 关闭体腔前，手术医生应配合洗手护士进行清点，确认清点无误后方可关闭体腔
    E. 手术室应规范器械台上物品摆放的位置，便于大家清点

20. 为了避免发生手术物品清点不清的情况,医护人员在手术中应该注意(　　)
   A. 减少交接环节,手术进行期间若因患者病情不稳定、抢救或手术处于紧急时刻而物品交接不清时不得进行交接班
   B. 洗手护士应及时收回暂时不用的器械,监督术者及时归还钢丝、克氏针等的残端或剪出的引流管碎片等物品,丢弃时应与巡回护士确认
   C. 台上人员发现物品从手术区域掉落或被污染,应立刻告知巡回护士妥善处理
   D. 关闭体腔前,手术医生应配合洗手护士进行清点,确认清点无误后方可关闭体腔
   E. 每台手术结束后应将清点完的物品清理出手术间,更换垃圾袋

三、是非题

1. 清点物品时洗手护士与巡回护士应遵循一定的规律,共同按顺序逐项清点。没有洗手护士时由巡回护士与手术医生负责清点。(　　)
2. 洗手护士应提前10~20分钟洗手,进行物品的检查与清点。(　　)
3. 应该根据手术者的喜好放置器械台上的物品,保持其整洁即可。(　　)
4. 对浅表组织手术只需清点缝针、刀片、针头即可。(　　)
5. 进行手术物品清点时,必须由洗手护士、巡回护士及第二助手医生三人共同查对手术物品的数目及完整性。(　　)
6. 手术切口涉及两个及以上部位或腔隙时,不论切口大小,关闭每个部位或腔隙时均应按规范要求进行手术物品的清点。(　　)
7. 手术物品清点的四个时机是麻醉开始前、关闭体腔前、冲洗

体腔后、缝合皮肤后。（　　）

8. 手术中进行物品清点时，每清点一项物品，巡回护士应即刻将物品的名称和数目准确记录于物品清点记录单上。（　　）

9. 术中送冰冻切片时，为保护好标本，洗手护士应该用湿盐水纱布将标本包裹好，然后交巡回护士送检。（　　）

10. 为确保清点无误，未经巡回护士允许，任何人不应将手术物品拿进或拿出手术间。（　　）

11. 手术中为了节约时间，手术医生关闭体腔与洗手护士、巡回护士进行物品清点可同时进行。（　　）

12. 清点纱布、纱条、纱垫时应展开，并检查其完整性及显影标记。（　　）

13. 手术前怀疑或手术中发现患者体内有手术遗留异物，取出的物品应由主刀医生、洗手护士和巡回护士共同清点，详细记录，按医院规定上报。（　　）

14. 对手术中所使用的敷料根据医生的需要进行切割或裁剪时，洗手护士要记住裁剪的形状，以便清点时核对。（　　）

15. 当切口内需要填充治疗性敷料并带离手术室时，主刀医生、洗手护士、巡回护士应共同确认植入敷料的名称和数目，并记录在病历中。（　　）

16. 如果没有洗手护士，在医生很忙时巡回护士要自觉清点好台上物品。（　　）

17. 手术者应及时自行将钢丝、克氏针等的残端、剪出的引流管碎片等物品丢弃，以免误入体腔。（　　）

18. 巡回护士在手术前要检查手术间的环境，不得遗留上一台手术患者的任何物品。（　　）

19. 手术中清点遇到物品数目及完整性清点有误时，为了不影响医生手术，巡回护士与洗手护士应立即共同寻找缺失的部分或物品，必要时根据物品的性质采取相应的辅助手段查找，确保不遗留于患者体内。（　　）

20. 如采取各种手段仍未找到缺失的部分或物品,清点者应立即报告主刀医生及护士长,经 X 线辅助确认物品不在患者体内后需主刀医生、巡回护士和洗手护士签字、存档,按清点意外处理流程报告,填写"清点意外报告表",并向上级领导汇报。( )

本节答案

一、单选题

1. A 2. C 3. D 4. D 5. C 6. C 7. D
8. A 9. E 10. B 11. E 12. B 13. B 14. D
15. D 16. C 17. B 18. D 19. A 20. D

二、多选题

1. ABCD 2. ABCDE 3. ABCDE 4. ABCDE
5. ABCDE 6. ABCD 7. ABC 8. CD
9. ABC 10. AC 11. ABCDE 12. ABCE
13. ABCE 14. BCDE 15. ABE 16. ABCDE
17. ABCDE 18. ABE 19. ACDE 20. ABCDE

三、是非题

1. √ 2. × 3. × 4. × 5. × 6. √ 7. ×
8. √ 9. × 10. √ 11. × 12. √ 13. √ 14. ×
15. √ 16. × 17. × 18. √ 19. × 20. √

第四节 术中输血护理操作

一、单选题

1. 下列不属于输血的适应证的是( )
   A. 贫血或低蛋白血症

B. 消瘦

C. 重症感染

D. 凝血机制障碍

E. 以上均是

2. 输血引起过敏反应的症状是（   ）

A. 气促、咳嗽、咳粉红色泡沫样痰

B. 手足抽搐、心率缓慢、血压下降

C. 皮肤瘙痒、荨麻疹、眼睑水肿

D. 寒战、高热、头部胀痛

E. 血压下降、血尿、腰背疼痛

3. 给患者输血后血袋需要保留以备必要时核对的时间为（   ）

A. 6 小时

B. 8 小时

C. 12 小时

D. 24 小时

E. 48 小时

4. 患者发生输血反应时应立即停止输血，更换成输（   ）

A. 乳酸钠林格溶液

B. 5％葡萄糖溶液

C. 0.9％氯化钠溶液

D. 碳酸氢钠溶液

E. 羟乙基淀粉溶液

5. 发生输血反应时应将下列物品送往输血科的是（   ）

A. 余血

B. 输血器、余血、输血袋

C. 输血袋

D. 输血器

E. 患者血样

6. 患者发生输血反应时,下列做法正确的是(　　)

   A. 立即停止输血,更换输血器,用0.9%氯化钠溶液维持静脉通路

   B. 核对输血内容,积极查找原因

   C. 报告医生、护士长

   D. 守护并安慰患者,测量生命体征,评估病情

   E. 以上均是

7. 预防输血反应正确的做法是(　　)

   A. 进行输血治疗时严格执行输血查对制度,输血前再次由两人核对

   B. 开始输血时速度宜慢,15分钟后无不良反应可根据需要调整速度

   C. 切忌用非储血冰箱存储血液

   D. 以上均是

   E. 以上均不是

二、多选题

1. 血袋一律不得发出或接收的情形包括(　　)

   A. 标签破损、字迹不清

   B. 红细胞呈紫红色

   C. 血浆中有明显气泡

   D. 未摇动时血浆层与红细胞的界面不清或界面上出现溶血

   E. 血浆呈乳糜状或灰暗色

2. 若患者需输血时突遇网络中断,护士需根据医嘱手写血样标签。标签需包含的内容有(　　)

   A. 科室

   B. 床号

   C. 姓名

   D. ID

E. 诊断
3. 下列关于术中输血注意事项描述正确的有（　　）
   A. 严禁一名医护人员同时为两名患者取血。输血时必须实施两人核查流程
   B. 对血液制品不应加热，不应随意加入其他药物。输注血小板前应对其保持振荡，取出即用
   C. 对全血、成分血和其他血液制剂应从血库取出后30分钟内输注，4小时内输完
   D. 对用于输注全血、成分血或生物制剂的输血器宜4小时更换一次。手术中输注不同组交叉配血的血制品时应该更换输血器
   E. 以上均不对

本节答案

一、单选题
1. B　　2. C　　3. D　　4. C　　5. B　　6. E　　7. D
二、多选题
1. ABCDE　　2. ABCD　　3. ABCD

部分试题解析

一、单选题
1. 目前输血的主要适应证有以下几种。第一，大出血。出血是输血的主要适应证，特别是严重的创伤和手术引起的大出血。第二，贫血或低蛋白血症。对贫血者可输浓缩红细胞；对低蛋白血症者可输入血浆，以纠正低蛋白血症。第三，严重感染。输血科可提供抗体补体等，以增强患者抗感染的能力。第四，凝血功能异常。如对血友病患者可输注凝血因子。

2. 大多数患者的输血过敏反应发生在输血后期或输血即将结束时。其表现轻重不一,一般症状出现越早,反应越严重。轻者表现为皮肤瘙痒、荨麻疹,可在局部或全身出现,也可出现血管神经性水肿,表现为眼睑、口唇水肿;严重者可因喉头水肿、支气管痉挛而导致呼吸困难,两肺可闻及哮鸣音,甚至发生过敏性休克。

第五节 术中低体温的预防

一、单选题

1. 低体温的数值区间是( )

    A. <36 ℃

    B. 36~37 ℃

    C. 36.3~37.2 ℃

    D. 36.5~37.7 ℃

    E. <35 ℃

2. 体温每降低1 ℃需氧量在原基础上增加( )

    A. 6%

    B. 7%

    C. 8%

    D. 9%

    E. 10%

3. 机体的核心温度低于一定值时可使意识丧失,这个温度值是( )

    A. 33 ℃

    B. 30 ℃

    C. 28 ℃

D. 25 ℃

E. 26 ℃

4. 核心体温监测的"金标准"来自于（　　）

    A. 直肠的温度

    B. 鼻咽的温度

    C. 食管的温度

    D. 肺动脉的温度

    E. 口腔的温度

5. 下列关于低体温的影响说法错误的是（　　）

    A. 促进甲状腺素、促甲状腺素、胰岛素的分泌

    B. 增加手术出血量

    C. 造成心肌缺血

    D. 增加手术部位感染的概率

    E. 以上均是

6. IPH 指（　　）

    A. 计划内围手术期低温症

    B. 非计划内围手术期低温症

    C. 计划性围手术期低温症

    D. 非计划性围手术期低温症

    E. 以上均不对

7. IPH 指体核温度低于（　　）

    A. 35 ℃

    B. 36 ℃

    C. 29 ℃

    D. 32 ℃

    E. 25 ℃

8. 低体温发生风险增高是在手术室室温低于（　　）

    A. 21 ℃时

    B. 23 ℃时

C. 22 ℃时

D. 24 ℃时

E. 25 ℃时

二、多选题

1. 手术中引发低体温的相关因素有（　　）

    A. 手术因素

    B. 环境因素

    C. 麻醉因素

    D. 患者因素

    E. 医生因素

2. 导致低体温的原因有（　　）

    A. 麻醉药物导致的体温调节障碍

    B. 手术操作导致的固有热量流失

    C. 手术间的低温环境

    D. 手术中使用未加温的冲洗液

    E. 静脉输注未加温的液体

3. 发生低体温的高危人群有（　　）

    A. 婴幼儿、新生儿

    B. 严重创伤者

    C. 虚弱、营养不良者

    D. 老年患者

    E. 大面积烧伤者

4. 低体温对机体的影响有（　　）

    A. 手术部位感染风险增高

    B. 心血管系统并发症

    C. 凝血功能障碍

    D. 呼吸频率减慢

    E. 皮肤破损

5. 低体温的预防措施有（　　）

    A. 设定适宜的环境温度

    B. 减少皮肤暴露

    C. 对高危患者不需要额外加强

    D. 对冲洗液无须加热

    E. 对静脉输入的液体无须加热

6. 预防手术中低体温的注意事项有（　　）

    A. 采用综合保温措施

    B. 使用加温冲洗液前需再次确认温度

    C. 使用加温设备需做好病情观察及交接班工作

    D. 装有加温后液体的静脉输液袋不应用于患者保暖

    E. 以上均不对

7. 手术中低体温会造成（　　）

    A. 耗氧量和需氧量降低

    B. 颅内压降低

    C. 脑血流量减少

    D. 核心温度在28 ℃以下时会出现意识丧失

    E. 核心温度在33 ℃以上时可影响脑功能

8. 使用加温毯时（　　）

    A. 软管末端的空气温度不宜过高

    B. 不能将加温毯与软管分离使用

    C. 在没有加温毯的情况下可直接加温

    D. 应使用安全的加温设备

    E. 以上均不对

本节答案

一、单选题

1. A 2. B 3. C 4. D 5. A 6. D 7. B
8. B

二、多选题

1. ABCDE   2. ABCDE   3. ABCDE   4. ABCD
5. AB   6. ABCD   7. ABCD   8. ABD

部分试题解析

一、单选题

1. 低体温是指核心温度<36.0 ℃，是最常见的手术综合并发症之一。
2. 术中低体温能使基础代谢率和氧供降低，机体的需氧量会在体温每降低1 ℃的基础上多耗费7%。
3. 核心温度在33 ℃以上时不影响脑功能，28 ℃以下时会出现意识丧失。
4. 体温监测的"金标准"为经肺动脉测温。
5. 低体温可增加手术部位的感染风险，增加手术出血量，导致患者出现寒战，增加耗氧量，抑制胰岛素的分泌，促进甲状腺素和促甲状腺素的分泌，使肾血流量下降、呼吸频率减慢。

第六节　手术患者意外伤害的预防

一、单选题

1. 灌热水袋前用水温计测温要求温度在(　　)
   A. 40～50 ℃
   B. 50～60 ℃

C. 60～70 ℃

D. 70～80 ℃

E. 以上均可

2. 感觉障碍患者使用热水袋的水温不应超过（ ）

A. 40 ℃

B. 50 ℃

C. 60 ℃

D. 70 ℃

E. 以上均可

3. 下列关于手术中安全保温说法正确的是（ ）

A. 由保温毯使用不当而造成的烫伤属于低温烫伤

B. 患者的体温是衡量保温毯开启与关闭的唯一标准

C. 只要加热软管不接触患者的皮肤就不会发生烫伤

D. 手术中冲洗液的温度不宜超过 37.5 ℃

E. 以上均是

4. 低温烫伤是指（ ）

A. 皮肤长时间接触高于体温的低热物体而造成的慢性烫伤

B. 皮肤短时间接触高于体温的低热物体而造成的急性烫伤

C. 皮肤长时间接触高于体温的低热物体而造成的急性烫伤

D. 皮肤长时间接触高于体温的任何物体而造成的慢性烫伤

E. 以上均是

5. 在转运患者的过程中，护士应位于患者的（ ），如遇坡道时患者的头部应位于（ ）

A. 两侧　高位

B. 脚部　低位

C. 两侧　低位

D. 头部　高位

E. 以上均对

6. 下列关于激光设备相关性灼伤的描述不正确的是（ ）

A. 去除患者的首饰、隐形眼镜

B. 将其调节到合适的功率和模式

C. 使用前不需要做好激光发射点的瞄准检查和调整

D. 行气道手术时需使用激光专用气管导管

E. 以上均不正确

7. 为避免患者发生烧伤,在使用含酒精的消毒液时应注意(　　)

A. 避免消毒液积聚于手术部位

B. 消毒后可立即启用电外科设备

C. 消毒后可立即启用激光设备

D. 保持手术部位湿润

E. 以上均可

8. 使用动力系统时(　　)

A. 应保护周围皮肤及组织

B. 可随时加快运转速度

C. 可持续长时间使用

D. 若发现动力系统过热无须停止使用

E. 以上均可

二、多选题

1. 下列属于手术患者意外伤害的有(　　)

A. 医用粘胶相关的皮肤损伤

B. 医疗器械相关的损伤

C. 低温烫伤

D. 跌倒/坠床

E. 以上均不对

2. 下列关于低温烫伤特点的说法正确的有(　　)

A. 容易愈合

B. 创面较浅

C. 表面不严重

D. 痛感不明显

E. 以上均不对

3. 手术患者转运过程中的预防措施有（　　）

   A. 保持地面清洁、干燥,有防滑警示标识
   B. 转运前评估患者的病情及配合程度
   C. 转运前评估转运设备的安全性能
   D. 运送途中平稳,速度不宜过快
   E. 以上均不对

4. 手术中预防患者坠床/跌倒的措施有（　　）

   A. 手术床处于锁定状态
   B. 告知手术患者防坠床的注意事项
   C. 让手术患者自行留在手术间
   D. 安置体位由手术医生、麻醉医生、手术护士共同完成
   E. 以上均不对

5. 术后预防坠床/跌倒的措施有（　　）

   A. 手术结束后变换体位时有专人看护才能解除固定装置
   B. 复苏期间对患者需妥善固定并密切看护
   C. 对躁动患者应多人协助看护
   D. 搬运患者时,患者的头部、足部及两侧应有专人同时搬运
   E. 以上均不对

6. 为避免造成医用粘胶相关的皮肤损伤,在撕除粘胶时应注意（　　）

   A. 顺着毛发生长的方向轻柔移除
   B. 勿使粘胶用品垂直向上拉扯皮肤
   C. 采用180°的方法移除
   D. 移除困难时可湿润皮肤后或使用粘胶移除剂等方法去除
   E. 以上均不对

本节答案

一、单选题

1. C 2. B 3. A 4. A 5. D 6. C 7. A
8. A

二、多选题

1. ABCD 2. CD 3. ABCD 4. ABD
5. ABCD 6. ABCD

第七节 围手术期深静脉血栓的预防

一、单选题

1. 间歇式充气压力装置的压力调节范围为( )

   A. 30~50 mmHg

   B. 30~60 mmHg

   C. 20~60 mmHg

   D. 20~50 mmHg

   E. 20~40 mmHg

2. 用间歇式充气压力装置进行一个完整的治疗循环需要( )

   A. 30 秒

   B. 40 秒

   C. 50 秒

   D. 60 秒

   E. 70 秒

3. 下列关于间歇性气压治疗仪的原理描述不正确的是( )

   A. 结合多腔肢体压力套有序地反复充气和放气,挤压下肢深静脉,促进血液回流

   B. 能起到加快下肢静脉血液向心回流的速度

C. 通过提高纤溶系统的活性,从而使得凝血状态发生改变

D. 能修复下肢静脉血管的损伤问题

E. 以上均可

4. 注意间歇式气压治疗仪充气带松紧适宜,标准为能容下(　　)

   A. 一指

   B. 两指

   C. 三指

   D. 四指

   E. 以上均可

5. 下列可以使用间歇式充气压力装置预防深静脉血栓形成的情况为(　　)

   A. 充血性心力衰竭

   B. 坏疽

   C. 子宫切除

   D. 下肢深静脉血栓

   E. 以上均可

6. 下列使用间歇式充气压力装置的并发症中不正确的是(　　)

   A. 腓神经麻痹

   B. 皮肤压力性损伤

   C. 深静脉血栓

   D. 骨筋膜室综合征

   E. 以上均是

7. 间歇式充气压力装置可用于预防静脉血栓,其属于(　　)

   A. 化学预防

   B. 生物预防

   C. 物理预防

   D. 药物预防

   E. 以上均是

8. 使用间歇式充气压力装置的过程中应注意观察肢体情况,观察内容不包括( )
   A. 皮肤颜色
   B. 温度
   C. 动脉搏动情况
   D. 静脉充盈情况
   E. 以上均是

9. 间歇式充气压力装置不适用于( )
   A. 下肢局部情况异常(如皮炎、坏疽、近期接受皮肤移植手术)
   B. 下肢血管严重动脉硬化或其他缺血性血管病
   C. 下肢严重畸形
   D. 以上均是
   E. 以上均不是

10. 使用间歇式充气压力装置的过程中应避免发生( )
    A. 骨筋膜室综合征
    B. 高血压
    C. 深静脉血栓
    D. 心脏病
    E. 以上均是

11. 手术中使用间歇式充气压力装置,因术中变换体位,应重新评估加压带及管路的位置,确认设备正常运行的是( )
    A. 洗手护士
    B. 巡回护士
    C. 麻醉医生
    D. 主管医生
    E. 以上均是

12. 下列属于可以使用间歇式充气压力装置的情况的是( )
    A. 患严重的动脉硬化和其他缺血性疾病

B. 已经确诊或怀疑是深静脉血栓形成

C. 围手术期

D. 患严重的充血性心力衰竭

E. 以上均是

13. 下列属于禁止使用间歇式充气压力装置的情况是（　　）

    A. 围手术期

    B. 患严重的动脉硬化和其他缺血性疾病

    C. 抗凝治疗时

    D. 发生肢体瘫痪

    E. 以上均是

14. 使用间歇式充气压力装置时使用模式与设定模式应（　　）

    A. 一致

    B. 不一致

    C. 两者皆可

    D. 两者互不影响

    E. 以上均可

15. 下列关于使用间歇式充气压力装置的观察要点错误的是（　　）

    A. 观察设备运行的情况，及时排除故障及报警

    B. 治疗过程中需观察肢体皮肤的颜色、温度和动脉搏动情况

    C. 治疗过程中应注意判断有无肢体血运受阻情况

    D. 使用过程中无须观察患者的病情变化

    E. 以上均是

16. 使用间歇式充气压力装置时不应登记的方面为（　　）

    A. 患者姓名

    B. 操作人

    C. 使用时间

D. 操作性能是否完好

E. 以上均是

17. 使用间歇式充气压力装置时操作人员需具备的条件为( )

    A. 未经培训的医护人员

    B. 经过培训的医护人员

    C. 患者家属

    D. 护工

    E. 以上均可

18. 要确保间歇式充气压力装置的正常使用,则应( )

    A. 定期检测、保养

    B. 使用完必要时清洁

    C. 随意放置

    D. 使用前无须与主管医生再次核对

    E. 以上均是

19. 间歇式充气压力装置的使用时机为( )

    A. 只能在手术前使用

    B. 只能在手术后使用

    C. 只能在手术中使用

    D. 围手术期都可以使用

    E. 以上均可

20. 间歇式充气压力装置是以波浪形泵血的形式( )

    A. 压迫足底静脉

    B. 压迫下肢静脉

    C. 减少血小板聚集

    D. 增加血小板聚集

    E. 压迫下肢动脉

21. 机械性预防围手术期下肢深静脉血栓的措施为( )

    A. 穿压力梯度长袜

    B. 放置血栓滤器

C. 使用抗凝剂

D. 进行静脉穿刺

E. 以上均可

22. 深静脉血栓形成多发生于术后（　　）

A. 8 小时内

B. 12 小时内

C. 24 小时内

D. 48 小时内

E. 72 小时内

二、多选题

1. 间歇式气压治疗仪的标准装置清单包括（　　）

A. 间歇式气压治疗仪

B. 连接管路

C. 电源配置器

D. 产品使用说明书

E. 以上均不对

2. 使用间歇式充气压力装置的适应证包括（　　）

A. 围手术期的患者

B. 抗凝治疗的患者

C. 不能使用抗凝剂的情况下

D. 肢体瘫痪者

E. 以上均不对

3. 使用间歇式充气压力装置的禁忌证包括（　　）

A. 严重动脉硬化和其他缺血性疾病的患者

B. 已经确诊或是怀疑有深静脉血栓形成的患者

C. 严重的充血性心力衰竭或增加血流量会造成心脏损伤的患者

D. 任何由于患者自身原因，使用保护套可能会加重损伤的患者

E. 以上均不对

4. 使用间歇式充气压力装置时的观察要点包括（　　）
   A. 观察设备运行的情况,及时排除故障及警报
   B. 治疗过程中无须观察肢体皮肤的颜色、温度和动脉搏动情况
   C. 治疗过程中应注意判断有无肢体血运受阻
   D. 观察患者的病情变化,及时协助医生处理相关情况
   E. 以上均不对

5. 使用间歇式充气压力装置的操作要点包括（　　）
   A. 妥善安装气泵
   B. 选择合适的充气带
   C. 处理警报
   D. 正确操作气泵
   E. 以上均不对

6. 正确操作间歇式充气压力装置的要点包括（　　）
   A. 按开机键启动设备,开启显示器,系统将立即进入充气带自检模式
   B. 监测气泵与充气带的充气、放气性能
   C. 对单侧肢体使用必须同时连接气泵上的两条管路
   D. 对单侧肢体使用只需连接气泵上的其中任意一条管路
   E. 以上均不对

7. 使用间歇式充气压力装置应评估患者的（　　）
   A. 病史
   B. 腿围
   C. 皮肤完整性
   D. 皮肤颜色
   E. 以上均不对

8. 使用间歇式充气压力装置时应关注患者的病情变化包括（　　）
   A. 患者感觉呼吸困难
   B. 患者不适应过强的压力

C. 使用时感觉剧烈疼痛

D. 身体出现痉挛或者抽搐

E. 以上均不对

9. 下列有关使用间歇式充气压力装置的注意事项说法正确的有（　　）

   A. 使用前无须与手术医生再次核对确认

   B. 注意充气带松紧适宜

   C. 术中负责变换体位的护士应重新评估加压带及管路的位置

   D. 使用间歇式充气压力装置时可与其他设备层叠放置

   E. 以上均不对

10. 间歇式充气压力装置报警时的处理措施包括（　　）

    A. 检查使用模式与设定模式是否一致

    B. 确保选择的单/双腿模式与实际连接到连接管组件上的充气带数量相符

    C. 检查连接管是否打折或漏气

    D. 检查各接头是否有裂隙或损坏

    E. 以上均不对

11. 间歇式充气压力装置不适用于（　　）

    A. 皮炎患者

    B. 坏疽患者

    C. 近期接受皮肤移植手术的患者

    D. 下肢严重畸形的患者

    E. 以上均不对

12. 使用间歇式充气压力装置的环境要求包括（　　）

    A. 避免将间歇式充气压力装置暴露在易燃性的气体中

    B. 应保持环境干燥整洁，避免血液、体液、手术冲洗液、消毒液浸湿设备

    C. 病房内尽量减少人员走动

D. 避免与其他设备层叠放置

E. 以上均不对

13. 使用间歇式充气压力装置前应检查设备的几个方面包括（　　）

    A. 设备主机外观是否完整、清洁,功能是否处于正常状态

    B. 连接管组件外观是否完整,管路有无断痕

    C. 充气带的类型、大小是否符合需要

    D. 充气带是否粘贴性能完好、清洁、无破损

    E. 以上均不对

14. 使用间歇式充气压力装置时应保持环境干燥整洁,避免浸湿设备的液体有（　　）

    A. 血液

    B. 体液

    C. 手术冲洗液

    D. 消毒液

    E. 以上均不对

15. 深静脉血栓形成发生的主要原因包括（　　）

    A. 血管内皮损伤

    B. 静脉压高

    C. 静脉血液滞留

    D. 血液处于高凝状态

    E. 以上均不对

16. 深静脉血栓形成的基础预防措施包括（　　）

    A. 手术操作规范,减少静脉内膜损伤

    B. 正确使用止血带

    C. 术后抬高患肢

    D. 遵医嘱适当补液,避免脱水造成血液黏稠度增加

    E. 戒烟酒,控制血糖、血脂

17. 某患者踝关节损伤,预防其发生深静脉血栓的方法包括( )

   A. 用间歇式充气压力装置

   B. 遵医嘱用药物预防

   C. 用足底静脉泵

   D. 穿弹力袜

   E. 以上均不对

18. 下列禁用间歇式充气压力装置但可使用弹力袜的情况有( )

   A. 肺水肿

   B. 下肢血管严重动脉硬化

   C. 血栓性静脉炎

   D. 肺栓塞

   E. 以上均不对

三、是非题

1. 下肢深静脉血栓围手术期预防术中干预的措施包括:合理使用间歇式充气压力装置,遵医嘱补液,预防性使用抗凝药物;遵医嘱用药,术前口服低分子肝素、抗凝药、抗血小板药,预防低体温。( )

2. 间歇式气压治疗仪适用于所有住院患者,没有任何禁忌证。( )

3. 间歇式气压治疗仪只适合在外科进行推广,因为外科住院患者的静脉血栓发生风险较高。( )

4. 若术中需要患者变换体位,巡回护士应重新评估间歇式气压治疗仪加压带及管路的位置,确认设备是否正常运行。( )

5. 使用间歇式充气压力装置时应保持环境干燥整洁,避免血液、体液、手术冲洗液、消毒液浸湿设备。( )

6. 患者在使用间歇式充气压力装置的过程中,放置充气带处皮肤破损时可继续使用。( )

第三章 手术患者围手术期的安全管理

7. 间歇式充气压力装置可以增加患者的静脉血液流速,从而有助于防止出现深静脉血栓和肺部栓塞。（   ）
8. 使用间歇式充气压力装置前应再次与手术医生核对、确认。（   ）
9. 检查间歇式充气压力装置时使用模式与设定模式不需要一致。（   ）
10. 停用间歇式充气压力装置时先关掉气泵开关,再将压力充气管从护套连接处分开即可。（   ）
11. 使用间歇式充气压力装置时无须观察患者皮肤的完整性。（   ）
12. 使用间歇式充气压力装置时需要登记使用时间及使用人。（   ）
13. 对单侧肢体使用间歇式充气压力装置时只需连接气泵上的其中任意一条管路,对另外一条管路应妥善安置,然后将间歇式充气压力装置切换至单侧肢体模式。（   ）
14. 使用间歇式充气压力装置时可将其与其他设备层叠放置。（   ）
15. 间歇式充气压力装置可用于预防围手术期患者下肢深静脉血栓形成。（   ）
16. 使用间歇式充气压力装置时应注意充气带松紧适宜,松紧带以能容下一指为宜。（   ）
17. 使用间歇式充气压力装置前无须评估患者的情况。（   ）
18. 使用间歇式充气压力装置前需检查调节模式、参数设置是否符合要求。（   ）
19. 应避免将间歇式充气压力装置暴露在易燃性高的气体中。（   ）
20. 当使用间歇式充气压力装置的过程中其报警显示"F"时应停止使用,立即将其报送维修。（   ）

本节答案

一、单选题

1. B   2. D   3. D   4. A   5. C   6. C   7. C
8. D   9. D   10. A   11. B   12. C   13. B   14. A
15. D   16. A   17. B   18. A   19. D   20. B   21. A
22. D

二、多选题

1. ABCD   2. ABCD   3. ABCD   4. ACD
5. ABCD   6. ABD   7. ABCD   8. ABCD
9. BC   10. ABCD   11. ABCD   12. ABD
13. ABCD   14. ABCD   15. ACD   16. ABCDE
17. ABCD   18. ACD

三、是非题

1. √   2. ×   3. ×   4. √   5. √   6. ×   7. √
8. √   9. ×   10. √   11. ×   12. √   13. √   14. ×
15. √   16. √   17. ×   18. √   19. √   20. √

部分试题解析

一、单选题

6. 使用间歇式充气压力装置是为了避免发生深静脉血栓,所以深静脉血栓不是使用该装置的并发症。

21. 压力梯度长袜是目前世界上应用较为广泛的预防深静脉血栓形成的产品,穿戴此袜是一种简单的机械性预防方法。

二、多选题

15. 血管内皮损伤、静脉血液滞留、血液处于高凝状态被认为是深静脉血栓形成的主要原因。

16. 深静脉血栓形成的基本预防措施:①手术操作时尽量精细

轻柔,避免发生不必要的静脉内膜损伤;②手术中规范使用止血带;③手术后抬高患肢,避免发生深静脉血液回流障碍;④对患者进行深静脉血栓形成的宣教,嘱患者在耐受范围内勤翻身,做深呼吸及咳嗽动作,早期开展功能锻炼;⑤对围手术期的患者适度补充液体,调节水、电解质平衡;⑥嘱患者改善生活方式,控制血糖、血脂,戒烟限酒等。

第八节　手术室火灾的应急预案

一、单选题

1. 手术室常见的灭火器是(　　)
   A. 一氧化碳灭火器
   B. 二氧化碳灭火器
   C. 二氧化硫灭火器
   D. 氮氧化合物灭火器
   E. 以上均是

2. 手术室发生火灾时,在遵循的"RACE"原则中"E"指的是(　　)
   A. 救援
   B. 报警
   C. 限制
   D. 灭火或疏散
   E. 以上均是

3. 灭火时的首要原则为确保(　　)
   A. 仪器设备正常运行
   B. 手术患者与医务人员的安全
   C. 手术顺利
   D. 疏散患者家属
   E. 以上均是

4. 医护人员在火灾发生后抢救手术患者时应使用（　　）

　　A. N95 口罩

　　B. 医用外科口罩

　　C. 防烟面罩

　　D. 一次性医用口罩

　　E. 以上均可

5. 对手术室火灾应急预案进行演练应联合多部门定期完成，其中不包括（　　）

　　A. 麻醉手术科

　　B. 临床各科室

　　C. 保卫科

　　D. 财务科

　　E. 以上均包括

6. 下列关于干粉灭火器的使用方法的描述不正确的是（　　）

　　A. "一提"

　　B. "二拉"

　　C. "三对准"

　　D. "四灭火"

　　E. 以上均对

二、多选题

1. 手术室建立火灾应急预案的目的有（　　）

　　A. 加强手术室工作人员对火灾突发事件的应急处置能力

　　B. 保障生命安全

　　C. 最大程度地减少火灾事件造成的损失和影响

　　D. 制订切实可行的火灾应急预案

　　E. 以上均不对

2. 引发火灾的高危因素有（　　）

　　A. 设备因素

B. 化学危险品

C. 手术室易燃材料

D. 助燃气体

E. 以上均不对

3. 启动应急预案后,报警人员的职责有( )

A. 与消防控制中心保持联络

B. 指引消防通道

C. 传达消防控制中心指挥员的意图给现场人员

D. 打电话通知相近楼层人员关闭防火门,随时准备疏散

E. 以上均不对

4. 燃烧的"三要素"为( )

A. 布局不合理

B. 可燃物

C. 助燃物

D. 起火源

E. 以上均对

5. 发生火灾后,护士在报警时应注意讲清( )

A. 火灾的准确地点

B. 火灾情况

C. 联系人姓名

D. 联系人电话

E. 以上均不对

6. 消火栓的使用方法包括( )

A. "一报警"

B. "二连接"

C. "三开水"

D. "四灭火"

E. "五按压"

本节答案

一、单选题

1. B 2. D 3. B 4. C 5. D 6. D

二、多选题

1. ABCD 2. ABCD 3. ABCD 4. BCD
5. ABCD 6. ABCD

第四章 手术室护理的技能与操作

第一节 无菌技术

一、单选题

1. 无菌持物钳的正确使用方法是（　　）
   A. 可夹取任何无菌物品
   B. 取或放无菌持物钳时钳端应闭合
   C. 手术室内的持物钳应每周消毒一次
   D. 使用时保持钳端向上
   E. 手术室内的持物钳应每天更换

2. 下列关于上腹部手术皮肤消毒范围的说法错误的是（　　）
   A. 上自乳头连线
   B. 下至脐水平
   C. 右侧至腋后线
   D. 左侧至腋后线
   E. 下至耻骨联合平面

3. 下列叙述错误的是（　　）
   A. 穿好手术衣后前臂应放在腰水平以上
   B. 无菌物品放置区域不可低于腰以下或手术台面以下
   C. 无菌手术衣的无菌范围限于身体前面、肩以下及袖子
   D. 手套、手术衣及手术用物如有污染、破损、浸泡时应立即更换
   E. 在无菌台上应铺置无菌布巾至少4层

4. 下列关于皮肤消毒的说法正确的是( )
   A. 平行形或叠瓦形消毒:用于小手术术野的消毒
   B. 向心形消毒:以原切口为中心、自上而下、自外而内地进行消毒
   C. 环形或螺旋形消毒:用于大手术术野消毒
   D. 离心形消毒:对清洁切口皮肤进行消毒应从周围开始向术野中心涂擦
   E. 每一次消毒的范围应超过前一遍消毒的范围

5. 手术中无菌持物钳打开后干燥保存的时间为( )
   A. 1 小时
   B. 2 小时
   C. 3 小时
   D. 4 小时
   E. 24 小时

6. 腹部手术的铺巾原则为( )
   A. 先上后下、先近后远
   B. 先下后上、先近后远
   C. 先上后下、先远后近
   D. 先下后上、先远后近
   E. 先上后下、先左后右

7. 下列不属于铺置无菌器械台的目的的是( )
   A. 加强手术器械管理
   B. 建立最大无菌屏障
   C. 隔离手术器械
   D. 降低手术部位感染的风险
   E. 节约成本

8. 外科手消毒清洗双手的部位是( )
   A. 双手、前臂
   B. 双手、前臂和上臂下 1/3

第四章 手术室护理的技能与操作

C. 双手、前臂和上臂上 1/3

D. 双手、前臂、上臂

E. 双手、手腕

9. 下列可通过直接接触患者或被污染的物体表面时获得,随时通过手传播,与医院感染密切相关的是(　　)

A. 暂居菌

B. 常居菌

C. 病毒

D. 支原体

E. 衣原体

10. 外科手消毒后监测的细菌数应(　　)

A. ≤10 cfu/cm^2

B. ≤5 cfu/cm^2

C. ≤15 cfu/cm^2

D. ≤8 cfu/cm^2

E. ≤12 cfu/cm^2

11. 下列关于外科洗手与手消毒应遵循的原则的说法正确的是(　　)

A. 不用洗手,消毒就行

B. 在不同患者手术之间仅需进行外科洗手,不用进行手消毒

C. 手术中手套破损或手被污染时不需要外科洗手,只需要进行手消毒

D. 在不同患者手术之间手套破损或手被污染时,应重新进行外科洗手与手消毒

E. 可用直接戴手套的方法代替手消毒

12. 手术区皮肤消毒的范围要包括手术切口周围不小于(　　)

A. 15 cm 的区域

B. 20 cm 的区域

C. 25 cm 的区域

D. 30 cm 的区域

E. 10 cm 的区域

13. 下列做法不符合无菌要求的是（　　）

    A. 在手术切口周围铺巾需 4 层以上

    B. 将无菌布单悬垂至手术床左、右缘 30 cm 以上

    C. 手术中可将缝针别在铺置的无菌单上，以避免丢失

    D. 切开空腔脏器前用纱布覆盖周围组织

    E. 进行外科手消毒后可用手接触无菌物品

14. 下列说法错误的是（　　）

    A. 灭菌是指清除或杀灭医疗器械、器具和物品上的一切微生物

    B. 无菌区域指经过灭菌处理的区域

    C. 无菌技术指在医疗、护理操作的过程中，保持无菌物品、无菌区域不被污染，防止病原微生物入侵人体的一系列操作技术

    D. 消毒指杀灭或清除传播媒介上的病原微生物，使其达到无害化的处理方法

    E. 一份无菌物品只能用于一名患者

15. 腰椎手术的消毒范围是（　　）

    A. 上至肩、下至髂脊连线、两侧至腋中线

    B. 上至肩、下至髂脊连线、两侧至腋前线

    C. 上至腋窝连线、下过臀部、两侧至腋中线

    D. 上至腋窝连线、下过臀部、两侧至腋前线

    E. 上至肩、下至髂脊连线、两侧至腋后线

16. 腹股沟和阴囊手术的皮肤消毒范围不包括（　　）

    A. 上至脐平行线

    B. 下至大腿下 1/3

    C. 右侧至腋中线

    D. 左侧至腋中线

    E. 上至耻骨联合平面

第四章　手术室护理的技能与操作

17. 外科手消毒后手的放置位置正确的是（　　）

    A. 自然下垂

    B. 举过头顶

    C. 保持于胸前并高于腰部

    D. 不碰任何无菌物品,放于身体两侧即可

    E. 放于腰平面

18. 下列关于传递手术器械的做法错误的是（　　）

    A. 传递血管钳时要将环柄拍打在于术者的掌心上

    B. 手术刀的刀锋要朝下

    C. 将弯钳的弯侧朝向掌心

    D. 用钳子将持针器夹在缝针的后 1/3 处

    E. 用手术镊闭合开口

19. 下列手术术野皮肤消毒范围错误的是（　　）

    A. 颈椎手术:上至颅底,下至两腋窝连线

    B. 上腹部手术:自乳头至耻骨联合平面,两侧至腋后线

    C. 四肢手术:手术区周围消毒,上下各超过一个关节

    D. 会阴手术:耻骨联合、肛门周围、臀及大腿上 1/3 内侧

    E. 头部手术:头部及前额

20. 脱手套时正确的方法是（　　）

    A. 先脱手套后脱手术衣

    B. 用戴手套的手抓取另一只手的手套内面翻转摘除

    C. 已脱手套的手不能直接接触另一只手套的外面

    D. 将脱下的手套放于黑色垃圾袋内

    E. 脱手套前先洗手

21. 下列说法错误的是（　　）

    A. 患有呼吸道感染、疖肿或手部有破溃的医务人员不得参与手术

    B. 隔离手术间应远离手术室入口处或有专门患者出入口,用于特殊感染患者的手术,对其应严格进行隔离管理

C. 工作区域分洁净手术室、洁净辅助用房和非洁净辅助用房,区域间标志明确,应有实际屏障,空气流向由洁到污

D. 对进入手术室无菌区和清洁区域的物品、药品应当拆除其外包装后进行存放,对设施、设备应当进行表面的清洁处理

E. 进入手术室前应更换洗手衣裤和清洁物

22. 下列说法错误的是(　　)

A. 无菌包过期或潮湿应重新灭菌后方可使用

B. 使用无菌持物钳拿取无菌物品时应面向无菌区,手臂必须保持在自己腰部水平或桌面以上,不可过低或过高

C. 无菌物品外包装打开后未用,可再放回无菌容器内

D. 器械台面及术野平面以下应被视为有菌区,手术人员的手和器械、物品等都不可低于该平面

E. 无菌物品应在无菌区域内存放和使用

二、多选题

1. 下列关于戴无菌手套的描述正确的有(　　)

A. 进行侵入性操作时应戴无菌手套

B. 戴手套前应洗手

C. 摘手套后应洗手

D. 若不是无菌操作,不同患者之间可以不换手套

E. 以上均正确

2. 手卫生包括(　　)

A. 洗手

B. 清洁手

C. 卫生手消毒

D. 外科手消毒

E. 以上均包括

3. 外科手消毒应遵循的原则有（　　）
   A. 先洗手、后消毒
   B. 在不同患者手术之间应重新进行外科手消毒
   C. 手被污染时应重新进行外科手消毒
   D. 手套破损时加戴一层手套
   E. 以上均包括

4. 手卫生设施包括（　　）
   A. 洗手池、水龙头
   B. 流动水、清洁剂
   C. 干手用品
   D. 手消毒剂
   E. 可重复使用的擦手毛巾

5. 下列关于皮肤暂居菌的描述正确的有（　　）
   A. 机械清洗容易被去除
   B. 通过直接接触患者或被污染的环境表面获得
   C. 寄居在皮肤表层
   D. 具有致病性，与医院感染有很大关系
   E. 暂居菌是常规洗手不容易被清除的微生物

6. 下列操作中属于无菌技术的有（　　）
   A. 外科手消毒
   B. 穿无菌手术衣
   C. 手术体位的摆放
   D. 铺置无菌器械台
   E. 以上均包括

7. 无菌手术衣是指用于手术室规范环境下的无菌服装，下列与其有关的叙述正确的有（　　）
   A. 领口一对系带
   B. 裙摆一对系带
   C. 左叶背部与右叶内侧腋下各一系带组成一对

D. 右叶宽大,能包裹手术者背部,其上一系带与腰部前方的腰带组成一对
E. 以上均正确

8. 下列说法正确的有（　　）
   A. 消毒是指杀灭或清除传播媒介上的病原微生物,使其达到无害化的处理方法
   B. 灭菌是指清除或杀灭医疗器械、器具和物品上的一切微生物的处理方法
   C. 无菌区域是指经过灭菌处理后未被污染的区域
   D. 无菌器械台是指手术过程中存放无菌物品、手术器械等物品的操作区域
   E. 无菌物品自无菌容器内一经取出可以再放回无菌区

9. 下列关于外科手消毒的目的说法正确的有（　　）
   A. 清除或者杀灭手表面的暂居菌,减少常居菌
   B. 抑制手术过程中手表面微生物的生长,减少手部皮肤细菌的释放
   C. 防止病原微生物在医务人员和患者之间的传播,有效预防手术部位发生感染
   D. 清除或者杀灭手表面的常驻菌,使手处于无菌状态
   E. 以上均正确

10. 下列关于外科手消毒的注意事项的说法正确的有（　　）
    A. 双手应保持手尖朝上,使水由指尖流向肘部,避免倒流
    B. 手部皮肤应无破损
    C. 冲洗双手时避免溅湿衣裤
    D. 外科手消毒剂开启后应标明开启的日期、时间
    E. 手臂疑似被污染时可继续进行操作

11. 下列关于铺置无菌器械台的注意事项的说法正确的有（　　）
    A. 洗手护士穿无菌手术衣、戴无菌手套后方可进行器械台整理

B. 对铺置好的无菌器械台原则上不应进行覆盖
C. 无菌器械台的台面为无菌区,无菌单应下垂至台缘15 cm以下,手术器械、物品不可超出台缘
D. 无菌巾如果被浸湿,应及时更换或重新加盖无菌巾
E. 以上均正确

12. 下列关于手术器械传递的说法正确的有(　　)
    A. 传递手术刀时用弯盘进行无触式传递
    B. 用持针器夹针时右手拿持针器,将持针器开口处的前1/3夹住缝针的后1/3,将缝线卡入持针器的前1/3
    C. 握住止血钳前1/3处,弯侧向掌心,利用腕部运动将环柄部拍打在掌心上
    D. 护士右手握住镊子尖端,并闭合开口,以水平式或直立式传递,让手术者握住镊子中上部
    E. 可以从医生背面传递器械

13. 下列关于缝线传递的说法正确的有(　　)
    A. 用左手拇指与示指捏住缝线的前1/3处并拉出缝线,用右手持线的中后部1/3处,水平递给手术者
    B. 洗手护士单手持线,悬垂缝线递给手术者
    C. 当手术者接线时,护士双手稍用力棚紧缝线,以增加手术者的手感
    D. 洗手护士用止血钳纵向夹紧结扎线一端 1 mm
    E. 以上均正确

14. 下列关于传递手术器械的注意事项的说法正确的有(　　)
    A. 传递器械前后应检查器械的完整性,防止缺失部分遗留在手术部位内
    B. 传递器械应做到稳、准、轻、快,传递时用力应适度,以达到提醒手术者注意为限
    C. 传递器械的方式应准确,以手术者接过后无须调整方向即可使用为宜

D. 对需向对侧传递或跨越式传递的器械,可以从医生肩后或背后传递

E. 以上均正确

15. 无菌物品的放置要求有(　　)

    A. 无菌物品与非无菌物品应分开放置,且有明显标识

    B. 在无菌包或无菌容器外需标明物品的名称、灭菌日期

    C. 无菌物品要按失效期顺序摆放、取用

    D. 无菌物品要专人负责定期检查

    E. 无菌物品应放置在无菌架上距地 20 cm、距顶 50 cm、距墙 10 cm 的位置

16. 脱无菌手术衣的原则包括(　　)

    A. 由巡回护士协助解开衣领系带

    B. 先脱手套再脱手术衣

    C. 在指定手术间脱无菌手术衣时不可将其穿出手术间

    D. 确保不污染洗手衣裤

    E. 以上均正确

17. 下列关于手术铺单范围的说法正确的有(　　)

    A. 既要显露手术切口,又要尽量减少对切口周围皮肤的暴露

    B. 手术切口巾应在距离手术切口 3～5 cm 处铺置

    C. 手术铺单上方头端应覆盖麻醉头架,下方脚端应覆盖器械托盘

    D. 手术单应悬垂至手术床左、右缘 30 cm 以下

    E. 以上均正确

18. 下列关于无接触式戴无菌手套的注意事项的说法正确的有(　　)

    A. 向近心端拉衣袖时用力不可过猛,将袖口拉到腕关节处即可

    B. 双手始终不能露于袖外,所有操作双手均在衣袖内

C. 戴手套时将反折边的手套口翻转过来包裹住袖口,不可将腕部裸露

D. 行感染、骨科等手术时手术人员应戴双层手套(穿孔指示系统),有条件的内层为彩色手套

E. 以上均正确

19. 执行无菌技术操作时应遵循的原则有(　　)

   A. 洗手、衣帽整洁、戴口罩
   B. 夹取无菌物品时应使用无菌持物钳
   C. 对从无菌容器内取出后未用完的无菌物品应立即放回
   D. 无菌包打开后的有效期为 24 小时
   E. 以上均正确

20. 下列关于无菌物品使用和保管的说法正确的有(　　)

   A. 无菌物品不可暴露在空气中,应存放于无菌容器内
   B. 无菌物品取出后未污染可立即放回
   C. 无菌物品应放在干燥、固定的地方
   D. 怀疑已被污染的无菌物品不能使用
   E. 以上均正确

三、是非题

1. 穿手术衣必须在手术间进行,四周有足够的空间,穿衣者应面向无菌区。(　　)
2. 参加手术前应用无菌盐水冲净手套上的滑石粉。(　　)
3. 穿折叠式手术衣时,穿衣人员必须戴好手套方可接取腰带。(　　)
4. 对已铺置的无菌手术单可根据需要向内或向外移动。(　　)
5. 进行连台手术时,医护人员只需先脱无菌手术衣,然后脱手套,将 5~10 mL 皮肤消毒液涂抹于手臂皮肤,再戴无菌手套、穿无菌手术衣即可。(　　)
6. 如果手术中怀疑器械被污染应视为污染处理。(　　)

7. 手术中器械台敷料被无菌盐水打湿的面积较小时可不加盖或更换。（   ）

8. 无菌包打开后 48 小时内可以使用。（   ）

9. 外科手消毒是行外科手术前医务人员用肥皂水和流动水洗手，再用手消毒剂清除或者杀灭手部暂居菌和减少常居菌的过程。使用的手消毒剂具有持续的抗菌活性。（   ）

10. 外科手消毒应遵循先消毒、后洗手的原则。（   ）

11. 不同患者手术之间、手套破损或手被污染时，应重新进行外科手消毒。（   ）

12. 外科手消毒中洗手用水可以使用储箱水。（   ）

13. 手术区每一次皮肤消毒均应超过前一次的范围。（   ）

14. 持针器应持在距针尾的后 1/3 处。（   ）

15. 手术器械放置可以超出无菌台台缘。（   ）

16. 手术医生铺切口巾后，可先不穿无菌手术衣、不戴无菌手套后即可铺置其他层次无菌单。（   ）

17. 关节手术的消毒范围是距手术切口 15 cm。（   ）

18. 探查胆道使用过的器械为清洁器械。（   ）

19. 穿无菌手术衣必须在相应手术间内进行。（   ）

20. 消毒皮肤时，消毒剂使用越多消毒效果越好。（   ）

本节答案

一、单选题

1. B   2. B   3. C   4. B   5. D   6. D   7. C
8. B   9. A   10. B   11. D   12. A   13. C   14. B
15. C   16. B   17. C   18. B   19. A   20. C   21. B
22. C

二、多选题

1. ABC   2. ACD   3. ABC   4. ABCD

5. ABCD   6. ABD   7. ACD   8. ABCD
9. ABC   10. ABCD   11. ABD   12. ABCD
13. AC   14. ABC   15. ABCD   16. ACD
17. ACD   18. BCD   19. ABD   20. ACD

三、是非题

1. √   2. √   3. √   4. ×   5. ×   6. √   7. ×
8. ×   9. √   10. ×   11. √   12. ×   13. ×   14. √
15. ×   16. ×   17. ×   18. ×   19. √   20. ×

部分试题解析

一、单选题

6. 腹部手术铺单应遵循先污后洁原则,先铺相对不洁区(下腹、会阴部),最后铺靠近操作者的一侧。
8. 外科手消毒中洗手的方法:取适量肥皂水清洗双手、前臂和上臂下 1/3。
12. 手术区皮肤的消毒范围:超过切口周围 15 cm。
17. 外科手消毒的注意事项:在整个过程中双手应保持位于胸前并高于肘部。
18. 传递手术刀的方法:采用弯盘进行无触式传递,水平传递给手术者,防止发生职业暴露。

三、是非题

13. 手术区皮肤消毒原则中的消毒顺序:每一次消毒不超过前一遍的范围。
14. 用持针器开口处前 1/3 夹住缝针的后 1/3。
15. 手术器械、物品不可超出无菌区台缘。
16. 手术医生铺切口巾后,应再次进行外科手消毒,穿无菌手术衣、戴无菌手套后与洗手护士铺置其他层次手术单。
17. 关节手术的消毒范围:关节手术的消毒范围应超过上一个或下一个关节。

19. 穿无菌手术衣必须在相应手术间内进行。
20. 消毒剂使用量应适度，以不滴为宜。

第二节　手术隔离技术

一、单选题

1. 恶性肿瘤手术隔离技术的目的为（　　）
   A. 防止肿瘤细胞沿血管、淋巴管扩散
   B. 防止肿瘤细胞的创面种植
   C. 以上两项均不包括
   D. 以上两项均包括
   E. 防止无菌区域污染

2. 妇科手术应严格按照无菌隔离技术进行，防止与子宫内膜间质成分一同散落在手术区域的组织是（　　）
   A. 蜕膜
   B. 腹膜
   C. 内膜
   D. 胎膜
   E. 黏膜

3. 在妇科手术中，对切口的保护是非常重要的，以下操作不妥的是（　　）
   A. 涉及可能暴露宫腔的手术，切开腹壁后用切口保护器或者纱布保护好切口创面
   B. 若行剖宫产手术，应用纱垫保护子宫切口四周手术野
   C. 打开宫腔时使用的器械不应使用于正常组织，尽量避免宫腔内的血液和羊水污染切口
   D. 行全子宫双附件切除术时，为了给患者节省开支，缝完子宫的线用碘伏浸泡后可继续用于关闭腹腔

E. 可使用手术薄膜保护切口皮肤
4. 下列针对妇科手术中冲洗液的管理合理的是( )
   A. 关闭腹腔及缝合腹壁切口前需要用冲洗液冲洗切口周围
   B. 冲洗完毕加铺无菌巾,可防止发生切口腹壁子宫内膜异位症
   C. 冲洗时可选择用加温至 32 ℃的碘伏水
   D. 为避免打湿手术单,可选择带收集袋的切口保护膜
   E. 以上均合理
5. 清洗伤口是指去掉覆盖伤口的敷料,冲洗伤口时常用的消毒液是( )
   A. 5%过氧化氢溶液
   B. 3%过氧化氢溶液
   C. 碘伏消毒液
   D. 75%酒精溶液
   E. 0.5%氯己定溶液
6. 同期手术是指( )
   A. 以一种或一种以上术式同时进行、一次完成的手术
   B. 以两种或两种以上术式同时进行、一次完成的手术
   C. 以三种或三种以上术式同时进行、一次完成的手术
   D. 清洁切口与清洁-污染切口的手术同时进行
   E. 以上均不正确
7. 肿瘤的切除原则为( )
   A. 轻柔操作,隔离肿瘤
   B. 整块切除,充分止血
   C. 互不侵犯,取出肿瘤
   D. 标本放置,术中应用冲洗液
   E. 以上均是
8. 切除恶性肿瘤时,以下说法正确的是( )
   A. 手术人员尽量实施钝性分离

B. 在切除肿瘤时应将肿瘤分段切除

C. 术中使用电刀切割组织,减少出血机会,切断肿瘤细胞进行血行转移的途径

D. 洗手护士用手接过标本,应放于指定的容器内

E. 以上均是

9. 外科手术切口的分类包括(　　)

　A. 清洁切口

　B. 清洁-污染切口

　C. 污染切口

　D. 污秽-感染切口

　E. 以上均正确

10. Ⅰ类(清洁)切口不包括(　　)

　A. 颅脑手术切口

　B. 四肢躯干手术切口

　C. 开放性创伤手术切口

　D. 视觉器官手术切口

　E. 不切开空腔脏器的胸部和腹部手术切口

11. 在有急性炎症但未化脓的区域进行的开放性创伤手术,其切口属于(　　)

　A. 污染切口

　B. 清洁切口

　C. 清洁-污染切口

　D. 污秽-感染切口

　E. Ⅰ类切口

12. 下列关于创伤手术的描述正确的是(　　)

　A. 在探查体腔时,合理使用纱布垫或切口保护套,避免感染扩散,污染周围组织

　B. 行开放性创伤手术时先进行清洗、去污,再进行伤口清理、探查

C. 清理、探查过程中,对怀疑被污染的器械敷料禁止再使用

D. 以上均正确

E. 以上均不正确

13. 进行创伤手术时,下列对器械、敷料的管理错误的是(　　)

    A. 准备两套手术器械,清洗去污先用一套,清理、探查伤口再用一套

    B. 对清洗去污的器械、敷料以及从伤口上清理下来的敷料,应在治疗手术开始前移出手术间

    C. 在伤口处理过程中怀疑被污染的器械不得再继续使用

    D. 本着节省原则,在清理伤口时剩下的敷料可以在手术时继续使用

    E. 在探查体腔时,合理使用纱布垫可以保护周围组织

14. "切口至器械台加铺无菌巾,以保护切口周围及器械台面,隔离结束后撤离"属于(　　)

    A. 非隔离操作

    B. 隔离前的操作

    C. 隔离开始时的操作

    D. 隔离后的操作

    E. 隔离中的操作

15. 通过手术切除恶性肿瘤时的隔离技术开始于(　　)

    A. 手术开始时

    B. 明确进行肿瘤组织切开时

    C. 切开组织后

    D. 探查后

    E. 进入体腔后

16. 行外科手术时,凡接触空腔脏器、肿瘤组织、内膜异位组织的器械和敷料所放置的区域为(　　)

    A. 无菌区域

B. 污染区域

C. 感染区域

D. 隔离区域

E. 传染区域

17. 下列关于隔离技术原则的说法不正确的是（　　）

    A. 被污染的器械、敷料应放在隔离区域内，器械不够用时，用碘伏消毒后可继续使用

    B. 擦拭器械的湿纱布垫只能用于擦拭隔离器械

    C. 对切除部位断端应用纱布垫保护，以避免污染周围区域

    D. 洗手护士的手不得直接接触污染隔离源

    E. 肿瘤离体后，医护人员应更换手套

18. 隔离后的操作步骤为（　　）

    A. 即撤、更换、冲洗、重置无菌区

    B. 即撤、冲洗、更换、重置无菌区

    C. 更换、即撤、冲洗、重置无菌区

    D. 冲洗、即撤、更换、重置无菌区

    E. 以上描述均不正确

19. 下列说法错误的是（　　）

    A. 若无菌包破损、潮湿、怀疑被污染时均应视为污染

    B. 与皮肤接触的刀片和器械不应再使用

    C. 无菌区的铺单若被浸湿暂时不用处理

    D. 手术中若手套破损或接触到污染物品，应立即更换无菌手套

    E. 手术过程中，应将接触过肿瘤的器械放至隔离区

20. 内镜下肿瘤手术的 CO_2 压力与流量分别是（　　）

    A. 压力≤13 mmHg，流量＜4 L/min

    B. 压力≤13 mmHg，流量≤5 L/min

    C. 压力≤14 mmHg，流量＜5 L/min

    D. 压力＜14 mmHg，流量＜5 L/min

E. 压力≤14 mmHg,流量≤5 L/min

21. 手术隔离技术适用于( )

    A. 妇科手术

    B. 同期手术

    C. 创伤手术

    D. 内镜手术

    E. 以上均正确

22. 虽是良性病变,但具有类似恶性肿瘤的种植、侵蚀及远处转移能力,属于育龄女性常见病及多发病的是( )

    A. 盆腔炎症

    B. 乳腺小叶增生

    C. 子宫内膜异位症

    D. 胃间质瘤

    E. 子宫肌瘤

23. 隔离区域内放置了被视为污染物的器械、敷料,这些器械、敷料接触了空腔脏器、肿瘤组织、感染组织和( )

    A. 感染组织

    B. 患子宫内膜异位症的组织

    C. 盆腔组织

    D. 腹腔脏器

    E. 胸腔脏器

24. 下列操作正确的是( )

    A. 无菌区的铺单若被浸湿应对其加盖无菌巾或更换无菌单

    B. 严禁跨越无菌区

    C. 对疑似被污染的物品应按污染处理,立即更换

    D. 对恶性肿瘤探查完后,应更换手套

    E. 以上均正确

25. 下列不属于隔离后操作的是( )

    A. 立即撤销隔离区内的物品,包括擦拭器械的湿纱布垫

B. 用未被污染的容器盛装冲洗液,彻底冲洗手术野
C. 更换所有被污染的手套、器械、敷料等
D. 使用无菌巾加盖切口周围
E. 保持吸引器通畅,必要时更换吸引器头

26. 恶性肿瘤切下后手术医生对手套的处理方法为( )
A. 立即全部更换新手套
B. 可用生理盐水清洗后继续使用
C. 可用75%酒精溶液擦拭后继续使用
D. 可用蒸馏水清洗后继续使用
E. 加戴一层手套

27. 在恶性肿瘤手术中隔离技术的适用范围包括( )
A. 所有恶性的或者可疑恶性的肿瘤穿刺手术
B. 所有恶性的或者可疑恶性的肿瘤活检手术
C. 所有恶性的或者可疑恶性的肿瘤部分切除手术
D. 所有恶性的或者可疑恶性的肿瘤全部切除手术
E. 以上均包括

28. 在恶性肿瘤手术中实施隔离技术时,为了保护手术切口应注意( )
A. 粘贴切口薄膜时动作要轻柔,尽量平整,避免出现小气泡
B. 选择干纱布垫,保护皮肤,固定妥当
C. 根据手术切口的大小选择合适的一次性切口保护器进行切口保护
D. 使用盐水纱布垫保护皮下组织,用牵开器固定,并充分暴露手术野,确保手术切口的安全
E. 以上均包括

29. 下列关于手术隔离技术中隔离盘的描述错误的是( )
A. 应准备专用的隔离盘,并有明显标志
B. 标本盘可以作为隔离盘

C. 隔离盘不仅可用于放置肿瘤标本,还可用于放置隔离器械

D. 隔离盘又可分为标本区和隔离器械区

E. 隔离盘必须具有防渗隔离的特性

30. 下列对恶性肿瘤的切除原则中的分组操作理解错误的是( )

A. 分组操作要做到"互不侵犯"

B. 涉及多组人员同时操作时必须区分有瘤器械与无瘤器械

C. 不同种类的切口手术器械不得相互混淆

D. 人力资源不足时,切除完肿瘤须更换手术衣、无菌手套后方可实施组织修复术

E. 分组操作指将手术人员暂时分组,需要时可互相随时帮忙

31. Ⅰ类切口与Ⅱ类切口手术同时进行中需要配合时的注意事项有( )

A. 首先要对患者进行评估,区分Ⅰ类切口与Ⅱ类切口

B. 应遵循无菌技术操作原则,避免交叉感染

C. 原则上Ⅰ类切口手术在前,Ⅱ类切口手术在后

D. 当特殊手术要求必须先做Ⅱ类切口再做Ⅰ类切口时,应重新更换手术器械与敷料

E. 以上均正确

32. 对破溃的肿瘤应该设法用纱布、手套、取瘤袋等进行隔离,或者应用肿瘤表面封闭等技术进行生物制剂隔离。此操作是指( )

A. 隔开肿瘤

B. 取出肿瘤

C. 隔离肿瘤

D. 包裹肿瘤

E. 以上均不正确

33. 手术隔离技术中管理手术标本应（　　）

    A. 为了预防切口种植，应尽量使用取物袋取标本

    B. 标本离体后应将其放于指定区域（即隔离盘中标本区）内

    C. 应选择大小合适的容器盛装标本，并用湿盐水纱布垫覆盖

    D. 对多个标本应分别放置，不得混淆

    E. 以上均正确

34. 妇科手术中不符合隔离技术要求的是（　　）

    A. 术中严格按照无菌隔离技术进行

    B. 疑似沾染蜕膜组织的敷料、器械不应用于正常组织

    C. 子宫内膜间质成分散落在手术区影响不大

    D. 减少不必要的宫腔操作，以免将有活性的蜕膜组织种植到切口处

    E. 腹壁切口子宫内膜异位症属于剖宫产的远期并发症

35. 在妇科手术中实施手术隔离技术的目的为（　　）

    A. 防止子宫内膜残留于切口，造成医源性种植

    B. 防止宫腔及阴道内容物污染体腔

    C. 防止宫腔及阴道内容物污染切口

    D. 以上均正确

    E. 以上均不正确

36. 下列不符合同期手术操作要求的是（　　）

    A. 遵循无菌原则，Ⅰ类切口手术在前，非Ⅰ类切口手术在后

    B. 物品不得交叉使用

    C. 严格区分无菌器械和污染器械

    D. 特殊情况需要先做非Ⅰ类切口手术再做Ⅰ类切口手术

时,只更换器械,不用更换敷料

E. 分别铺设两个无菌器械台,不同部位的手术器械需独立摆放

37. 进行隔离操作时,若无菌手套不慎被刺破或污染,则应( )

    A. 立即消毒破口

    B. 立即更换无菌手套

    C. 再加戴一副无菌手套

    D. 小心操作,不让破口碰及无菌物品

    E. 立即用无菌胶布粘上

38. 对接触过恶性肿瘤的手术器械的处理正确的是( )

    A. 严禁再使用于正常组织,以免将器械上的肿瘤细胞带入其他组织

    B. 若术中无条件更换手术器械,可用生理盐水清洗后继续使用

    C. 若术中无条件更换手术器械,可用75%酒精擦拭后继续使用

    D. 若术中无条件更换手术器械,可用碘伏擦拭后继续使用

    E. B、C、D 三种方法均可

39. 恶性肿瘤切除后器械的处理原则为( )

    A. 同一般手术器械术后的处理方法,通常情况下遵循先清洗、后消毒的处理程序清洗,包括冲洗、洗涤、漂洗和终末漂洗,对被朊毒体、气性坏疽等病原体污染的器械需按规定进行特殊处理

    B. 先用0.1%的含氯消毒剂浸泡5~10分钟,再按照上述步骤进行处理

    C. 先用蒸馏水浸泡5~10分钟,再按照上述步骤进行处理

    D. 将手术器械浸泡于新鲜配制的强化酸溶液中30分钟

    E. 先灭菌、后清洁

40. 恶性肿瘤切下后的隔离技术要求为（   ）

    A. 瘤体应放入指定的容器内

    B. 洗手护士不可用手直接接触瘤体

    C. 在切口周围加盖无菌巾

    D. 更换接触过瘤体的物品，如纱布垫、手套、缝针等

    E. 以上均正确

41. 手术薄膜的作用为（   ）

    A. 保护切口

    B. 保温

    C. 保护术者

    D. 美观好看

    E. 防水

42. 不切开空腔脏器的胸、腹部手术切口属于（   ）

    A. Ⅰ类切口

    B. Ⅱ类切口

    C. Ⅲ类切口

    D. Ⅳ类切口

    E. 清洁-污染切口

43. 胃肠道内容物有明显溢出的污染切口属于（   ）

    A. Ⅰ类切口

    B. Ⅱ类切口

    C. Ⅲ类切口

    D. Ⅳ类切口

    E. 清洁-污染切口

44. 无感染且顺利完成的胃肠道、阴道手术的切口属于（   ）

    A. Ⅰ类切口

    B. Ⅱ类切口

    C. Ⅲ类切口

    D. Ⅳ类切口

    E. 污染切口

45. 已有临床感染或脏器穿孔手术的切口属于（　　）

   A. Ⅰ类切口

   B. Ⅱ类切口

   C. Ⅲ类切口

   D. Ⅳ类切口

   E. 污染切口

46. 下列恶性肿瘤手术中不符合隔离技术要求的是（　　）

   A. 建立"肿瘤隔离区域"，以便分清有瘤区域和无瘤区域

   B. 接触过肿瘤的器械和敷料应在隔离区域内使用，不可重复使用

   C. 将标本放于指定容器内，置于有瘤区域，不可用手直接接触

   D. 为了避免将冲洗水残留在体腔内，冲洗后立即用干纱布擦拭，吸走水分

   E. 以上均符合要求

47. 下列不属于清洁切口的是（　　）

   A. 呼吸道手术切口

   B. 颅脑手术切口

   C. 闭合性骨折手术切口

   D. 甲状腺手术切口

   E. 胆道手术切口

48. 以下属于清洁-污染切口的是（　　）

   A. 呼吸道手术切口

   B. 膀胱手术切口

   C. 口咽手术切口

   D. 甲状腺手术切口

   E. 子宫手术切口

49. 洗手护士的手不得直接接触（ ）

    A. 隔离器械

    B. 隔离区域

    C. 隔离组织

    D. 以上均正确

    E. 以上均不正确

二、多选题

1. 手术隔离技术适用于（ ）

    A. 消化道手术

    B. 呼吸道手术

    C. 泌尿道手术

    D. 恶性肿瘤手术的全过程

    E. 乙肝、梅毒等传染性疾病手术

2. 关于手术隔离技术的目的，下列描述正确的有（ ）

    A. 为了明确术中无菌操作原则、手术隔离原则

    B. 可以防止和减少手术部位出现病原微生物的感染、播散以及肿瘤的转移和种植

    C. 为患者提供更加安全可靠的手术保障

    D. 为临床护理工作提供统一规范的指导建议

    E. 可以最大程度地减少手术部位的微生物

3. 手术隔离技术所实施的一系列措施，主要是隔离正常组织与（ ）

    A. 肿瘤细胞

    B. 种植细胞

    C. 污染源

    D. 感染源

    E. 传染源

第四章 手术室护理的技能与操作

4. 下列关于手术隔离技术的描述正确的是（　　）
   A. 在外科手术中采取隔离措施主要是为了将肿瘤细胞、种植细胞、污染源、感染源等与正常组织隔离开
   B. 手术隔离技术和无菌原则是两个概念，无任何关系
   C. 手术隔离技术是中华护理学会手术室护理专业委员会结合国际相关问题的内容、学科特点首次提出的专业性术语
   D. 在外科手术过程中采取一系列的隔离措施，其目的是防止或者减少肿瘤细胞、种植细胞、污染源及感染源的脱落、种植与播散
   E. 使用手术隔离技术时不仅要遵循无菌操作原则，而且也要遵循手术隔离原则

5. 下列属于无菌区域的有（　　）
   A. 经过灭菌处理而未被污染的区域
   B. 手术台上穿着无菌手术衣者的肩以下、腰以上、两侧腋中线之间的区域
   C. 无菌操作台边缘及平面以上
   D. 任何无菌操作台的边缘
   E. 无菌容器的边缘

6. 手术过程中的隔离区域包括（　　）
   A. 无菌台上和相对无菌区域之外的区域
   B. 放置有空腔脏器污染器械的区域
   C. 标本区域
   D. 盐水盆区域
   E. 污染拉钩区域

7. 下列有关"烟囱效应"的描述正确的有（　　）
   A. 烟囱效应指烟气靠密度差的作用沿通道很快地进行扩散或排出的现象
   B. 烟囱效应经常会发生在微创手术中
   C. 烟囱效应必须具有通畅的流通空间

D. 烟囱效应在微创手术中不可避免

E. 烟囱效应对手术患者影响不大

8. 下列关于子宫内膜异位症的描述正确的有（　　）

    A. 子宫内膜异位症为良性病变，对其可以不用进行治疗

    B. EMs是指子宫内膜异位症

    C. 子宫内膜异位症多见于绝经期妇女

    D. 子宫内膜异位症是指具有活性的子宫内膜组织（包括腺体和间质）出现在子宫体以外的部位而引发的疾病

    E. 子宫内膜异位症以继发性、渐进性痛经为典型症状

9. 下列关于腹壁子宫内膜异位症的描述正确的有（　　）

    A. 腹壁子宫内膜异位症是盆腔外子宫内膜异位症的特殊类型

    B. 大众所认同的腹壁子宫内膜异位症的病因是"子宫内膜种植学说"

    C. 腹壁切口子宫内膜异位症多见于剖宫产术后，属于剖宫产远期的并发症之一

    D. 腹壁切口子宫内膜异位症不属于医源性传播

    E. 腹壁切口子宫内膜异位症会引发周期性出血，并有局部新生血管形成

10. 李某，女，56岁，在全身麻醉下行开放性远端胃癌根治术，在手术过程中器械护士的下列做法正确的有（　　）

    A. 对皮肤消毒后贴皮肤保护膜，确保切口不被污染

    B. 切开皮肤与皮下脂肪后，对边缘应使用切口保护套进行保护

    C. 接触过皮肤的刀片、器械、敷料不应继续使用，如需要延长切口，需再次消毒皮肤

    D. 术中因故暂停时，应使用无菌巾覆盖切口

    E. 对离体后的标本需使用碘伏纱球进行残端消毒，对接触过肿瘤的吸引器用碘伏消毒后可继续使用

第四章 手术室护理的技能与操作

11. 行外科清创术的目的有（　　）

    A. 充分清除坏死组织或失活组织

    B. 创面止血

    C. 使污染伤口变为清洁伤口

    D. 彻底清除创口内的污物及异物

    E. 为伤口早期愈合创造良好的局部条件

12. 某工地工人在施工过程中不慎将手指严重擦伤，血流不止，现需行清创缝合术，以下操作过程正确的有（　　）

    A. 清洁伤口周围、清洗伤口、消毒铺无菌巾、清理伤口、缝合包扎

    B. 清洗伤口、清洁伤口周围、消毒铺无菌巾、清理伤口、缝合包扎

    C. 消毒铺无菌巾、清洁伤口周围、清洗伤口、清理伤口、缝合包扎

    D. 对污染伤口尽早预防性地使用广谱抗生素

    E. 皮下注射破伤风抗毒素

13. 下列关于清理伤口操作的描述正确的是（　　）

    A. 清理伤口时无须麻醉，可直接进行

    B. 消毒皮肤、铺盖无菌巾

    C. 行外科刷手、戴无菌手套后方可进行

    D. 切除伤口周围不整齐的皮缘

    E. 切除失活组织并进行止血

14. 手术切除恶性肿瘤的隔离技术原则包括（　　）

    A. 不可挤压原则

    B. 隔离肿瘤原则

    C. 整块切除原则

    D. 钝性解剖原则

    E. 充分止血原则

15. 在内窥镜手术中行穿刺针道操作的隔离技术有（　　）
    A. 固定套管，防止术中器械进出时套管滑出
    B. 保证切口和套管的密封性，防止漏气
    C. 手术结束时应先放气再拔穿刺套管，防止发生"烟囱效应"
    D. 取出标本时注意保护小切口创面，可使用专用取瘤袋
    E. 尽量缩短二氧化碳气腹时间

16. 对恶性肿瘤手术体腔进行探查应注意（　　）
    A. 尽量减少探查的次数
    B. 由远及近，先无再有
    C. 如果肿瘤发生破溃，应立即保护肿瘤区域
    D. 探查结束后，操作者更换手套后再进行手术
    E. 探查手法轻巧，尽量避免挤压瘤体和使瘤体破损

17. 在手术隔离技术中建立隔离区域指（　　）
    A. 明确进行组织切开时建立隔离区
    B. 明确有瘤、污染、感染、种植的概念
    C. 在无菌区域建立明确的隔离区
    D. 将隔离器械、敷料放置在隔离区域，分清使用、不得混淆
    E. 对切口至器械台加铺无菌巾，以保护切口周围及器械台面，隔离结束后撤离

18. 下列关于内镜下肿瘤手术标本取出的说法正确的有（　　）
    A. 直接经切口取出
    B. 对散落的小标本可以直接取出
    C. 对较大的标本应切成小块后取出
    D. 取标本时必须用取瘤袋，防止瘤体与切口接触
    E. 对微小标本（如淋巴结等）取出时应采取隔离措施

19. 下列属于污染切口的有（　　）
    A. 手术进入有急性炎症但未化脓的区域
    B. 开放性创伤手术切口

C. 术中有明显污染者,如开胸心脏按压

D. 行脓肿切开引流术的切口

E. 胃肠道内容物有明显的溢出污染

20. 下列属于污秽-感染手术的是( )

   A. 有失活组织的陈旧性创伤手术

   B. 已有临床感染或脏器穿孔的手术

   C. 开放性创伤手术

   D. 脓肿切开引流术

   E. 化脓性腹膜炎手术

21. 外科手术部位的感染可分为( )

   A. 切口浅部组织感染

   B. 切口深部组织感染

   C. 器官感染

   D. 腔隙感染

   E. 以上均不包括

22. 下列有关外科手术部位感染的描述正确的有( )

   A. 判断外科手术部位感染依据的是国家卫生部(现为国家卫生健康委员会)《外科手术部位感染预防和控制技术指南(试行)》

   B. 手术部位感染,其范围不仅包括切口部位的感染,还包括器官腔隙感染

   C. 手术后 30 天以内发生的仅累及切口皮肤或者皮下组织的感染称为切口浅部组织感染

   D. 有植入物者,手术后一年以内发生的累及术中解剖器官的感染称为器官感染

   E. 有植入物者,手术后一年内发生的累及深部软组织的感染称为切口深部组织感染

23. 下列有关无菌物品的描述正确的有( )

   A. 打开无菌包内层包布时应使用无菌钳打开

B. 无菌物品一经取出,虽未使用,不能放回无菌容器内,必须重新灭菌后使用

C. 临时打开无菌包拿取物品时应使用无菌持物钳夹持或将包布四角翻转,并用手握住四角,由器械护士接取无菌物品

D. 使用中的无菌持物钳、干缸每台一套。若手术历时长,每4小时一换

E. 无菌包被打开后未被污染,但超过4小时不可使用

24. 在手术隔离技术中的无菌操作原则包括( )

　　A. 明确无菌概念,建立无菌区域

　　B. 保持无菌物品的无菌状态

　　C. 保护皮肤,保护切口

　　D. 正确传递物品和调换位置

　　E. 减少空气污染,保持洁净的效果

25. 腹腔镜手术中有关穿刺器的要求有( )

　　A. 固定套管,防止术中器械进出时套管滑出

　　B. 保证切口和套管的密封性,防止漏气

　　C. 手术结束时应先放气再拔穿刺套管,防止发生"烟囱效应"

　　D. 手术开始前置穿刺器时,洗手护士应打开阀门递给手术者

　　E. 术中为防止穿刺器滑出引发"烟囱效应",可选择带螺纹的穿刺器

26. 在恶性肿瘤手术中实施隔离技术的过程中,除了应遵循隔离技术的基本要求外,还应特别注意( )

　　A. 对手术切口的保护

　　B. 对手术器械、敷料的管理

　　C. 肿瘤的切除原则

D. 对术中冲洗液的使用

E. 术后器械的消毒、灭菌等处理

27. 下列关于恶性肿瘤手术过程中手术器械敷料的管理合理的是（   ）

    A. 建立肿瘤隔离区域，明确有瘤区域和无瘤区域

    B. 准备专用的隔离盘，并做好明显的标志

    C. 对接触过肿瘤的器械和敷料放在隔离区域使用，不可重复使用

    D. 对接触过肿瘤的器械和敷料不得放置到非隔离区域

    E. 对使用后的敷料等采用单独器械夹取

28. 恶性肿瘤手术术中冲洗应注意（   ）

    A. 使用未被污染的容器，盛装冲洗液冲洗术野

    B. 为了避免术中低体温的发生，应选择接近人体温度的液体进行冲洗

    C. 冲洗后用纱布垫擦拭，以免发生肿瘤细胞种植

    D. 冲洗后立即更换手套、敷料、器械

    E. 冲洗时避免打湿手术单

29. 下列妇科手术中应实施隔离技术的手术包括（   ）

    A. 子宫切除术

    B. 子宫切开术

    C. 子宫肌瘤剔除术

    D. 会阴切开术

    E. 人工流产术

30. 手术切除恶性肿瘤的隔离技术原则包括（   ）

    A. 不可挤压性、锐性解剖原则

    B. 隔离肿瘤原则

    C. 整块切除原则

    D. 小切口美观原则

E. 以上均正确

31. 腹腔镜术中使用二氧化碳气腹应注意（   ）

    A. 防止进行反复的充气和放气,尽量缩短二氧化碳气腹的持续时间

    B. 尽量选择有加温功能的气腹机

    C. 术中调节气腹压力≤14 mmHg,流量<5 L/min,维持

    D. 术中调节气腹压力≥30 mmHg,气腹时间≥60 min,流量≥5 L/min 维持

    E. 以上均正确

32. 对妇科手术过程中所使用的器械一定要严格管理,以下操作符合规范的是（   ）

    A. 对凡接触子宫内膜或者胎膜、胎盘的器械应放于固定位置,避免污染其他器械

    B. 缝合子宫肌层时如有穿透子宫内膜,需执行无菌隔离技术

    C. 对缝合子宫的缝线不应再用于缝合腹壁各层

    D. 行人工流产术时应注意控制宫腔负压,避免在将吸引器突然拔出时,内膜碎片、宫腔血液被过高的负压吸入腹腔内

    E. 妇科手术使用的器械不易清洗,对其可直接消毒、灭菌

33. 下列关于Ⅰ类切口与非Ⅰ类切口在手术配合过程中的描述错误的有（   ）

    A. 明确并区分Ⅰ类切口与非Ⅰ类切口

    B. 物品不得交叉使用,必要时需及时更换手套,加盖无菌单

    C. 凡接触有腔脏器(如胃肠、食管、肺、肝脏等器官)的器械均应被视为污染

    D. 可铺设一个无菌器械台,尽量分开使用即可

    E. 按照指南必须使用两个器械托盘,确保应用于手术部位

的器械独立摆放

34. 切开空腔脏器时应做好充分的准备包括( )
   A. 切开空腔脏器前应先用纱布垫或切口保护套保护周围组织
   B. 备好蘸有消毒液的纱布或棉球,准备消毒残端
   C. 保持吸引器通畅,及时吸出脏器内容物,防止污染体腔及切口
   D. 胃癌根治术属于Ⅱ类切口,用吸引器抽吸完胃内容物,再用碘伏纱布擦拭后可继续使用
   E. 以上均正确

35. 同期手术过程中的操作要点包括( )
   A. 严格区分切口区和污染切口区,区分无菌器械和污染器械
   B. 对污染切口手术使用过的物品不能再用于清洁切口手术操作,避免交叉感染
   C. 对被污染的物品及器械不能再用于无菌部位的手术操作
   D. 严格执行消毒隔离制度和无菌技术操作规程
   E. 规范使用冲洗液

三、是非题

1. 在妇科手术中应严格按照无菌隔离技术要求进行操作,防止蜕膜组织种植到切口处。( )
2. 肿瘤切除的原则包括整块切除、分段切除、轻柔操作、隔离肿瘤、充分止血。( )
3. 特殊手术需要先做非Ⅰ类切口再做Ⅰ类切口手术时无须更换手术敷料及器械。( )
4. 对肿瘤切除部位断端应用纱布垫保护,避免污染周围。( )
5. 在无菌区域建立明确的隔离区域,将隔离器械、敷料放置在

隔离区域,分清用途,不得混淆。（　　）
6. 在肿瘤切除中使用锐性分离的方式将肿瘤整块切除。（　　）
7. 对接触过肿瘤的器械和敷料可以使用于正常组织。（　　）
8. 隔离技术开始于明确进行肿瘤组织切开时。（　　）
9. 手术薄膜的作用为保温。（　　）
10. 隔离后的操作步骤为即撤、更换、冲洗、重置无菌区。（　　）

本节答案

一、单选题

1. D　　2. A　　3. D　　4. E　　5. B　　6. B　　7. E
8. C　　9. E　　10. C　　11. A　　12. D　　13. D　　14. B
15. B　　16. D　　17. A　　18. B　　19. C　　20. C　　21. E
22. C　　23. B　　24. E　　25. E　　26. A　　27. E　　28. E
29. B　　30. E　　31. E　　32. C　　33. E　　34. C　　35. D
36. D　　37. B　　38. A　　39. A　　40. E　　41. A　　42. A
43. C　　44. B　　45. D　　46. D　　47. A　　48. D　　49. D

二、多选题

1. ABCD　　2. ABCD　　3. ABCD　　4. ACDE
5. AB　　6. ABCE　　7. ABC　　8. DE
9. ABCE　　10. ABCD　　11. ABCDE　　12. AD
13. BCDE　　14. ABCE　　15. ABCDE　　16. ABCDE
17. BCD　　18. DE　　19. ABCE　　20. ABDE
21. ABCD　　22. ABCDE　　23. ABCD　　24. ABCDE
25. ABCE　　26. ABCDE　　27. ABCDE　　28. ABDE
29. ABCDE　　30. ABC　　31. ABC　　32. ABCD
33. DE　　34. ABC　　35. ABCDE

三、是非题

1. √　　2. ×　　3. ×　　4. √　　5. √　　6. √　　7. ×

8. √   9. ×   10. √

第三节 手术体位安置

一、单选题

1. 在仰卧位摆放原则中,为防止损伤臂丛神经,肩关节外展不应超过( )
   A. 30°
   B. 45°
   C. 60°
   D. 90°
   E. 120°

2. 常发生在妊娠晚期,通过改变体位可以减轻或消失的一组现象叫作( )
   A. 甲状腺体位综合征
   B. 仰卧位低血压综合征
   C. 阿-斯综合征
   D. OCS 综合征
   E. 梅杰氏综合征

3. 仰卧位摆放中对下肢使用约束带固定时,约束带置于膝关节上( )
   A. 5 cm
   B. 6 cm
   C. 8 cm
   D. 10 cm
   E. 3 cm

4. 全麻后患者应取( )
   A. 端坐位

B. 仰卧屈膝位

C. 去枕平卧位

D. 侧卧位

E. 半卧位

5. 因动脉受压,继而血供进行性减少而导致的一种病理状态称作( )

   A. 低血压综合征

   B. 骨筋膜室综合征

   C. 甲状腺体位综合征

   D. 阿-斯综合征

   E. 心脏预激综合征

6. 摆放仰卧位时肢体固定不宜过紧,以防发生( )

   A. 低血压综合征

   B. 骨筋膜室综合征

   C. 甲状腺体位综合征

   D. 阿-斯综合征

   E. 心脏预激综合征

7. 摆放仰卧位时需防止患者颈部过度扭曲并牵拉引起( )

   A. 颈丛神经损伤

   B. 臂丛神经损伤

   C. 颈动脉损伤

   D. 颈静脉损伤

   E. 脑干损伤

8. 在摆放头低脚高仰卧位时床左倾或右倾为( )

   A. 10°~15°

   B. 15°~20°

   C. 20°~30°

   D. 30°~45°

   E. 10°~20°

9. 在摆放头低脚高仰卧位时,为防止眼部水肿、眼压过高及影响呼吸循环功能,床头下降一般不超过(　　)
   A. 15°
   B. 20°
   C. 30°
   D. 45°
   E. 40°

10. 在摆放"人"字分腿仰卧位时,双腿分开不宜超过(　　)
    A. 30°
    B. 45°
    C. 60°
    D. 90°
    E. 100°

11. 在摆放侧卧位时,对下肢摆放的要求是(　　)
    A. 双下肢屈曲约45°错开放置,下侧在后,上侧在前
    B. 双下肢屈曲约45°错开放置,下侧在前,上侧在后
    C. 双下肢屈曲约60°错开放置,下侧在后,上侧在前
    D. 双下肢屈曲约60°错开放置,下侧在前,上侧在后
    E. 双下肢屈曲约90°错开放置,下侧在前,上侧在后

12. 在摆放侧卧位时两肩连线与手术台成(　　)
    A. 30°
    B. 45°
    C. 60°
    D. 90°
    E. 100°

13. 在侧卧位摆放原则中,为防止造成神经损伤,肩关节外展不超过(　　)
    A. 30°
    B. 45°

C. 60°

D. 90°

E. 120°

14. 在摆放侧卧位时胸垫应垫于腋下距肩峰（　　）

    A. 5 cm

    B. 6 cm

    C. 8 cm

    D. 10 cm

    E. 15 cm

15. 在摆放侧卧位的过程中，于背侧用挡板固定骶尾部或肩胛区时挡板需离手术野至少（　　）

    A. 10 cm

    B. 15 cm

    C. 20 cm

    D. 25 cm

    E. 30 cm

16. 在摆放侧卧位时双下肢应自然屈曲，前后分开放置的度数为（　　）

    A. 30°

    B. 45°

    C. 60°

    D. 90°

    E. 20°

17. 取侧卧位时将上肢外展于托手板上，远端关节应（　　）

    A. 低于近端关节

    B. 高于近端关节

    C. 平行于近端关节

    D. 垂直于近端关节

    E. 以上均不正确

18. 取侧卧位时于头下置头枕,下列关于头部高度的说法正确的是(　　)
    A. 低于下侧肩高
    B. 平行于下侧肩高
    C. 高于下侧肩高
    D. 平行于上侧肩高
    E. 高于上侧肩高

19. 取侧卧位时将术侧上肢屈曲呈抱球状置于可调节托手架上,远端关节应(　　)
    A. 低于近端关节
    B. 高于近端关节
    C. 平行于近端关节
    D. 垂直于近端关节
    E. 以上均不正确

20. 取侧卧位时使用下肢固定带需避开膝外侧,距膝关节上方或下方(　　)
    A. 5 cm
    B. 10 cm
    C. 15 cm
    D. 20 cm
    E. 25 cm

21. 安置45°侧卧位时,患者仰卧后使术侧胸部垫高约45°的做法为(　　)
    A. 在手术部位上方,沿手术床横轴平行垫胸垫
    B. 在手术部位上方,沿手术床纵轴平行垫胸垫
    C. 在手术部位下方,沿手术床横轴平行垫胸垫
    D. 在手术部位下方,沿手术床纵轴平行垫胸垫
    E. 在手术部位中线,沿手术床纵轴垂直垫胸垫

22. 安置45°侧卧位时,将健侧手臂外展置于托手板上,将术侧手臂用棉垫保护后屈肘呈功能位固定于( )
    A. 托手架上
    B. 麻醉头架上
    C. 胸前
    D. 胸前挡板上
    E. 胸后挡板上

23. 在截石位手术结束复位时,双下肢应单独、缓慢放下的原因有( )
    A. 防止回心血量增加引起的高血压
    B. 防止回心血量增加引起的低血压
    C. 防止回心血量减少引起的高血压
    D. 防止回心血量减少引起的低血压
    E. 防止回心血量减少引起的低血糖

24. 患者平卧,将双腿放置于腿架上,臀部移至床边,最大限度暴露会阴部,这种手术体位是( )
    A. 仰卧位
    B. 侧卧位
    C. 截石位
    D. 俯卧位
    E. 膝胸卧位

25. 取截石位时双上肢外展不能大于( )
    A. 30°
    B. 60°
    C. 90°
    D. 120°
    E. 45°

26. 摆放截石位时为避免造成神经损伤,双下肢外展不应超过( )
    A. 30°

B. 45°

C. 60°

D. 90°

E. 120°

27. 会阴部手术常采用的体位是(　　)

　　A. 平卧位

　　B. 膀胱截石位

　　C. 膝胸卧位

　　D. 臀高头低位

　　E. 侧卧位

28. 在截石位摆放中的"T－K－O"连线原则是指(　　)

　　A. 足跟、膝关节、对侧肩峰在一条直线上

　　B. 足跟、髋关节、对侧肩峰在一条直线上

　　C. 足尖、膝关节、对侧肩峰在一条直线上

　　D. 足尖、髋关节、对侧肩峰在一条直线上

　　E. 足跟、髋关节、膝关节在一条直线上

29. 摆放截石位时嘱患者仰卧位,放置腿架的平面为(　　)

　　A. 髂前上棘

　　B. 耻骨联合

　　C. 髋关节

　　D. 骶髂关节

　　E. 膝关节

30. 取俯卧位时在肘关节处垫体位垫是为了避免损伤(　　)

　　A. 桡神经

　　B. 尺神经

　　C. 正中神经

　　D. 肌皮神经

　　E. 以上均是

31. 俯卧位摆放中进行轴线翻身时需要配合完成的医护人员人数最少为(　　)

　　A. 2名

B. 3 名

C. 4 名

D. 5 名

E. 6 名

32. 取俯卧位时负责保护患者头部的应为（   ）

    A. 巡回护士

    B. 洗手护士

    C. 麻醉医师

    D. 主刀医师

    E. 手术助手

33. 摆放俯卧位时下颌部支撑应避开口唇部的原因是（   ）

    A. 避免颈部过伸

    B. 避免颈部过屈

    C. 防止舌外伸后造成舌损伤

    D. 防止颈部过度后仰

    E. 以上均是

34. 取俯卧位需要摆放双上肢时应遵循的原则为（   ）

    A. 远端关节低于近端关节

    B. 远端关节高于近端关节

    C. 双上肢放于头部

    D. 双上肢放于身体两侧

    E. 双上肢平行外展

35. 行肛门、直肠手术时，将双腿分别置于左、右腿板上，腿下垫体位垫，双腿分开，中间以可站一人为宜，角度小于（   ）

    A. 30°

    B. 45°

    C. 60°

    D. 90°

E. 120°

36. 取俯卧位时腿部约束带的位置为（　　）

   A. 膝关节上 5 cm

   B. 膝关节下 5 cm

   C. 腘窝处

   D. 臀部

   E. 脚踝部

37. 下列关于俯卧位的说法错误的是（　　）

   A. 粘贴心电监护电极片时其位置应避开俯卧时的受压部位

   B. 摆放体位后，应逐一检查各受压部位及各重要器官，尽量集中受压部位承受的压力，并妥善固定

   C. 术中将患者的头部置于头托上，保持颈椎呈中立位，维持人体正常的生理弯曲

   D. 术中应定时检查患者的眼睛、面部等受压部位的情况，检查气管插管的位置，检查各管道是否通畅

   E. 适当约束肢体

38. 膝胸卧位不能用于（　　）

   A. 肛门指诊

   B. 直肠镜检

   C. 矫正胎位

   D. 子宫双合诊

   E. 以上均是

39. 常用于妇产科矫正胎位不正的体位是（　　）

   A. 侧卧位

   B. 膝胸卧位

   C. 俯卧位

   D. 截石位

E. 沙滩椅位

40. 行肺癌根治术时常规采用的体位为（　　）

    A. 平卧位

    B. 俯卧位

    C. 健侧卧位

    D. 患侧卧位

    E. "人"字分腿仰卧位

41. 在取侧卧位的过程中遇到不能上骨盆架的情况时，巡回护士将2个体位垫置于患者两侧后，需将约束带固定在（　　）

    A. 髂嵴

    B. 髂前上棘

    C. 耻骨联合

    D. 骶髂关节

    E. 髋关节

42. 下列手术需要摆放头低脚高"人"字分腿仰卧位的是（　　）

    A. 开腹Dixon手术

    B. 腹腔镜下结直肠手术

    C. 腹腔镜下胃切除手术

    D. 腹腔镜下脾切除手

    E. 腹腔镜下子宫切除

43. 在摆放腹腔镜下结肠手术体位时，骶尾部超出手术床背板与腿板折叠处约（　　）

    A. 2 cm

    B. 3 cm

    C. 5 cm

    D. 10 cm

    E. 以上均不正确

44. 行腹腔镜下结肠手术时需要摆放的体位是（　　）

    A. 膀胱截石位

B. 仰卧位

C. "人"字分腿仰卧位

D. 侧俯卧位

E. 俯卧位

45. 对于有压疮高风险的患者,在不影响手术的情况下,调整一次非手术受压部位的时间应至少间隔(　　)

   A. 30 分钟

   B. 60 分钟

   C. 90 分钟

   D. 120 分钟

   E. 150 分钟

46. 在摆放体位的过程中有利于上肢肌肉韧带放松和静脉回流的方法是(　　)

   A. 上肢外展 90°

   B. 上肢远端关节高于近端关节

   C. 上肢远端关节低于近端关节

   D. 上肢掌心朝上放于身体两侧

   E. 上肢放于头侧

47. 在摆放仰卧位手术体位时导致上肢发生了骨筋膜室综合征的是(　　)

   A. 上肢外展 90°

   B. 上肢远端关节高于近端关节

   C. 上肢远端关节低于近端关节

   D. 上肢约束过紧

   E. 上肢掌心朝下

48. 取膝胸卧位时下肢摆放的方法为(　　)

   A. 小腿略分开,大腿与床面成 60°

   B. 小腿贴于床面,大腿与床面垂直

   C. 小腿略分开 30°,大腿与床面成 60°

D. 小腿略分开30°,大腿与床面垂直

E. 小腿贴于床面,大腿与床面成60°

49. 取俯卧位时要求腹部悬空,标准为(　　)

A. 以放入一拳为宜

B. 以高于床面 5 cm 为宜

C. 以手伸放自如为宜

D. 以刚好贴于床面为宜

E. 以高于床面 10 cm 为宜

二、多选题

1. 常用仰卧位的手术有(　　)

A. 头颈部手术

B. 颜面部手术

C. 胸腹部手术

D. 四肢手术

E. 腰椎手术

2. 下列有关仰卧位的摆放的描述正确的有(　　)

A. 将头部置于头枕中立位,头枕高度适宜

B. 上肢掌心朝下,远端关节略高于近端关节,有利于上肢肌肉韧带放松和静脉回流

C. 肩关节外展不超过90°,以免损伤臂丛神经

D. 距离膝关节上 5 cm 处用约束带固定,松紧适宜,防止损伤腓总神经

E. 以上均正确

3. 下列属于术中预防压力性损伤的措施有(　　)

A. 摆放舒适的手术体位

B. 在体位垫与皮肤之间铺巾应平整、无皱折

C. 在皮肤受压的支撑点使用抗压体位垫

D. 术中注意将体温控制到低体温

E. 手术中可适当变换体位

4. 根据手术部位或手术方式的不同而摆放的各种特殊仰卧位包括(　　)

　　A. 颈后仰卧位

　　B. 头低脚高仰卧位

　　C. 头高脚低仰卧位

　　D. "人"字分腿仰卧位

　　E. 沙滩椅位

5. 取仰卧位时为防止局部组织受压,需要垫保护垫的有(　　)

　　A. 枕后

　　B. 肩胛处

　　C. 足跟处

　　D. 骶尾部

　　E. 膝部

6. 下列关于头(颈)后仰手术的说法正确的有(　　)

　　A. 其适用于口腔及颈前入路的手术

　　B. 肩下平肩峰处需要垫合适的肩垫

　　C. 颈下需置颈垫

　　D. 保持头颈处于中立位

　　E. 对眼睛可不进行保护

7. 摆放仰卧位时对上肢的要求正确的有(　　)

　　A. 上肢掌心朝向身体两侧

　　B. 肘部微屈并用布单固定

　　C. 远端关节略高于近端关节

　　D. 肩关节外展不超过 60°

　　E. 以上均正确

8. 下列关于头高脚低仰卧位的说法正确的有(　　)

　　A. 适用于上腹部手术

　　B. 脚下需另加脚部保护具

C. 头高脚低的角度不应超过 60°

D. 倾斜角度合适,以防止下肢静脉血栓形成

E. 以上均正确

9. 下列关于头低脚高仰卧位的说法正确的有（　　）

A. 适用于上腹部手术

B. 肩部需另加肩部保护具

C. 一般头低脚高的角度为 15°～30°

D. 头板需调高 15°

E. 以上均正确

10. 下列手术中需要摆放头高脚低"人"字分腿仰卧位的有（　　）

A. 开腹 Dixon 手术

B. 腹腔镜下结直肠手术

C. 腹腔镜下胃切除手术

D. 腹腔镜下脾切除手术

E. 以上均需要

11. 新的《手术室护理实践指南》里提出,侧卧位主要包括（　　）

A. 标准侧卧位

B. 腰部手术侧卧位

C. 45°侧卧位

D. 60°侧卧位

E. 30°侧卧位

12. 患者常采用侧卧位的手术有（　　）

A. 颞部手术

B. 髋关节手术

C. 食管手术

D. 肺部手术

E. 颈部手术

13. 取侧卧位时根据病情及手术时间建议使用抗压软垫防压疮敷料,预防手术压疮,应注意保护（　　）

A. 肩胛骨骨突部

B. 健侧胸骨骨突部

C. 髋骨骨突部

D. 膝外侧及踝骨突部

E. 耳廓骨突部

14. 下列关于安置肾脏、输尿管等腰部手术侧卧位的说法正确的有（ ）

A. 将手术部位对准手术床背板与腿板折叠处

B. 在腰下置腰垫，调节手术床呈"︿"形，肾区显露充分

C. 双下肢屈曲错开放置，下侧在后，上侧在前

D. 缝合切口前及时将腰桥复位

E. 以上均正确

15. 下列关于安置45°侧卧位时下肢的说法正确的有（ ）

A. 患侧下肢用大软枕支撑

B. 健侧下肢用大软枕支撑

C. 健侧大腿上端用挡板固定

D. 患侧大腿上端用挡板固定

E. 以上均正确

16. 下列关于安置45°侧卧位时上肢的说法正确的有（ ）

A. 必须包好健侧上肢，避免肢体直接接触麻醉头架，导致电烧伤

B. 外露患侧手指以观察血运

C. 保持患侧前臂稍微抬高

D. 避免肘关节过度屈曲或上举，防止损伤桡神经、尺神经

E. 以上均正确

17. 下列关于截石位体位摆放的说法正确的有（ ）

A. 患者取仰卧位，在近髋关节平面放置截石位腿架

B. 手臂外展不超过60°

C. 在臀部下方可垫体位垫，以减轻局部压迫

D. 大腿前屈的角度不能改变

E. 患者头部可抬高 30°

18. 下列属于摆放体位的用品的有（   ）

    A. 头枕

    B. 麻醉屏架

    C. 手术床垫

    D. 足跟垫

    E. 牵引架

19. 下列关于截石位体位摆放的说法正确的有（   ）

    A. 上肢需外展时,远端关节要高于近端关节

    B. 在近髋关节平面放置截石位腿架,高度为患者大腿长度的 2/3

    C. 足尖、膝关节、对侧肩部在一条直线上

    D. 双腿外旋,将小腿放置于腿板支撑面上

    E. 以上均正确

20. 下列属于截石位适用范围的有（   ）

    A. 直肠手术

    B. 阴式手术

    C. 腹腔镜下全子宫切除手术

    D. 输尿管镜手术

    E. 骨盆手术

21. 截石位上腿架时,要求用腿架托住（   ）

    A. 大腿

    B. 小腿

    C. 膝部

    D. 足跟

    E. 踝部

22. 俯卧位适用于（   ）

    A. 背部手术

B. 脊柱后路手术

C. 盆腔后路手术

D. 四肢背侧手术

E. 髋部手术

23. 下列关于俯卧位的说法正确的有（   ）

    A. 根据手术方式和患者体型选择适宜的体位支撑用物，将其置于手术床的相应位置

    B. 麻醉成功，各项准备工作完成后由医护人员共同配合

    C. 采用轴线翻身法将患者安置于俯卧位支撑用物上，妥善约束，避免坠床

    D. 检查头面部，根据患者脸形调整头部支撑物的宽度，将头部置于头托上，保持颈椎呈中立位，维持人体正常的生理弯曲

    E. 双脚可交叉摆放

24. 摆放俯卧位时为避免压迫眼部眶上神经、眶上动脉、眼球、额骨、鼻及口唇等处，应作为支撑点的部位有（   ）

    A. 前额

    B. 两颊

    C. 上颌

    D. 下颌

    E. 以上均正确

25. 取俯卧位时为了避免男性患者会阴部以及女性患者乳房部受压，应作为支撑点的部位有（   ）

    A. 前胸

    B. 肋骨两侧

    C. 髂前上棘

    D. 耻骨联合

    E. 腹部

26. 下列关于俯卧位下肢摆放原则的说法正确的有（   ）

A. 将双腿置于腿架或软枕上,保持功能位

B. 避免双膝部悬空,给予体位垫保护

C. 双下肢略分开,在足踝部垫软枕,踝关节自然弯曲

D. 将约束带置于膝关节上下 5 cm 处

E. 以上均正确

27. 下列关于俯卧位上肢摆放原则的说法正确的有(　　)

A. 将双上肢沿关节生理旋转方向自然向前放于头部两侧或置于托手架上

B. 为避免指端下垂,可用约束带对其进行固定

C. 在肘关节处垫防压疮体位垫,以避免桡神经损伤

D. 根据手术需要将双上肢自然紧靠身体两侧,掌心向外,用布巾包裹固定

E. 以上均正确

28. 俯卧位摆放过程中为保护眼部应做到(　　)

A. 确保双眼眼睑闭合

B. 受压部位避开眼眶

C. 受压部位避开眼球

D. 受压部位避开两侧额骨

E. 受压部位避开前额

29. 下列关于手术体位安置的说法正确的有(　　)

A. 按手术类型选择合适的体位垫

B. 体位垫材质宜耐用,防潮,阻燃,透气性好,便于清洁、消毒

C. 手术中应避免手术设备、器械和人员对患者造成的外部压力。对有压疮高风险的患者,在不影响手术的情况下应每 3 小时调整非手术受压部位一次

D. 安置体位时,避免将身体的任何部位与手术床的金属部位进行直接接触,以免发生电灼伤

E. 以上均正确

30. 头高脚低"人"字分腿仰卧位适用于(　　)
    A. 腹腔镜胃切除手术
    B. 腹腔镜直肠手术
    C. 腹腔镜肝脏手术
    D. 腹腔镜胰腺手术
    E. 以上均正确

31. 下列需要摆放膝胸卧位的情况有(　　)
    A. 矫正胎位不正
    B. 产后子宫前倾
    C. 检查乙状结肠
    D. 产后子宫后倾
    E. 以上均正确

32. 取膝胸卧位时患者需保持贴于床面的部位有(　　)
    A. 胸部
    B. 腹部
    C. 膝部
    D. 小腿
    E. 大腿

33. 下列关于取膝胸卧位的说法正确的有(　　)
    A. 将胸部贴于床面上
    B. 悬空腹部
    C. 双臂曲肘,放于头两侧
    D. 大腿与床面垂直
    E. 小腿与床面垂直

三、是非题

1. 摆放仰卧位时要求头和颈椎处于水平中立位。(　　)
2. 标准手术体位应由手术医生、手术室护士共同确认和执行。(　　)

3. 取标准手术体位时应根据生理学和解剖学知识,选择正确的体位设备和用品,充分显露手术野,确保患者的安全与舒适。( )
4. 行髋部手术时取侧卧位,评估患者胸部及下侧髋部固定的稳定性,避免手术中发生体位移动,影响术后两侧肢体的长度。( )
5. 使用下肢固定带时应避开膝外侧,将其放于距膝关节上方或者下方 10 cm 处,以防止损伤神经。( )
6. 标准手术体位包括颈仰卧位、侧卧位、俯卧位,其他手术体位都是在标准手术体位的基础上演变而来的。( )
7. 手术体位安置的原则为在减少对患者生理功能影响的前提下充分地显露手术野,并保护患者的隐私。( )
8. 当截石位手术患者需头低脚高时无须加肩部保护具,因为腿部已经固定牢靠。( )
9. 取侧卧位时应避免固定挡板压迫腹股沟,导致下肢缺血或深静脉血栓的形成。( )
10. 在移动或安置体位时手术团队成员应当相互沟通,确保体位安置正确。( )
11. 对有压疮高风险的患者,在不影响手术情况下应至少每 4 小时调整一下非手术受压部位。( )
12. 安置体位时应正确约束患者,约束带的松紧度适宜,以能容纳一拳为宜。( )
13. 取甲状腺手术体位的患者术中出现了烦躁不安甚至呼吸困难,术后出现了恶心、呕吐,这是因为压迫了颈神经根及椎动脉。( )
14. 对没有明显污渍的体位设施和用品不做清洁、消毒处理,以免其被消毒液腐蚀,影响其功能。( )
15. 在摆放体位时上肢远端关节低于近端关节有利于上肢的肌肉韧带放松和静脉血液回流。( )

16. 肩关节外展超过 90°时就容易损伤颈丛神经。（   ）
17. 下肢约束带需松紧适宜,以防止损伤腓总神经。（   ）
18. 妊娠晚期孕妇在取仰卧位时需适当偏向右侧,以预防仰卧位低血压综合征的发生。（   ）
19. 在摆放仰卧位时上肢发生了骨筋膜室综合征是因为上肢外展角度过大。（   ）
20. 手术床头高脚低不宜超过 30°,这是为了防止发生下肢浅静脉血栓。（   ）
21. 在摆放头低脚高仰卧位时,需要将手术床左右倾斜,倾斜角度不超过 30°。（   ）
22. 在摆放头低脚高仰卧位时,肩部保护具距离颈侧以能侧向放入一手为宜。（   ）
23. 在摆放头低脚高仰卧位时,肩部保护具距离颈侧间距应适宜,以避免损伤颈丛神经。（   ）
24. 在摆放标准侧卧位时,需在腋窝下垫 10 cm 高的腋垫。（   ）
25. 在摆放侧卧位时,需在患者头下置头枕,头枕的高度应平下侧肩宽。（   ）
26. 在摆放标准侧卧位时,两肩连线和手术台应小于 90°。（   ）
27. 在摆放标准侧卧位时,双下肢自然屈曲约 30°,前后分开放置。（   ）
28. 在摆放标准侧卧位时,双下肢应自然屈曲,前后分开放置。（   ）
29. 在摆放 45°侧卧位时,应避免肘关节过度屈曲或上举而引起桡、尺神经损伤。（   ）
30. 在摆放俯卧位时,对头面部应选择以颧骨为支撑点来避免眼球受压。（   ）
31. 取俯卧位摆放双上肢时,应保持远端关节高于近端关节。（   ）
32. 取俯卧位时应将电极片的位置置于胸前,以避免因牵拉引

起的脱落。（　）
33. 取膝胸卧位时要求将患者的小腿略分开,大腿平行于床面。（　）
34. 对产后子宫后倾可用膝胸卧位矫正。（　）
35. 在摆放膝胸卧位时双上肢应与床面垂直。（　）
36. 取膝胸卧位时可做妇科双合诊。（　）
37. 取膝胸卧位时可以做直肠镜检查。（　）
38. 取膝胸卧位时可以做乙状结肠镜检查。（　）
39. 取俯卧位时需护士将体位垫放入腋下方、骶尾部、臀部、膝关节处、足踝部。（　）
40. 安置好侧卧位后,需检查下侧手臂及肩部是否悬空,以避免臂丛神经受压。（　）

本节答案

一、单选题

1. D　　2. B　　3. A　　4. C　　5. B　　6. B　　7. B
8. B　　9. C　　10. D　11. B　12. D　13. D　14. D
15. B　16. B　17. D　18. D　19. A　20. A　21. D
22. B　23. D　24. C　25. C　26. D　27. B　28. C
29. C　30. B　31. C　32. C　33. C　34. A　35. B
36. A　37. B　38. D　39. B　40. C　41. B　42. B
43. C　44. C　45. D　46. B　47. D　48. B　49. C

二、多选题

1. ABCD　　2. ACD　　3. ABC　　4. ABCD
5. ABCD　　6. ABCD　　7. ABC　　8. ABD
9. BCD　　10. CD　　11. ABC　　12. ABCD
13. ABCD　14. ABD　　15. AC　　16. BCD
17. AC　　18. AD　　19. ABC　　20. ABCD

21. BC   22. ABCD   23. ABCD   24. ABD
25. ABCD   26. ABC   27. AB   28. ABC
29. ABD   30. ACD   31. ACD   32. ACD
33. ABCD

三、是非题

1. √   2. ×   3. √   4. √   5. ×   6. ×   7. √
8. ×   9. √   10. √   11. ×   12. ×   13. √   14. ×
15. ×   16. ×   17. √   18. ×   19. ×   20. ×   21. ×
22. √   23. ×   24. ×   25. √   26. ×   27. ×   28. √
29. √   30. ×   31. ×   32. ×   33. ×   34. √   35. ×
36. ×   37. √   38. √   39. ×   40. ×

第四节　电外科设备操作

一、单选题

1. 在使用单极电刀设备时频率应达到（　　）

   A. 10～100 kHz

   B. 100～1000 kHz

   C. 100～200 kHz

   D. 200 kHz 以上

   E. 250 kHz 以上

2. 工作原理是将电能转化成机械能的是（　　）

   A. 单极电刀

   B. 氩气刀

   C. 超声刀

   D. CO_2 激光

   E. 以上均是

3. 两个或两个以上的电路原件或电网络的输入与输出之间存在紧密配合与相互影响,并通过相互作用从一侧向另一侧传输能量的现象称为( )

   A. 耦合现象

   B. 集肤效应

   C. 涡流效应

   D. 热效应

   E. 法拉第效应

4. 使用高频电刀时,肠道手术灌肠禁忌使用( )

   A. 甘露醇

   B. 生理盐水

   C. 肥皂水

   D. 硫酸镁溶液

   E. 呋喃西林溶液

5. 术中清洗超声刀刀头时应将刀头张开,完全浸没于( )

   A. 生理盐水中

   B. 无菌蒸馏水中

   C. 甲硝唑溶液中

   D. 碘伏消毒液中

   E. 75%酒精溶液中

6. 使用双极电凝时应用( )

   A. 5%葡萄糖溶液间断冲洗或滴注

   B. 生理盐水间断冲洗或滴注

   C. 甘露醇间断冲洗或滴注

   D. 50%葡萄糖溶液间断冲洗或滴注

   E. 无菌蒸馏水间断冲洗或滴注

7. 单极的电极回路是( )

   A. 主机—电刀笔—组织—负极板—主机

   B. 主机—负极板—组织—电刀笔—主机

C. 主机—组织—电刀笔—负极板—主机

D. 主机—负极板—电刀笔—组织—主机

E. 以上均不是

8. 能量平台可凝闭血管的直径为（　　）

　A. ≤3 mm

　B. ≤5 mm

　C. ≤7 mm

　D. ≤10 mm

　E. ≤2 mm

9. 将高频电刀笔与主机相连，对电刀进行连接固定时不能与其他导线盘绕，其目的是防止发生（　　）

　A. 漏电

　B. 电磁干扰

　C. 耦合效应

　D. 缠绕

　E. 功率输出不良

10. 对有体内植入物的患者建议使用（　　）

　A. 单极低功率电刀

　B. 双极电刀

　C. 单极高功率电刀

　D. 单极电刀

　E. 以上均可

11. 包装能量平台手柄线时使用线圈的直径应保持在（　　）

　A. <10 cm

　B. 10～15 cm

　C. 15～20 cm

　D. >20 cm

　E. ≥25 cm

12. 单极电刀使用完毕后正确的操作顺序是（　　）

　A. 关闭主机—拔出电刀连线—揭除负极板—拔出电源线

B. 揭除负极板—拔出电刀连线—关闭主机—拔出电源线

C. 拔出电源线—揭除负极板—拔出电刀连线—关闭主机

D. 拔出电刀连线—揭除负极板—关闭主机—拔出电源线

E. 以上均不正确

13. 对有体内植入物的患者使用单极模式时,回路负极板的粘贴位置应(　　)

A. 远离手术切口

B. 选择骨隆突处

C. 避免回路通过植入物

D. 靠近心电图电极

E. 靠近手术切口

14. 粘贴回路负极板前,为减少阻抗,防止液体渗入,应先对粘贴部位局部皮肤进行(　　)

A. 湿润

B. 检查

C. 消毒

D. 清洁、干燥

E. 剃除毛发

15. 下列关于超声刀的维护和保养的说法错误的是(　　)

A. 对超声刀刀头应轻拿轻放,避免重压

B. 使用后将手柄头及时套回保护帽

C. 对手柄线宜用水清洗

D. 对手柄线需根据厂家的说明书选择合适的灭菌方式进行灭菌

E. 以上均是

16. 使用能量平台时若需再次闭合,需将其重叠于前次闭合的(　　)

A. 2/3 处

B. 1/2 处

C. 1/3 处

D. 3/4 处

E. 1/4 处

17. 当腔镜器械与其他器械接触时不能启用电极,否则可能会造成( )

 A. 组织意外损伤

 B. 器械损坏

 C. 功能异常

 D. 短路

 E. 操作人员受伤

18. 双极电凝工作时推荐使用间断电凝,每次电凝时间约( )

 A. 0.5 秒

 B. 1 秒

 C. 2 秒

 D. 2.5 秒

 E. 3 秒

19. 在使用双极电凝脚踏控制板前应套上( )

 A. 敷料巾

 B. 无纺布

 C. 纸质保护套

 D. 防水保护套

 E. 弹力套

20. 揭除负极板时要做到( )

 A. 快速揭除

 B. 动作轻柔

 C. 单手操作

 D. 用力揭除

E. 先消毒周围皮肤

21. 下列属于使用单极电刀时对医护人员带来的潜在危害的是(　　)

   A. 金属植入物处灼伤

   B. 负极板处灼伤

   C. 发热

   D. 手术烟雾

   E. 耦合效应

22. 下列不是使用单极电刀时的安全隐患的是(　　)

   A. 耦合效应

   B. 过度激发

   C. 绝缘层不完整

   D. 电刀线过长

   E. 电灼伤

23. 对体重 10 kg 的患儿应选用的负极板是(　　)

   A. 新生儿负极板

   B. 婴儿负极板

   C. 儿童负极板

   D. 成人负极板

   E. 以上均可

24. 双回路负极板的优点是(　　)

   A. 价格便宜

   B. 有 REM 报警系统

   C. 对粘贴部位无要求

   D. 材料对患者无影响

   E. 操作简便

25. REM 报警系统的作用是(　　)

   A. 监测电刀笔有无漏电

   B. 监测负极板是否被浸湿

C. 监测负极板处的温度

D. 实时监测负极板与人体的接触面积,监测负极板有无脱落

E. 监测电刀笔有无正常工作

26. 高频电刀不会使手术患者产生触电感是由于其的(　　)

　　A. 低电流

　　B. 高电压

　　C. 高频率

　　D. 低功率

　　E. 低电压

二、多选题

1. 回路负极板的作用有(　　)

　　A. 增加电流密度

　　B. 增加散热

　　C. 分散电流

　　D. 防止热损伤

　　E. 以上均正确

2. 电外科是集众多外科高频电流手术设备于一体,并通过计算机来控制手术过程中的切割深度和凝血速度,达到止血和凝血的效果。这些外科高频电流手术设备包括(　　)

　　A. 高频电刀

　　B. 大血管闭合系统

　　C. 超声刀

　　D. 氩气刀

　　E. LEEP 刀

3. 回路负极板使用前的检查内容包括(　　)

　　A. 有效期和完整性

　　B. 有无瑕疵、变色、附着物以及其干燥程度

C. 是否过期、损坏或水基凝胶是否变干

D. 不得叠放回路负极板，打开包装后应立即使用

E. 回路负极板粘贴面积不够时可使用胶布固定，以增大粘贴面积、防止发生电灼伤

4. 使用单极电刀时应评估（　　）

   A. 环境

   B. 患者

   C. 设备

   D. 医生

   E. 手术器械

5. 电刀使用过程中应避免的环境包括（　　）

   A. 干燥床单位

   B. 酒精消毒液未干

   C. 切口周围浸湿的敷料

   D. 富氧环境

   E. 以上均正确

6. 粘贴回路负极板时应选择的部位为（　　）

   A. 易于观察处

   B. 肌肉、血管丰富处

   C. 皮肤清洁干燥区域

   D. 靠近手术切口部位，距离手术切口＞15 cm

   E. 距离心电图电极＞15 cm

7. 对戴有起搏器的患者使用电外科设备时，以下说法正确的有（　　）

   A. 术前应由心内科医生评估患者起搏器的情况，给予指导意见

   B. 建议使用双极模式

   C. 必须使用单极电刀时应将回路负极板粘贴于靠近起搏器

电极处

D. 电外科设备导线应尽量远离起搏器,以避免产生电磁干扰

E. 应采用最低的有效功率设置和较短的激发时间

8. 下列关于能量平台使用的注意事项的说法正确的有( )

   A. 应按照使用说明规范安装

   B. 用于术中组织切割、凝血时,血管、淋巴管及组织束的闭合直径应≤7 mm

   C. 从穿刺器中取出器械时应闭合钳口,停止激发

   D. 不宜在同一部位重复闭合

   E. 激发时可牵拉组织,提高切割速度

9. 下列关于电外科设备的说法正确的有( )

   A. 单极电刀是在一个回路中利用频率≥100 Hz 的高频电流作用于人体后产生的热能和放电对组织进行切割和止血的电外科设备

   B. 双极电凝是一种低频电流发生器,它利用电流在双极镊的两极之间所产生的热能对人体组织进行电凝止血

   C. 超声刀是将电能转化为机械动能,进一步使组织内的液体汽化、蛋白质凝固、血管闭合而达到切割凝血的作用

   D. 应用组织感应技术和智能主机技术,输出高频电能,结合血管钳口压力使人体组织内的胶原蛋白和纤维蛋白溶解、变性,血管壁熔合形成一透明带,产生永久性的管腔闭合

   E. 以上都正确

10. 使用高频电刀时应注意( )

    A. 避免长时间连续操作

    B. 输出功率的大小应根据组织类型进行选择,应由大到小逐渐调试

    C. 气道内手术使用电刀时应防止烧伤气道

    D. 使用含酒精的消毒液时,应待酒精挥发后再启用单极

电刀

E. 以上都正确

11. 对戴有内置式心脏复律除颤器的患者使用电外科设备时应注意（　　）

    A. 术前应由心内科医生评估埋藏式心律转复除颤器（ICD）的情况，在允许的情况下使用电外科设备前关闭ICD

    B. 进行连续的心电图及外周脉搏监测

    C. 除颤仪处于备用状态

    D. 建议使用双极模式

    E. 必须使用电刀时，应采用较低的有效功率设置和较短的激发时间

12. 对有人工耳蜗植入的患者使用电外科设备时应注意（　　）

    A. 实施头颈部手术时不宜选用单极模式

    B. 选用双极模式

    C. 严禁双极电极接触植入物

    D. 如耳蜗植入器配有耳蜗参照电极，选择双极模式时工作电极可接触植入物

    E. 以上均正确

13. 使用超声刀时的注意事项包括（　　）

    A. 按照使用说明选择合适的配件，规范安装

    B. 超声刀出现故障时需及时维修或更换部件

    C. 在超声刀工作时禁用手触摸

    D. 避免长时间连续过载操作超声刀

    E. 可以在血液中使用超声刀

14. 回路负极板在使用过程中若出现报警，应及时停止使用，检查其回路负极板是否（　　）

    A. 移位

    B. 脱落

    C. 粘贴是否牢固

D. 粘贴是否均匀

E. 灼伤

15. 下列关于超声刀的说法正确的有（　　）

    A. 超声刀工作时禁用手触摸

    B. 避免长时间连续操作

    C. 使用后拔出手柄线接口，关闭电源开关，拔出电源

    D. 不能闭合刀头空踩踏板

    E. 对行血液、体液隔离或有特殊感染的患者，应用含氯消毒液或酸化水擦拭消毒手柄线

16. 下列属于体内植入物的有（　　）

    A. 人工耳蜗

    B. 助听器

    C. 起搏器

    D. 内置式心脏复律除颤器

    E. 金属植入物

17. 使用能量平台时观察的要点有（　　）

    A. 使用是否规范

    B. 闭合器钳口是否完整

    C. 避免缺失、松动

    D. 做好使用登记

    E. 以上均正确

18. 能量平台所具有的电外科设备的功能包括（　　）

    A. 单、双极切割

    B. 凝血

    C. 组织闭合

    D. 夹持

    E. 以上均正确

19. 下列关于能量平台的维护和保养说法正确的有（　　）

    A. 对闭合器刀头应轻拿轻放，避免重压

B. 出现咬合面破裂、缺失时禁止使用

C. 清洗、消毒、包装、灭菌应按照 WS310—2016 的要求进行

D. 定期由专业人员完成设备检测

E. 定期检查、定期使用

20. 双极电凝工作中擦除电凝器械的焦痂时不可用（　　）

A. 湿纱布

B. 专业无损伤布

C. 锐器

D. 治疗巾

E. 安尔碘纱布

21. 手术烟雾中包含的物质有（　　）

A. 不可见的小微粒

B. 有活性的病原菌和病毒

C. 有活性的癌变细胞

D. 有毒、有害的化学物质

E. CO_2

22. 超声刀的优点有（　　）

A. 无电流通过患者躯体

B. 最小的组织焦痂和干燥

C. 最小热损伤下的精确切割

D. 极少的烟雾

E. 手术时间延长

23. 导致能量平台报警可能的原因有（　　）

A. 未达到闭合时间

B. 钳口有异物

C. 电极尖端需要清洁

D. 刀头周围有积液

E. 使用时间过长

24. 面对手术烟雾医务人员的防护措施包括（　　）

A. 设置合理的抽排烟雾装置

B. 佩戴合适的防护用具

C. 尽可能少地使用电刀

D. 远离手术区域

E. 以上均正确

三、是非题

1. 负极板粘贴距离应距手术切口＞15 cm。（　　）
2. 对短时间使用后的负极板若较干净可直接消毒供下次使用。（　　）
3. 吸入手术烟雾比吸烟对人体的伤害更大。（　　）
4. 不可将负极板粘贴于文身处。（　　）
5. 对有金属植入物的患者首选单极电刀。（　　）
6. 对使用后的高频电刀应先拔出电刀连线，缓慢揭除负极板后再关闭电源，拔出电源线。（　　）
7. 超声刀用于术中的切割、凝血，可凝闭直径≤7 mm的血管。（　　）
8. 清洗能量平台刀头时，应先用酶浸泡钳口端，再用软毛刷刷洗干净。（　　）
9. 对植入人工耳蜗的患者使用高频电刀时应选择双极模式，工作电极必须离开耳蜗外参照电极 5 cm 以上。（　　）
10. 在使用双极电凝的过程中电极镊尖端产生焦痂时，可用刀片将焦痂刮除，以避免影响凝血效果。（　　）
11. 对有金属植入物的患者使用高频电刀时，应低功率设置、短时间间断激发电刀笔，以避免造成电灼伤。（　　）
12. 术中可将电刀笔连线缠绕于组织钳或巾钳并固定于手术台上，避免掉落。（　　）
13. 使用高频电刀时，严禁将其与皮肤直接接触，目的是避免异位烫伤的发生。（　　）
14. 使用超声刀时应将手柄线顺其弧度保持 15～20 cm 半径线

圈盘绕存放。（　　）

15. 对无法粘贴回路负极板的患者（如烧伤患者、新生儿）宜首选双极电凝或超声刀。（　　）

16. 因为回路负极板有分散电流和热量的作用，所以可长时间连续激发电刀笔。（　　）

17. 使用双极电凝时，每次电凝时间约为0.5秒，可重复多次使用，直至达到电凝效果，避免过度电凝。（　　）

18. 为保持手术间的环境安静，可将电刀提示音调至静音。（　　）

19. 行腔镜手术时带电凝功能的器械的绝缘层应完好，以防止发生漏电，损伤临近脏器。（　　）

20. 使用能量平台时不宜在同一部位重复闭合，若需再次闭合，需叠于前次闭合的1/3处。（　　）

本节答案

一、单选题

1. D　　2. C　　3. A　　4. A　　5. B　　6. B　　7. A
8. C　　9. C　　10. B　　11. C　　12. A　　13. C　　14. D
15. C　　16. C　　17. A　　18. A　　19. D　　20. B　　21. D
22. D　　23. B　　24. B　　25. D　　26. C

二、多选题

1. BCD　　2. ABCDE　　3. ABCD　　4. ABC
5. BCD　　6. ABCDE　　7. ABDE　　8. ABCD
9. CD　　10. ACD　　11. ABCDE　　12. ABC
13. ABCD　　14. ABCD　　15. ABDE　　16. ABCD
17. ABC　　18. ABC　　19. ABCD　　20. CD
21. ABCD　　22. ABCD　　23. ABCD　　24. AB

三、是非题

1. √ 2. × 3. √ 4. √ 5. × 6. × 7. ×
8. √ 9. × 10. × 11. √ 12. × 13. √ 14. ×
15. √ 16. × 17. √ 18. × 19. √ 20. √

部分试题解析

一、单选题

1. 单极电刀是在一个回路中利用频率大于 200 kHz 的高频电流作用于人体所产生的热能和放电对组织进行切割、止血的电外科设备。
2. 超声手术刀的工作原理：将电能转化为机械能，利用超声频率发生器使刀头以 55.5 kHz 的超声频率进行机械振荡，使组织内水分汽化、蛋白氢键断裂、细胞崩解，在组织被切开的同时发生蛋白凝固，达到切割止血的目的。
4. 甘露醇在肠道内被分解，可产生甲烷、氢气、硫化氢等易燃气体。
5. 超声刀持续工作时间过长、温度过高时主机会自动报警，应将刀头浸泡于无菌蒸馏水中，待刀头降温后再使用。
6. 使用双极电凝时，应使用生理盐水间断冲洗或滴注，保持组织湿润、无张力，保持手术野清洁，避免高温影响电凝周围的重要组织和结构，减少组织焦痂黏附于双极镊或钳。
8. 术中用能量平台进行组织切割、凝血时，血管、淋巴管及组织束的闭合直径应小于等于 7 mm。
10. 对有植入物的患者建议使用双极电刀。
11. 包装能量平台的手柄线时应保持以 15～20 cm 的直径进行盘绕。
12. 手术结束，将单极电刀的输出功率调至最低后关闭主机电源，再拔出连线，揭除回路负极板，拔出电源线。
13. 体内植入物的电外科设备安全使用必须使用电刀的单极模

式时,粘贴回路负极板时应避免回路通过植入物。
14. 粘贴回路负极板前先清洁和干燥粘贴部位的皮肤,以减少阻抗,防止液体渗入。
15. 对超声刀手柄线可用湿布擦拭干净,不宜用水冲洗。
16. 使用能量平台时不宜在同一部位重复闭合,若需再次闭合,需重叠于前次闭合的 1/3 处。
17. 当腔镜器械与其他器械接触时不能启用电极,否则可能会造成组织意外损伤。
18. 双极电凝工作时推荐使用间断电凝,每次电凝时间约为 0.5 秒。
19. 在使用双极电凝脚踏控制板前应套上防水保护套,以便于清洁,避免发生电路故障或短路。
20. 揭除使用后的负极板时应用一手按住并绷紧皮肤,另一手从边缘沿皮纹方向缓慢地将负极板整片自患者身体上揭除,揭除后清洁局部皮肤,并做好记录。
21. 前 4 项均属于使用单极电刀的潜在危害,题干强调的是给医务人员带来的潜在危害,故 D 项符合。
22. 使用单极电刀时的耦合效应、过度激发、绝缘层不完整等均有可能造成灼伤。
23. 对体重大于 2.7 kg、小于 13.6 kg 的患儿应选用儿童负极板。
24. 使用双回路负极板时可实时监测负极板与患者皮肤接触的面积,以避免电灼伤的发生。
25. REM 报警系统可实时监测负极板与人体接触的面积,实时监测负极板有无脱落,一旦负极板与皮肤接触面积减少并超出正常范围时电刀会发出警报,停止工作。
26. 电流对机体的兴奋作用会随着频率的升高而减弱,当频率大于 100 kHz 时,正弦交流电每个周期的时间小于 0.01 ms,如此短的刺激时间达不到兴奋神经和肌肉的阈值。

二、多选题

1. 在电外科安全中,回路负极板在电外科手术中与高频电刀主机配套使用,可为电外科电流提供安全的返回路径。回路负极板的使用能有效地降低电流的密度,增加散热,分散电流,防止热损伤。

2. 电外科是应用于外科手术室的一种高频电流手术系统,电外科集高频电刀、大血管闭合系统、超声刀、氩气刀、LEEP 刀、内镜电切刀等众多外科高频电流手术设备于一体,并且通过计算机来控制手术过程中的切割深度和凝血速度,达到止血和凝血的效果。

5. 使用单极电刀前应避免潜在的富氧环境(如行肠梗阻手术时),同时应避免可燃、易燃的消毒液在手术野集聚或浸湿布类敷料,应保持床单位干燥。

6. 粘贴回路负极板时应选择易于观察、肌肉和血管丰富、皮肤清洁和干燥的区域(毛发丰富的区域不易粘贴),粘贴部位应靠近手术切口部位,距离手术切口大于 15 cm,距离心电图电极大于 15 cm,以避免电流环路近距离通过心电图电极和心脏。

7. 对有体内植入物的患者必须使用单极模式时,应将回路负极板粘贴在尽量靠近工作电极的位置,以避免回路电流通过心脏及起搏器。电外科设备的导线应尽量远离起搏器,避免因产生电磁效应而干扰起搏器,故 C 项错误。

8. 在使用能量平台时,应确定钳口完全闭合后再激发,激发时应避免牵拉组织,故 E 项错误。

9. 单极电刀是在一个回路中利用频率大于 200 kHz 的高频电流作用于人体所产生的热能和放电对组织进行切割、止血的电外科设备。A 项单位错误。双极电凝是一种高频电流发生器,在双极电凝器械与组织接触良好的情况下,电流在双极镊的两极之间所产生的热能对人体组织进行电凝止血,无切割作用,故 B 项错误。

10. 使用单极电刀的注意事项:输出功率的大小应根据切割或凝固组织的类型进行选择,以满足手术效果为宜,应从小到大逐渐调试,故 B 项错误。

14. 使用回路负极板的过程中若出现报警,应及时停止使用,检查回路负极板是否移位、脱落,粘贴是否均匀和牢固,必要时关机更换或重新粘贴。

15. 超声刀的操作要点:关闭电源开关,拔出手柄线接口,拔出电源,B 项顺序错误。

17. 能量平台的观察要点:使用是否规范,闭合器钳口是否完整,避免缺失松动。

20. 进行电凝时,用湿纱布或专业无损伤布及时擦除双极电凝器械或镊的焦痂,不可用锐器刮除,以免损伤头端或镊尖的合金材质。

21. 手术烟雾中包含不可见的小微粒、有活性的病原菌和病毒、有活性的癌变细胞、有毒有害的化学物质等。

22. 超声刀的工作原理是将电能转换成超声机械能,大功率的超声波能够使组织内的液体瞬间汽化、蛋白质氢键断裂、细胞崩解从而切开组织,由机械振动引起的摩擦热能在切开组织的同时进行凝固止血。超声刀的优点有无电流通过患者躯体、最小的组织焦痂和干燥、最小热损伤下的精确切割、产生的手术烟雾少等。

23. 能量平台报警可能是由钳口未达到闭合时间、钳口有异物、电极尖端需要清洁、刀头周围有积液等导致。

24. 面对手术烟雾,医务人员可设置合理的抽排烟雾装置、佩带合适的防护用具,以减少对手术烟雾的吸入。

三、是非题

1. 负极板尽量靠近手术切口部位(但不小于 15 cm),避免越过身体的交叉线路,以便使电流通过的路径最短。
2. 对电外科中的一次性回路负极板严禁复用、裁剪、重叠。
3. 相关研究表明,吸入手术烟雾比吸烟对人体危害更大。
4. 用于文身的颜料(尤其是红色)含有金属物质,会成为导电体或导热体,因此应绝对避免将回路负极板粘贴在文身处。
5. 对体内有金属植入物者建议使用双极电刀。
7. 超声刀可凝闭≤5 mm 的血管。
9. 工作电极必须离开耳蜗外参照电极 10 cm 以上。
10. 用湿纱布或专业无损伤布及时擦除双极电凝器械或镊的焦痂,不可用锐器刮除,以免损伤头端或镊尖的合金材质。
11. 对有体内金属植入物者使用单极模式时,回路负极板应粘贴在远离植入物并尽量靠近工作电极的部位,以避免回路电流通过金属植入物。
12. 电刀笔连线不能缠绕金属物体,因其会导致漏电的发生,引发意外。
13. 使用高频电刀时,严禁皮肤与皮肤直接接触,以免发生异位烫伤。
14. 对超声刀手柄线应顺其弧度保持 15～20 cm 直径线圈盘绕存放。
15. 对于无法粘贴回路负极板及有金属植入物等的患者(如烧伤患者、新生儿等)宜选择双极电凝、电容式回路板垫或超声刀。
16. 每次使用单极电刀时原则上应避免进行长时间的连续操作,这是因为回路负极板不能及时分散电流,易导致皮肤灼伤。
17. 使用双极电凝时,推荐使用间断电凝,每次电凝时间约 0.5 秒,可重复多次,直至达到电凝效果,避免电凝过度。
18. 使用电刀前务必检查其报警设置,应确保将电刀的工作提示音调到工作人员能清晰听到的音量。

19. 应确保行腔镜手术时带电凝功能的器械的绝缘层完好,以防止发生漏电,损伤邻近脏器。
20. 使用能量平台时不宜在同一部位重复闭合,若需再次闭合,应重叠于前次闭合的 1/3 处。

第五节 急救技术

一、单选题

1. 不适用于儿童除颤初始能量 0.5～1 J/kg 的心电图波形为( )
   A. 房颤
   B. 房扑及其他室上性心动过速
   C. 室颤
   D. 单形性室性心动过速
   E. 多形性室性心动过速

2. 下列关于胸外除颤的评估错误的是( )
   A. 身体不能与金属物品接触
   B. 除颤部位无潮湿、无敷料
   C. 避免在高氧环境中进行
   D. 心电图波形显示为房颤
   E. 除颤前操作者及周围人员无直接或间接与患者接触

3. 电复律放电时需要同步的电击是和( )
   A. Q 波
   B. S 波
   C. R 波
   D. E 波
   E. T 波

4. 除颤电极放置位置错误的是( )

A. 前-侧位

B. 前-后位

C. 前-左肩胛下

D. 前-前位

E. 前-右肩胛下

5. 现场心肺复苏包括 C、A、B 三个步骤,其中"A"是( )

A. 人工循环

B. 人工呼吸

C. 开放气道

D. 胸外按压

E. 评估循环

6. 对成人进行口对口吹气时,吹气的频率为( )

A. 10～12 次/分钟

B. 20～24 次/分钟

C. 5～6 次/分钟

D. 12～20 次/分钟

E. 16～20 次/分钟

7. 对于室颤患者,电除颤器的双向波电击能量应为( )

A. 220 J

B. 200 J

C. 360 J

D. 370 J

E. 300 J

8. 溶血反应中凝集的红细胞溶解,大量的血红蛋白进入血浆,出现的典型症状是( )

A. 胸闷、气促

B. 寒战、高热

C. 腰背部剧痛、四肢麻木

D. 黄疸、血红蛋白尿

E. 血压下降

9. 下列对成人呼吸窘迫综合征(ARDS)患者的治疗和护理中错误的是(　　)

    A. 及时使用人工呼吸机

    B. 对重症患者用呼气终末正压(PEEP)

    C. 坚持长时间吸入纯氧

    D. 给予抗生素以控制感染

    E. 密切监测呼吸情况

10. 开放性损伤和闭合性损伤的主要区别是(　　)

    A. 是锐性暴力还是钝性暴力所致

    B. 皮肤或黏膜是否完整

    C. 是否合并内脏损伤

    D. 是否引起感染

    E. 是否血压下降

11. 患者,男,青年,大面积烧伤 8 小时,已静脉输液 3000 mL,判断其血容量是否补足的简便、可靠的指标是(　　)

    A. 脉搏

    B. 血压

    C. 中心静脉压

    D. 尿量

    E. 血红蛋白含量

12. 下列关于开放性气胸现场急救的措施正确的是(　　)

    A. 立即清创

    B. 迅速封闭伤口

    C. 给予抗生素

    D. 注射破伤风抗毒素

    E. 立即放置胸腔闭式引流

13. 创伤后或手术中止血带使用不当引起最严重后果是(　　)

    A. 止血压迫造成局部皮肤坏死

B. 形成充血带

C. 患肢麻木

D. 患肢坏死

E. 出血过多

14. 下列症状不属于高白细胞急性白血病的是(　　)

   A. 高热、贫血

   B. 感染、出血

   C. 呼吸困难、发绀

   D. 血尿

   E. 以上均不是

15. 急性溶血病的常见原因是(　　)

   A. 输血过多

   B. 血液加热

   C. 输血前未用抗过敏药

   D. 异型血输入

   E. 输血过快

16. 下列不属于评价酮症酸中毒好转的表现的是(　　)

   A. 意识清楚

   B. 出现昏迷

   C. 脱水症状改善

   D. 尿酮体阴性

   E. 以上均不是

17. 下列对糖尿病酮症酸中毒患者的急救处理措施不妥的是(　　)

   A. 快速补液 2 小时,输液 2000～2500 mL

   B. 纠正电解质平衡紊乱

   C. 降血糖

   D. 抗感染

   E. 以上均是

18. 高血糖高渗综合征的临床表现不包括(　　)
    A. 重度高血糖
    B. 烦躁多汗
    C. 高渗性脱水
    D. 进行性意识障碍
    E. 多尿多饮

19. 下列有关急性脑出血的急救预案不正确的是(　　)
    A. 半卧位,抬高床头 45°～90°
    B. 及时清除呕吐物
    C. 防止舌咬伤及舌后坠
    D. 切开气管,用呼吸机辅助呼吸
    E. 大量输血

20. 癫痫强直阵挛发作的急救预案不包括(　　)
    A. 协助患者立即平卧,头偏向一侧,松解领口、裤带
    B. 吸痰,防止误吸、窒息
    C. 给予低流量吸氧(1～2 L/min)
    D. 若患者呼吸停止,应立即进行人工呼吸
    E. 以上均不是

21. 对急性重型颅脑损伤的患者进行紧急止血的方法是(　　)
    A. 加压包扎,控制出血
    B. 剃头
    C. 做抗生素过敏试验
    D. 备好手术物品、药品
    E. 取头高脚低位

22. 对脑疝患者的基本处置措施不包括(　　)
    A. 取头高位
    B. 建立留置针通路
    C. 使用甘露醇
    D. 心电监护

E. 保持呼吸道通畅

23. 下列不属于对主动脉夹层患者的急救预案的是(　　)

    A. 绝对卧床,立即吸氧

    B. 保持安静,避免情绪激动

    C. 必要时监测生命体征和血氧饱和度

    D. 随时做好抢救准备

    E. 以上均是

24. 下列对主动脉夹层患者的基本处置不正确的是(　　)

    A. 绝对卧床

    B. 立即吸氧

    C. 迅速建立静脉通路,可在左下肢穿刺

    D. 连续进行心电监护,监测生命体征

    E. 随时做好抢救准备

25. 肺动脉高压危象的临床表现是(　　)

    A. 头晕

    B. 恶心

    C. 黑矇

    D. 呼吸困难、发绀

    E. 发热

26. 肺动脉高压危象的急救用药不包括(　　)

    A. 哌替啶

    B. 吗啡

    C. 异丙酚

    D. 硝普钠

    E. 以上均不包括

27. 下列腹部损伤属于实性脏器损伤的表现的是(　　)

    A. 腹膜刺激征

    B. 弥漫性腹膜炎

    C. 腹痛

D. 腹泻

E. 呼吸困难

28. 对腹部损伤进行明确诊断前需注意的是（   ）

    A. 禁食、禁水

    B. 灌肠

    C. 使用镇静剂

    D. 使用止痛剂

    E. 以上均不是

29. 明确诊断闭合性腹腔损伤的简便方法是（   ）

    A. 患者主诉

    B. 体格检查

    C. 生命体征监测

    D. 腹腔穿刺抽出不凝血

    E. 超声检查

30. 胃十二指肠溃疡穿孔的典型临床表现是（   ）

    A. 腹胀

    B. 腹泻

    C. 便秘

    D. 腹部紧张,呈木板样强直

    E. 血压下降

31. 下列不属于胃十二指肠溃疡急性穿孔基本处置措施的是（   ）

    A. 取半卧位

    B. 吸氧

    C. 建立静脉通路

    D. 抗休克

    E. 以上均不属于

32. 急性肠梗阻的临床表现不包括（   ）

    A. 腹痛、呕吐

B. 腹胀

C. 停止排气、排便

D. 头痛

E. 以上均不包括

33. 重症急性胰腺炎的常见病因是（　　）

    A. 过量饮酒

    B. 胆管结石炎症

    C. 十二指肠液反流

    D. 暴饮暴食

    E. 外伤

34. 对重症胰腺炎患者采取的体位为（　　）

    A. 平卧位

    B. 半卧位

    C. 屈膝卧位

    D. 中凹位

    E. 侧卧位

35. 下列药物中不能用于重症胰腺炎的是（　　）

    A. 阿托品

    B. 654-2

    C. 奥曲肽

    D. 吗啡

    E. 以上均是

36. 急性梗阻性化脓性胆管炎的常见原因是（　　）

    A. 胆囊炎

    B. 胆汁淤积

    C. 胆总管结石

    D. 胆囊息肉

    E. 胆囊结石

37. 下列不属于肾损伤好转的表现的是（　　）

    A. 生命体征平稳

B. 血尿停止

C. 肿块消失

D. 尿量增多

E. 以上均不属于

38. 肾损伤后采取保守治疗的患者出院后绝对卧床休息的时间为（　　）

　　A. 1周

　　B. 1～2周

　　C. 3周

　　D. 4周

　　E. 2～3周

39. 下列不属于骨折合并创伤性休克的急救预案的是（　　）

　　A. 症状缓解

　　B. 生命体征平稳

　　C. 肢体血运好

　　D. 肢体活动好

　　E. 食欲正常

40. 下列不属于骨折合并脊髓损伤平面以下功能丧失的是（　　）

　　A. 感觉

　　B. 运动

　　C. 反射

　　D. 温度

　　E. 以上均不属于

41. 急救人员在抢救患者的过程中执行口头医嘱时,应做到（　　）

　　A. 听到后立即执行

　　B. 两名护士核对后执行

　　C. 护士向医生复述,双方确认无误后执行

　　D. 无论什么情况下都不执行口头医嘱

　　E. 医生签名后执行

42. 洗胃液的温度应控制在（　　）
    A. 22～35 ℃
    B. 25～35 ℃
    C. 25～38 ℃
    D. 26～35 ℃
    E. 26～30 ℃

43. 对中暑患者进行物理降温时可将患者安置在空调房间内，以增加辐射散热。房间的温度应为（　　）
    A. 16～18 ℃
    B. 18～20 ℃
    C. 20～24 ℃
    D. 20～25 ℃
    E. 20～26 ℃

44. 新生儿呼吸窘迫症的患儿在保暖箱内的皮肤温度应被保持在（　　）
    A. 35～36 ℃
    B. 35～37 ℃
    C. 36～37 ℃
    D. 36.5～37 ℃
    E. 36.5～37.5 ℃

45. 新生儿颅内出血时，头肩部应抬高（　　）
    A. 10°～15°
    B. 15°～20°
    C. 15°～25°
    D. 15°～30°
    E. 15°～35°

46. 婴幼儿高热惊厥时可对其静脉注射或肌内注射安定，注射的剂量为（　　）
    A. 0.1～0.2 mg/kg

B. 0.1~0.3 mg/kg

C. 0.2~0.3 mg/kg

D. 0.1~0.4 mg/kg

E. 0.1~0.5 mg/kg

47. 对肺炎合并心力衰竭的小儿使用乙醇湿化时,吸入乙醇的时间不应超过(   )

    A. 10 分钟

    B. 15 分钟

    C. 20 分钟

    D. 25 分钟

    E. 30 分钟

48. 对重症中暑患者进行的冷水浸浴应暂停是在其肛温降至(   )

    A. 36 ℃时

    B. 37.5 ℃时

    C. 36.5 ℃时

    D. 38 ℃时

    E. 37 ℃时

49. 急性有机磷农药中毒患者出现肺水肿时首选的急救药物为(   )

    A. 吗啡

    B. 肾上腺素

    C. 甘露醇

    D. 阿托品

    E. 纳洛酮

50. 下列有关救治中毒患者的原则错误的为(   )

    A. 促进毒物的排泄

    B. 尽早使用特效解毒剂

    C. 立即终止机体与毒物的接触

D. 对毒物不明确的患者应先诊断再抢救

E. 以上均正确

51. 有机磷农药中毒的中毒机制为(　　)

    A. 麻醉作用

    B. 抑制酶的活性

    C. 局部刺激、腐蚀作用

    D. 干扰细胞膜、细胞器的生理功能

    E. 以上均是

52. 抢救新生儿窒息首先采取的措施为(　　)

    A. 刺激呼吸

    B. 氧气吸入

    C. 人工呼吸

    D. 纠正酸中毒

    E. 清理呼吸道

53. 下列关于新生儿窒息抢救的措施错误的是(　　)

    A. 通过面罩加压给氧,吸呼比为1∶2

    B. 通过复苏器加压给氧的频率为40～60次/分钟

    C. 胸外按压的频率为120次/分钟

    D. 胸外按压与通气的频率之比为5∶1

    E. 按压的深度为1.5～2 cm

54. 下列关于新生儿窒息的抢救措施的说法不正确的是(　　)

    A. 首先用酒精擦胸,刺激呼吸

    B. 对窒息严重的患儿可用咽喉镜气管插管吸出黏液

    C. 吸尽黏液及羊水后,拍打新生儿脚掌促使其啼哭

    D. 对重度窒息的新生儿需给5%碳酸氢钠,以纠正酸中毒

    E. 在呼吸道通畅的基础上行人工呼吸,同时吸氧

55. 进行新生儿窒息抢救时,复苏的第一步为(　　)

    A. 清理呼吸道

    B. 建立呼吸通道

C. 进行胸外按压

D. 建立有效的静脉通道

E. 评估生命体征

56. 患儿颅内出血时,下列做法错误的是(　　)

    A. 入院后及时做好病情评估

    B. 入院后做好患儿的清洁护理

    C. 保证热量供给,少量多餐

    D. 遵医嘱给予镇静剂、脱水剂

    E. 备好急救物品

57. 新生儿颅内出血主要是由于(　　)

    A. 高热

    B. 缺氧和产伤

    C. 过期产

    D. 低钙血症

    E. 新生儿黄疸

58. 下列对新生儿颅内出血的护理不正确的是(　　)

    A. 保持安静,避免各种惊扰

    B. 将头肩部抬高15°～30°,以减轻脑水肿

    C. 注意保暖,必要时吸氧

    D. 经常翻身,防止发生肺部淤血

    E. 喂乳时应卧在床上,不要抱起患儿

59. 新生儿颅内出血的诊断依据不包括(　　)

    A. 缺氧史

    B. 尖叫

    C. 产伤史

    D. 嗜睡、拒乳

    E. 感染病灶

60. 新生儿发生颅内出血时应避免(　　)

A. 使用镇静剂

B. 进行头皮静脉穿刺

C. 选用留置针

D. 进行臀部护理

E. 给予神经细胞用药

61. 婴幼儿高热惊厥首选的急救措施为（　　）

A. 止惊

B. 降温治疗

C. 保持呼吸道通畅

D. 降低颅内压

E. 建立静脉通路

62. 下列关于小儿肺炎合并心力衰竭的表现的说法错误的是（　　）

A. 呼吸加快（>60次/分）

B. 心率增快（>160~180次/分）

C. 肝脏迅速增大

D. 突然极度烦躁不安

E. 腹胀

63. 小儿肺炎合并心力衰竭时，首要选择（　　）

A. 口服地高辛

B. 静脉注射毛花苷C

C. 给予地塞米松

D. 静脉滴注酚妥拉明

E. 给予巯甲丙脯酸

64. 小儿急性肠套叠的处理措施主要是（　　）

A. 胃肠减压

B. 输液

C. 空气灌肠复位

D. 应用抗生素

E. 按摩、颠簸腹部

65. 小儿急性肠套叠最典型的体征是（　　）

   A. 呕吐

   B. 阵发性哭闹

   C. 果酱样便

   D. 右上腹腊肠样肿物

   E. 腹胀

66. 下列关于小儿急性肠套叠的描述正确的是（　　）

   A. 80%的患儿大于2岁

   B. 病因为先天性幽门肌间神经节数量增加

   C. 以营养不良患儿多见

   D. 继发性占95%

   E. 能排出果酱样黏液血便

67. 护士发现患者发生猝死时应首先进行（　　）

   A. 完善记录

   B. 通知护士长

   C. 通知家属

   D. 迅速判断病情，进行抢救

   E. 拨打急救电话

68. 下列关于发现患者发生猝死后的做法错误的是（　　）

   A. 抢救过程中执行口头医嘱，需复述确认后再执行

   B. 发现患者发生猝死时需通知科主任、护士长

   C. 抢救过程中无须保留安瓿

   D. 给予患者家属心理支持

   E. 做好病情变化及抢救过程记录

69. 患者抢救成功后记录好抢救过程的时间为（　　）

   A. 12小时内

   B. 24小时内

   C. 6小时内

   D. 4小时内

第四章　手术室护理的技能与操作

　　E. 8 小时内
70. 对危急患者抢救时应（　　）
　　A. 就地抢救，待病情稳定后才能搬动
　　B. 搬运到抢救室紧急抢救
　　C. 转运到就近医院进行抢救
　　D. 搬到床上进行抢救
　　E. 搬运到空旷地带进行抢救
71. 下列关于截肢后大出血的护理说法错误的是（　　）
　　A. 测量生命体征，评估出血量
　　B. 术后 24 小时内密切监测患者的生命体征及伤口渗血情况
　　C. 及时告知患者及家属出血情况，让家属和患者做好各种救治的心理准备
　　D. 若出血量较大，立即使用有效的止血方法，同时通知医生
　　E. 以上均是
72. 下列关于烧伤患者护理的说法错误的是（　　）
　　A. 对烧伤后躁动的患者，应注意防止坠床及管道滑脱
　　B. 对腹胀、反复呕吐者，及时留置胃管，持续进行胃肠减压
　　C. 对烧伤床单位按普通病房要求进行管理，无须遵循保护性隔离原则
　　D. 烧伤患者的病房冬季室温为 30～32 ℃，夏季室温为 28～30 ℃，相对湿度为 50%～60%
　　E. 以上均是
73. 下列关于大面积烧伤患者的急救处理错误的是（　　）
　　A. 去掉脏衣物，视病情给予初步清创
　　B. 立即建立静脉通道，留取血液标本
　　C. 记录每小时尿量，记录 24 小时出入量，必要时测尿比重、尿 pH 值

D. 全程快速补液,尽快输入患者所需的全部液体量

E. 以上均是

74. 烧伤患者的病房冬季室温和夏季室温应分别保持在( )

A. 28～30 ℃,26～28 ℃

B. 30～32 ℃,26～28 ℃

C. 30～32 ℃,28～30 ℃

D. 26～28 ℃,22～24 ℃

E. 25～30 ℃,22～24 ℃

75. 对吸入性损伤的患者进行急救处理时应采取的卧位为( )

A. 侧卧位

B. 坐卧位

C. 俯卧位

D. 颈仰卧位

E. 屈膝仰卧位

76. 对吸入性损伤患者,为促进坏死黏膜的排出,给予有效气管内灌洗的时间是伤后( )

A. 12 小时后

B. 2 天

C. 3 天

D. 1 天

E. 6 小时后

77. 下列关于大疱性皮肤病的护理说法错误的是( )

A. 督促患者翻身,预防压疮

B. 经常用热水、肥皂水擦洗皮肤,禁抓挠

C. 衣服、被褥、床单均需消毒,质地要柔软

D. 保持皮肤、口腔、会阴、衣物清洁,勤换洗衣物

E. 以上均是

78. 对重症药疹、皮肤红肿伴渗液者进行局部湿敷时可选用( )

A. 0.02% 呋喃西林

B. 灭菌用注射用水

C. 生理盐水

D. 碘伏

E. 75%酒精

79. 下列关于重症药疹的护理说法错误的是（　　）

    A. 卧床休息，进食高蛋白、高维生素饮食

    B. 可两名患者同住一个病房，对病房每日用紫外线消毒1次，通风1次

    C. 不可在患处进行静脉输液

    D. 观察皮肤、黏膜的损害情况，记录出入量

    E. 保持皮肤清洁

80. 下列关于化学性眼烧伤的现场处理的说法错误的是（　　）

    A. 若是石灰烧伤，应尽快用水冲洗

    B. 冲洗时应翻转眼睑，转动眼球，充分暴露穹窿部结膜

    C. 冲洗时间至少30分钟

    D. 冲洗后检查结膜囊内有无异物残留

    E. 以上均是

81. 下列关于电除颤的说法错误的是（　　）

    A. 电极板可与皮肤直接接触

    B. 放电时任何人不得接触患者和病床

    C. 对胸腔已切开的患者可行胸内电除颤

    D. 将一个电极放在心尖部，将另一个电极放在右侧第1肋间近胸骨右缘处

    E. 以上均是

82. 大面积烧伤不能判断是Ⅲ度或深Ⅱ度创面时，对创面的手术处理方法应是（　　）

    A. 早期切痂

    B. 分期切痂

    C. 蚕食脱痂

D. 削痂

E. 二期切痂

83. 下列关于休克的紧急治疗措施不正确的是(　　)

    A. 创伤制动、大出血止血、保持呼吸道通畅

    B. 尽早建立静脉通道

    C. 采取平卧体位

    D. 早期给予吸氧

    E. 注意保暖

84. 下列关于休克的特殊监测不正确的是(　　)

    A. 中心静脉压(CVP)的正常值为 0.49～0.98 kPa(5～10 cmH_2O)

    B. 肺毛细血管楔压(PCWP)的正常值为 0.59～1.47 kPa(6～15 cmH_2O)

    C. CO 的正常值为 4～6 L/min

    D. 血液 pH 的正常值为 7.35～7.45

    E. 以上均是

85. 下列药物中具有增强心肌收缩力、减慢心率作用的药物是(　　)

    A. 硝普钠

    B. 去甲肾上腺素

    C. 多巴胺

    D. 酚妥拉明

    E. 毛花苷 C

86. 休克期内脏器官的继发损伤不包括(　　)

    A. 血流量减少使肾脏滤过率降低,尿量减少

    B. 休克加重后冠状动脉血流量明显减少,心肌因缺血、缺氧而受损

    C. 休克晚期可继发脑水肿并出现颅内压增高

    D. 休克早期可发生心功能异常

E. 可发生胃黏膜糜烂、胃黏膜应激性溃疡或上消化道出血

87. 下列关于休克抑制期临床表现的说法错误的是（　　）

   A. 患者反应迟钝、意识模糊或昏迷

   B. 患者四肢冰冷、血压进行性下降

   C. 患者面色苍白、烦躁不安

   D. 患者少尿或无尿

   E. 患者口唇发绀，可继发多器官功能障碍综合征（MODS）

88. 除颤时两电极板之间应相距（　　）

   A. 5 cm 以上

   B. 8 cm 以上

   C. 10 cm 以上

   D. 15 cm 以上

   E. 20 cm 以上

二、多选题

1. 下列关于除颤的说法正确的有（　　）

   A. 除颤是指将一定的电流通过心脏

   B. 除颤是指心脏全部心肌或者绝大部分心肌纤维在瞬间立刻全部去极化

   C. 除颤是指心脏短暂停搏后，窦房结或者其他自律性高的起搏点重新主导心脏节律

   D. 可选电复律

   E. 可选电除颤

2. 下列关于儿童除颤电极板位置的说法正确的有（　　）

   A. 将一个电极板放在右上胸，另一个放在心尖部

   B. 将一个电极板放在左胸骨旁，另一个放在背部上方或者肩胛骨下方

   C. 两个电极板之间距离约 3 cm

   D. 心尖部的位置为左肋缘上左乳头略左

E. 将一个电极板放在右胸骨旁,另一个放在背部上方或者肩胛骨下方

3. 下列属于除颤器存放的注意事项的有( )

   A. 除颤器应充电备用
   B. 定点放置
   C. 定期维护
   D. 每日检测,打印检测结果并存档
   E. 专人管理

4. 下列关于儿童胸外除颤的注意事项正确的有( )

   A. 两电极板之间的距离小于 10 cm
   B. 将一个电极板放在左胸骨旁,另外一个放在背部上方或肩胛骨下方
   C. 将一个电极板放在右上胸,另外一个放在心尖部
   D. 在高氧环境中禁止进行
   E. 患者身体不得接触金属物品

5. 同步直流电复律适用于( )

   A. 成人心房扑动
   B. 成人心房颤动
   C. 成人室上性心动过速
   D. 儿童室上性心动过速
   E. 室性心动过速

6. 胸外除颤的操作要点包括( )

   A. 按照生产厂家的说明书使用
   B. 遵医嘱选择除颤模式
   C. 选择能量
   D. 选择成人电极板的位置
   E. 选择儿童电极板的位置

7. 自动体外除颤器(AED)适用于( )

   A. 心室颤动

B. 心房颤动

C. 心室扑动

D. 心房扑动

E. 无脉性室性心动过速

8. 术中对因出血导致休克的患者采取的护理措施包括（　　）

　A. 使用复温毯或将室温调整至 24~25 ℃

　B. 使用温盐水冲洗

　C. 开通两路以上静脉通道

　D. 护理人员越多越能保证救治的及时性

　E. 及时补液、输血

9. 术中理想的复苏液体应具备的条件包括（　　）

　A. 应在血管内保留数小时

　B. 其化学成分应与细胞外液相近

　C. 所有成分应很容易被机体代谢和排泄

　D. 需安全、无菌

　E. 不易引起过敏反应和器官毒性

10. 下列属于禁忌洗胃的患者的有（　　）

　A. 吞食强酸、强碱等腐蚀性食物的患者

　B. 有肝硬化伴食管胃底静脉曲张的患者

　C. 有胸主动脉瘤的患者

　D. 近期有上消化道活动性出血、胃穿孔的患者

　E. 有严重心脏疾病的患者

11. 下列属于需立即停止洗胃的情况的有（　　）

　A. 腹痛

　B. 洗出液无血性

　C. 血压下降

　D. 窒息

　E. 恶心

12. 中暑的临床表现包括（　　）

    A. 先兆中暑

    B. 轻度中暑

    C. 中度中暑

    D. 重度中暑

    E. 以上均包括

13. 重度中暑可分为（　　）

    A. 热痉挛

    B. 热衰竭

    C. 热射病

    D. 黄热病

    E. 日射病

14. 下列属于新生儿呼吸窘迫综合征的临床表现的有（　　）

    A. 出生后数小时内出现进行性呼吸困难

    B. 呼气性呻吟

    C. 吸气性呻吟

    D. 吸气时肋下凹陷

    E. 发绀

15. 下列属于新生儿窒息后复苏成功的指标的有（　　）

    A. 恢复自主呼吸

    B. 心率＞100次/分

    C. 面色红润，哭声大

    D. 瞳孔等大、等圆，对光反射好

    E. 肌张力正常

16. 下列关于抗休克治疗的说法正确的有（　　）

    A. 积极处理原发病，去除病因

    B. 保持呼吸道通畅

    C. 取休克体位的目的是增加回心血量

D. 补充血容量要迅速、及时、足量

E. 补充血容量时一般先输入胶体液,再输入晶体液

17. 下列关于休克患者生命体征观察的描述正确的有( )

A. 休克早期脉率增快

B. 休克指数>1.0 提示为严重休克

C. 呼吸增至 30 次/分钟以上或降至 8 次/分钟以下提示病情危重

D. 休克患者多数体温偏低,感染性休克患者有高热

E. 若患者体温突然升至 40 ℃以上或骤降至 36 ℃以下,常提示病情危重

18. 下列关于体液丢失的描述正确的有( )

A. 体温每升高 1 ℃,将自皮肤丧失低渗液 3～5 mL/kg

B. 成人体温达到 40 ℃时,需要多补充 600～1000 mL 液体

C. 中度出汗可丧失 500～1000 mL 体液

D. 出汗湿透一套衣裤时,丢失的体液为 1000 mL 左右

E. 气管切开的患者每日经呼吸道蒸发的水分为 800～1200 mL

19. 低钾血症的临床表现包括( )

A. 肌无力为最早的临床表现

B. 一般先出现躯干肌无力,后出现四肢软弱无力

C. 消化道功能障碍

D. 可出现心脏传导阻滞和节律异常

E. 代谢性酸中毒

20. 下列有关补钾护理的说法正确的有( )

A. 口服补钾

B. 见尿补钾

C. 钾浓度不宜超过 40 mmol/L

D. 补钾速度不宜超过 20 mmol/h

E. 每日补钾 40～80 mmol

21. 下列关于人工通气的叙述正确的有（　　）
    A. 将 2 L 简易呼吸器挤压 1/2～2/3
    B. 若患者插有人工气道，吹气时可稍停按压
    C. 按压和通气之比为 30：2
    D. 进行人工通气时应避免过度通气
    E. 医务人员对于怀疑有颈椎损伤的伤员应使用仰头举颏法开放气道
22. 下列关于烧伤后的早期急救处理措施正确的有（　　）
    A. 尽快脱离致热源
    B. 对衣裤、袜子应剪开取下，不可剥落
    C. 减少沾染
    D. 镇静止痛
    E. 包扎，以防止感染
23. 低钾血症见尿补钾的时机为（　　）
    A. 尿量＞40 mL/h
    B. 尿量＞30 mL/h
    C. 尿量＞500 mL/d
    D. 尿量＜40 mL/h
    E. 尿量＜500 mL/d
24. 下列关于低钾血症的说法正确的有（　　）
    A. 四肢软弱无力
    B. 吞咽困难
    C. 肌反射减弱或消失
    D. 心电图改变为 T 波升高
    E. 血清钾浓度＜3.5 mmol/L
25. 下面属于高血压危象的表现的有（　　）
    A. 血压突然急剧升高，收缩压＞260 mmHg，舒张压＞120 mmHg
    B. 剧烈头痛
    C. 恶心、呕吐

D. 视物模糊

E. 心悸、多汗

26. 大咯血是指（　　）

   A. 24 小时咯血量大于 500 mL

   B. 一次咯血量大于 300 mL

   C. 12 小时咯血量大于 500 mL

   D. 一次咯血量大于 250 mL

   E. 一次咯血量大于 500 mL

27. 下列药品属于强心剂的有（　　）

   A. 毛花苷 C

   B. 多巴胺

   C. 硝普钠

   D. 酚妥拉明

   E. 氨力农

28. 下列属于高白细胞急性白血病的临床表现的有（　　）

   A. 高热

   B. 贫血

   C. 感染

   D. 出血

   E. 呼吸困难、发绀

29. 下列属于急性溶血性贫血好转的表现的有（　　）

   A. 症状改善

   B. 尿血红蛋白阴性

   C. 外周血象正常

   D. 胆红素代谢正常

   E. 肝、肾功能改善

30. 下列属于高血糖高渗综合征的临床表现的有（　　）

   A. 重度高血糖

   B. 高渗性脱水

C. 进行性意识障碍

D. 昏迷

E. 尿酮体强阳性

31. 当发现患者猝死时应立即就地进行（   ）

    A. 胸外心脏按压

    B. 开放气道

    C. 人工呼吸

    D. 吸痰

    E. 建立静脉通路

32. 下列可用于评估中暑的严重程度的有（   ）

    A. 有无呼吸

    B. 有无气道阻塞

    C. 有无脉搏

    D. 循环情况

    E. 有无意识

33. 物理降温的方法有（   ）

    A. 冷湿敷

    B. 温水擦浴

    C. 安乃近滴鼻

    D. 冰袋冷敷

    E. 75％酒精溶液擦浴

34. 下列属于脑疝病因的有（   ）

    A. 颅内血肿

    B. 脓肿

    C. 肿瘤

    D. 寄生虫

    E. 各种肉芽性病变等

35. 下列属于肝、脾破裂的临床表现的有（   ）

    A. 腹痛

B. 恶心、呕吐

C. 面色苍白

D. 多汗

E. 昏迷

36. 对肝、脾破裂的患者护士需要密切观察的情况有（　　）

    A. 血压

    B. 脉搏

    C. 尿量

    D. 意识

    E. 呼吸

37. 物理降温的措施包括（　　）

    A. 环境降温

    B. 体表降温

    C. 体内中心降温

    D. 体外降温

    E. 以上均是

38. 下列属于先兆中暑的临床表现的有（　　）

    A. 大汗

    B. 恶心

    C. 口渴

    D. 血压下降

    E. 注意力不集中

39. 下列关于影响电击伤严重程度的描述正确的有（　　）

    A. 电流强度越强，对人体的损害越重

    B. 电压越高，产生的电流就越大，对人体的损害也越重

    C. 电阻越大，对组织的损害越重

    D. 电流流经心脏、脑干或脊髓均可导致严重后果

    E. 以上均正确

40. 小儿肺炎合并心力衰竭是由于( )
    A. 循环充血
    B. 中毒性心肌炎
    C. 心肌水肿
    D. 肺动脉高压
    E. 代谢性酸中毒
41. 小儿肺炎合并心力衰竭的表现有( )
    A. 呼吸加快(60次/分)
    B. 心率增快(160～180次/分)
    C. 肝脏迅速增大
    D. 突然出现极度烦躁不安
    E. 腹胀
42. 下列关于小儿急性肠套叠的说法不正确的有( )
    A. 病因为先天性幽门肌间神经节数量增加
    B. 80%的患儿大于2岁
    C. 多见于营养不良患儿
    D. 继发性占95%
    E. 患儿会排出果酱样黏液血便
43. 急救药品可分为( )
    A. 通用急救药品
    B. 专科急救药品
    C. 一般药品
    D. 剧毒药品
    E. 麻醉药品

三、是非题

1. 胸外除颤时如患者体内有可植入式医学装置,电极板的位置应距离此装置8 cm以内。( )
2. 根据电极板的放置位置可将电除颤分为胸外除颤、胸内除

颤。( )
3. 胸内除颤虽然能量较低,但是操作者及周围人员也必须无直接或间接与患者的接触。( )
4. 成人心房颤动心脏复律的初次能量波为120～200 J。( )
5. 除颤时应首先根据患者的体重选择能量、充电、放电。( )
6. 患儿,男,3岁,15 kg,对该患儿选择除颤电极时应选择成人除颤电极。( )
7. 房扑适用于非同步电复律。( )
8. 尽快使用AED能让患者恢复心跳。( )

本节答案

一、单选题

1. E	2. D	3. C	4. D	5. C	6. A	7. B
8. C	9. C	10. B	11. D	12. B	13. D	14. D
15. D	16. D	17. D	18. B	19. A	20. C	21. A
22. D	23. C	24. C	25. D	26. A	27. A	28. A
29. D	30. D	31. A	32. D	33. B	34. B	35. D
36. C	37. D	38. B	39. D	40. D	41. C	42. C
43. D	44. D	45. D	46. B	47. C	48. D	49. D
50. D	51. B	52. E	53. D	54. A	55. A	56. B
57. B	58. D	59. E	60. B	61. C	62. E	63. B
64. C	65. D	66. E	67. D	68. C	69. C	70. A
71. C	72. C	73. D	74. C	75. D	76. C	77. B
78. A	79. B	80. A	81. A	82. D	83. C	84. B
85. E	86. D	87. C	88. C			

二、多选题

1. ABCDE 2. ABCD 3. ABCDE 4. BCDE
5. ABCDE 6. ABCDE 7. ACE 8. ABCE

9. ABCDE	10. ABCDE	11. ABCD	12. ACD
13. ABC	14. ABDE	15. ABCDE	16. ABCD
17. ACDE	18. ABCDE	19. ACDE	20. ABCDE
21. CD	22. ABCD	23. AC	24. ABCE
25. ABCDE	26. AB	27. AE	28. ABCDE
29. ABCDE	30. ABCDE	31. ABCE	32. ABCDE
33. ABD	34. ABCDE	35. ABC	36. ABCD
37. ABC	38. ABCE	39. ABD	40. BD
41. ABCD	42. ABCD	43. AB	

三、是非题

1. ×　　2. √　　3. √　　4. √　　5. ×　　6. √　　7. ×
8. ×

部分试题解析

一、单选题

5. 在2019年最新版《心肺复苏CPR指南》中"心肺复苏操作步骤要求"中，"C"代表心脏按压，"A"代表开放气道，"B"代表人工呼吸。

6. 成年人在平静状态下的呼吸频率为10～12次/分。人体活动加强时，呼吸的频率和深度都会增加。人工呼吸的频率应和人体自然呼吸的频率相同。

7. 《美国心脏协会（AHA）心肺复苏心血管急救指南》建议根据生产厂家推荐选择除颤能量（如初始能量为120～200 J）。

8. 腰背部剧痛、四肢麻木属于急性（速发型）溶血反应，起病急缓主要与输入的血量有关。在供受者A、B、O血型不合的情况下输注，患者在输入10～15 mL时即可出现症状，输入200 mL以上时可出现严重的溶血反应。在供受者Rh血型不合的情况下输注，溶血反应多在开始输血后1～2小时出现，随着抗体效价的升高，溶血反应的症状会加重。

9. 成人呼吸窘迫综合征患者的护理：一方面给予患者呼吸支持、吸氧，对症状较为严重的患者需要给予呼吸机辅助呼吸，以增加肺潮气量，对重症患者可使用 PEEP；另一方面应控制好肺部感染。

10. 开放性损伤与闭合性损伤的区别主要有以下几点：①开放性损伤有皮肤破损伤口，局部往往有出血，闭合性损伤一般没有伤口，不会有皮肤流血；②开放性损伤是相对于闭合性损伤而言的，就是受伤部位的内部组织（如肌肉、血管、神经、骨骼、脏器等）与外界相通，开放性损伤会有伤口出血、伤口感染，需要及时恰当地进行清创处理，闭合性损伤的受伤部位皮肤或体表黏膜仍然完整，与外界不相通。患者在受外伤后应该及时到医院进行检查以明确诊断，并在医生的指导下进行治疗。

11. 在对烧伤患者进行输液护理时判断血容量已补足的简便、可靠的依据是尿量。输液护理中判断血容量的指标有：①尿量，成人尿量要求≥20 mL/h，以 30～50 mL/h 为宜；②患者安静，无烦躁不安；③无明显口渴；④脉搏、心跳有力，脉率＜120 次/分钟；⑤收缩压维持在 90 mmHg，脉压＞20 mmHg；⑥呼吸平稳。其中，尿量是观察血容量变化简便而有效的指标。

12. 对开放性气胸患者进行现场急救时应该立即封闭胸壁伤口，使之成为闭合性气胸，然后按照闭合性气胸的处理方法进行处理。

13. 止血带使用不当将造成局部皮肤坏死、充血带形成、患肢麻木、患肢坏死等，最严重的后果为患肢坏死。

81. 对电极板与皮肤接触处用盐水纱布垫或导电糊，并用力贴紧，以免造成局部烧伤。

82. 对Ⅲ度或深Ⅱ度大面积烧伤的共同处理方法为削痂，清除坏死组织至健康组织平面，在新鲜创面处植皮。

83. 休克时应将头和躯干抬高 20°～30°，下肢抬高 15°～20°，以增加回心血量。
84. PCWP 的正常值为 6～15 mmHg。
86. 除心源性休克外，其他类型的休克在早期一般无心功能异常表现。
87. 面色苍白、烦躁不安是休克患者早期的临床表现，休克抑制期的皮肤表现为发绀、意识淡漠或昏迷。
88. 除颤时两电极板之间应距离 10 cm 以上。

二、多选题

8. 在救治出血性休克患者时，合理安排人员才能保证救治的及时性，过多的人员不利于分工及患者的安全。
16. 对休克患者补充血容量时一般先输入扩容作用迅速的晶体液，再输入扩容作用持久的胶体液，故除 E 项外其余均正确。
17. 临床常根据脉率/收缩压(mmHg)来计算休克指数，0.5 为无休克，>1.0～1.5 表示休克，>2.0 为严重休克。
19. 低钾血症的临床表现有：肌无力，一般先出现四肢肌无力，后延及躯干和呼吸肌；消化道功能障碍及心功能异常；代谢性碱中毒，而不是代谢性酸中毒。
20. 补钾时可优先口服补钾，要见尿补钾以免造成血钾过高，要控制液体中钾的浓度，补钾速度不宜过快，每日限制补钾总量。
21. 对于创伤患者：应使用推举下颌法开放气道；按压和通气比为 30∶2；将 1 L 简易呼吸器挤压 1/2～2/3，将 2 L 简易呼吸器挤压 1/3；进行人工通气时应避免过度通气；如患者没有人工气道，吹气时应稍停按压，如患者插有人工气道，吹气时可不暂停按压。
22. 对烧伤患者正确施行现场急救的处理原则包括：迅速脱离致热源，保护创面；保持呼吸道通畅；尽快建立静脉通道，给予补液治疗；避免过多饮水，可适当口服淡盐水；安慰和鼓励患者，保持其情绪稳定，酌情使用镇静止痛类药物。

第六节　静脉治疗技术

一、单选题

1. 在锁骨内侧端上缘切迹行颈内静脉穿刺置管时最容易引发的并发症是（　　）
   A. 误穿动脉
   B. 气胸
   C. 锁骨骨折
   D. 空气栓塞
   E. 出血

2. 下列不能用来监测的 CVP 导管是（　　）
   A. 植入式静脉输液港
   B. Power PICC
   C. Swan－Ganz 导管
   D. 股静脉置管
   E. CVC 导管

3. 下列不能影响中心静脉压数值的因素是（　　）
   A. 患者的体位
   B. 传感器的位置
   C. 冲洗装置的压力变化
   D. 正压通气
   E. 腹腔内的压力变化

4. 对静脉炎患者的护理措施是（　　）
   A. 严格执行无菌操作，避免感染
   B. 刺激性药物应稀释后再使用

C. 有计划地使用静脉

D. 提高穿刺的技术水平

E. 对患肢局部用如意金黄散外敷

5. 下列不属于中心静脉输液工具的是（　　）

   A. 中等长度导管

   B. 埋藏式输液港

   C. PICC

   D. 隧道式导管

   E. 经静脉穿刺的导管

6. 下列关于静脉输液的描述正确的是（　　）

   A. 随着输液工具的变化以及人们对静脉输液危害原因的认识，现在选择血管和输液工具的原则是根据患者的情况、药液的特点选择不同的血管和穿刺工具，不再强调从远端到近端的原则

   B. 一般静脉留置针可留置2周

   C. 中等长度导管可留置2个月

   D. 中心静脉导管可留置1年

   E. PICC因是经外周穿刺，容易引起感染，故只能保留1个月

7. 静脉输液时墨菲氏滴管内液面自行下降的原因是（　　）

   A. 输液管有裂缝

   B. 患者肢体位置不当

   C. 压力过大

   D. 输液管口径粗

   E. 输液速度过快

8. 静脉输液时，发现患者输液部位局部肿胀、疼痛，试抽有回血，可能的原因是（　　）

   A. 静脉痉挛

   B. 针刺入过深，穿破血管

   C. 针头斜面一半在血管外

D. 针头斜面紧贴血管壁

E. 针头刺入皮下

9. 静脉留置导管所用无菌透明敷料更换一次的时间为至少(　　)

　A. 2 天

　B. 3 天

　C. 5 天

　D. 7 天

　E. 10 天

10. 外周静脉留置针更换一次的时间为(　　)

　A. 24～48 小时

　B. 48～72 小时

　C. 72～96 小时

　D. 5～7 天

　E. 7～10 天

11. 当科室两人在核对静配中心配置的药品过程中产生疑问时,应在一定时间内与静配中心联系,超过该时间由接受科室负责,这个时间为(　　)

　A. 2 小时

　B. 30 分钟

　C. 6 小时

　D. 1 个小时

　E. 3 小时

12. 如需持续使用无菌盘套,应(　　)

　A. 2 小时更换一次

　B. 4 小时更换一次

　C. 12 小时更换一次

　D. 24 小时更换一次

　E. 6 小时更换一次

13. 治疗车上的物品应摆放有序,其上层为( )

   A. 无菌区

   B. 清洁区

   C. 污染区

   D. 消毒区

   E. 以上均不是

14. 换药室的碘酒、酒精棉球罐更换一次的时间为( )

   A. 4 小时

   B. 12 小时

   C. 24 小时

   D. 6 小时

   E. 48 小时

15. 下列关于 PICC 门诊消毒隔离管理制度的说法不正确的是( )

   A. PICC 专科门诊护理人员上班时需穿戴工作衣、工作帽,操作时应戴口罩

   B. 当口罩超过使用时限时或潮湿时应立即更换

   C. 接触感染患者后应立即按照有关要求更换帽子、口罩,必要时更换衣物

   D. 进入 PICC 门诊置管室的人员必须更换洗手衣及专用拖鞋

   E. 在 PICC 门诊置管室可以适当摆放干花、鲜花等植物

16. PICC 门诊置管室每次参观的人数不得超过( )

   A. 1 人

   B. 2 人

   C. 3 人

   D. 4 人

   E. 5 人

17. 下列关于患者输液、输血过程中出现肺水肿时吸氧的说法正确的是（　　）
    A. 流量为 1～2 L/min
    B. 流量为 1～2 L/min，酒精湿化
    C. 流量为 6～8 L/min
    D. 流量为 6～8 L/min，酒精湿化
    E. 以上均不是

18. 静脉用药集中调配适用于（　　）
    A. 肠外营养液
    B. 有危害的药物
    C. 其他静脉药物
    D. 以上均是
    E. 以上均不是

19. 成品输液发放的过程中所核对、包装、运送与交接的是（　　）
    A. 调配完毕的溶液
    B. 未经调配的溶液
    C. 病房所需的溶液
    D. 以上均不是
    E. 以上均是

20. 静脉用药调配中心的工作人员上班应实行（　　）
    A. 领导负责制
    B. 护士负责制
    C. 轮岗制
    D. 以上均不是
    E. 以上均是

21. 下列关于静脉用药集中调配的描述不正确的是（　　）
    A. 根据医师处方或用药医嘱进行
    B. 经药师进行适宜性审核

C. 由药学专业技术人员按照无菌操作要求在洁净环境下对静脉用药进行加药混合调配

D. 不可供临床直接静脉输注使用

E. 以上均是

22. 堆放的药品与散热或供暖设施的间距应不小于（　　）

    A. 30 cm

    B. 40 cm

    C. 50 cm

    D. 60 cm

    E. 70 cm

23. 药品堆放距墙壁应不小于（　　）

    A. 5 cm

    B. 10 cm

    C. 15 cm

    D. 20 cm

    E. 30 cm

24. 药品堆放距房顶和地面应不小于（　　）

    A. 10 cm

    B. 20 cm

    C. 30 cm

    D. 40 cm

    E. 50 cm

25. 药品按照有效期远近依次存放，对此应遵循的原则是（　　）

    A. 近效后发

    B. 远效后发

    C. 按顺序发放

    D. 随意发放

    E. 按存放位置发放

26. 下列关于物品或药品不足时的应急预案的说法不正确的是（　　）
    A. 发现物品或药品不足但不影响当日使用时,护士长、负责护士应及时申请领取并补充
    B. 物品或药品不足且影响当日使用时,负责护士应立即安排人员到有关部门领取
    C. 夜间、节假日出现物品或药品不足且影响正常工作进行或不能满足患者需要时,可向其他科室暂借,必要时请护士长、负责护士或相关部门协调解决,申请领取后及时补充并归还
    D. 用其他药物代替
    E. 以上均是

27. 下列关于静脉用药调配中心药品管理的说法正确的是（　　）
    A. 药品防火
    B. 药品防潮
    C. 药品安全
    D. 以上均是
    E. 以上均不是

28. 下列关于药品有效期管理的说法正确的是（　　）
    A. 将库房药品批号控制在2个月内,在近效期药品上做明显标记
    B. 对库房库存药品储存2周用量,不积压多余药品
    C. 每月对库房药品进行养护
    D. 以上均是
    E. 以上均不是

29. 下列关于药剂泄露时的护理工作应急程序的说法错误的是（　　）
    A. 当有不明液体喷溅到患者衣物上时,马上将接触的衣物

脱下,放在清水中清洗

B. 当药液溅到皮肤上时,应在第一时间内用大量流动水冲洗

C. 通知医生并协助明确液体的性质

D. 及时向上级汇报

E. 以上均不是

30. 当不明化学药剂溅到皮肤上时,第一时间内应( )

A. 立即用大量清水反复冲洗

B. 用棉花或吸水布进行擦拭

C. 通知医生协助处理

D. 遵医嘱使用解毒剂

E. 进行包扎

31. 静脉用药调配中心应每月定期检查洁净区域空气菌落数,检测结果应保存( )

A. 12 个月

B. 18 个月

C. 24 个月

D. 36 个月

E. 48 个月

32. 下列有关静脉用药调配中心安全管理的说法正确的是( )

A. 工作人员穿戴护士服并定期清洗

B. 工作场所对眼睛有危害时,应佩戴护目镜及其他保护设备

C. 处理浓酸或强碱时,应戴单层乳胶手套和口罩等防护用品

D. 毒性药品必须安全存放,双人单锁管理

E. 工作人员应着一次性防水工作服

33. 下列说法正确的是( )

A. 静脉用药调配中心工作服的材质、颜色和穿戴方式应与各功能室的性质、任务及操作要求相适应,不得混穿,可

以一起清洗

B. 对静脉用药调配中心工作人员应每年进行一次体检,并建立健康档案,妥善保管 1 年

C. 对静脉用药调配中心应每个季度进行一次医院感染微生物学监测

D. 对静脉用药调配中心应严格控制进入洁净区域的人数,操作人员不得化妆和佩戴首饰,按规定和程序进行更衣

E. 以上均是

34. 下列关于静脉用药调配中心清洁卫生的说法正确的是( )

A. 配置间工作人员可以裸手接触与药品直接接触的设备表面

B. 在缓冲区可以存放与工作无关的物品

C. 洁净室内的物品应有序存放,可以直接堆放于地面

D. 在调配中,操作人员如需前往卫生间,应脱去工作服、换鞋;返回时应重新换鞋、洗手、更衣

E. 以上均不是

35. 静脉用药调配是指调配工作人员严格按照无菌操作技术将药物准确无误地加入相适宜载体溶媒中的技术服务过程,这个过程依据的是审核后的( )

A. 输液标签

B. 医嘱

C. 药品

D. 输液袋

E. 执行单

36. 下列关于静脉用药调配中心仪器设备的说法不正确的是( )

A. 应由专人管理超净工作台,对其进行定期保养、维修

B. 工程人员应定期巡检以保证设备处于备用状态

C. 保持超净工作台长时间运转,至少在操作前 2 个小时启

动机器

D. 调配工作应该在超净工作台的中央部位完成

E. 以上均不是

37. 下列关于静脉用药调配中心仪器设备的说法不正确的是（ ）

A. 工作人员应避免在洁净空间剧烈运动、咳嗽、打喷嚏或说话,严格遵守无菌原则

B. 全天配置结束后,应彻底清洁仪器设备并开启紫外线灭菌灯进行消毒

C. 对超净工作台的低效过滤器应定期清洗或更换,对高效过滤器必须每天更换

D. 避免任何液体溅入高效过滤器,一旦高效过滤器被弄湿很容易滋生真菌

E. 以上均不是

38. 下列关于静脉用药调配中心医用耗材和物料的说法不正确的是（ ）

A. 医用耗材和物料的领取、验收和贮存均设专人负责

B. 医用耗材和物料应当按照规定从医院器材科领取,不得直接对外采购

C. 贮存耗材和物料时应当按照其性质与贮存条件要求分类进行

D. 在使用过程中发现耗材和物料有问题时,工作人员均有责任及时向医院有关部门报告,并及时处理问题耗材和物料

E. 以上均不是

39. 核对人员应逐项核对调配后的输液袋、空瓶与（ ）

A. 医嘱

B. 药品

C. 输液袋标签

D. 成品输液装置

E. 液体数量

二、多选题

1. 静脉输液治疗的目的有(　　)

   A. 补充水、电解质

   B. 输入调节酸碱平衡的药物

   C. 补充机体所需的能量及营养物质

   D. 输入需要快速起效的药物

   E. 输入各种血液成分,提高机体的携氧能力

2. 可以实施静脉治疗时的护理技术操作的人员是(　　)

   A. 实习护士

   B. 规培护士

   C. 注册护士

   D. 医师

   E. 进修医生

3. 发疱类或刺激性强的化疗药物外渗时,以下处理程序正确的是(　　)

   A. 拔出针头

   B. 遵医嘱进行局部处理

   C. 做好交接班,密切观察外渗部位皮肤的颜色、温度、感觉等的变化,以及关节活动和患肢远端的血运情况,必要时请相关科室人员协助处理

   D. 详细记录外渗及处理情况。必要时拍照留取资料,进行动态观察比较

   E. 对患肢进行抬高制动,避免外渗部位受压

4. 输液治疗的优点有(　　)

   A. 对不能经口服药的患者,可以通过静脉给予液体、药物和其他溶液

B. 起效快,静脉给药可经血液循环迅速到达全身,在抢救患者时可以争取宝贵的时间

C. 通过控制给药速度以使血药浓度相对平稳

D. 可以按需给药,及时起效

E. 费用相对较低

5. 外周静脉输液的工具包括（　　）

A. 头皮钢针

B. 套管针

C. PICC

D. 埋藏式输液港

E. 中等长度导管

6. 中心静脉输液工具包括（　　）

A. 隧道式导管

B. 埋藏式输液港

C. PICC

D. 经静脉穿刺的导管

E. 套管针

7. 下列关于静脉穿刺技术的描述正确的有（　　）

A. 颈外静脉穿刺置管运用较广泛,但颈外静脉内有瓣膜,加之与锁骨上静脉汇合处角度小,容易导致穿刺失败

B. 颈内静脉看不见、摸不着、定位困难,对穿刺技术要求较高

C. 锁骨下静脉血流量大,可很快稀释注入的高渗液体及化疗药,对血管刺激性小

D. 骨髓腔内输液的并发症少,除感染外,主要是液体渗漏于皮下或骨膜下

E. PICC 留置时间可以长达 2 年

8. 穿刺前充盈静脉的方法包括（　　）

A. 扎止血带的位置距离血管 10～15 cm

第四章　手术室护理的技能与操作

　　B. 将扎止血带的时间控制在 40～120 秒

　　C. 止血带的压力为 10.7～16.0 kPa

　　D. 对血管不固定者可以采用扎两根止血带法

　　E. 输液前进行局部热敷可以有效地充盈血管

9. 下列可以减轻穿刺时的疼痛的做法有（　　）

　　A. 选择合适的针头

　　B. 选择合适的部位

　　C. 选择合适的角度

　　D. 使用皮肤表面麻醉剂

　　E. 保持一定的皮肤张力

10. 下列属于碱性溶液的有（　　）

　　A. 乳酸钠溶液

　　B. 碳酸氢钠溶液

　　C. 5%葡萄糖氯化钠注射液

　　D. 10%氯化钾溶液

　　E. 氨丁三醇注射液

11. 下列有关输液原则的说法正确的有（　　）

　　A. 无论治疗何种脱水，只要患者存在血容量不足的情况，首先必须迅速恢复血容量，其次是纠正电解质及酸碱平衡紊乱

　　B. 术中使用晶体液时首选平衡盐溶液

　　C. 对于大出血所致的低血容量性休克患者，在抢救时应尽早补给胶体液，如全血、血浆、右旋糖酐铁口服溶液等

　　D. 补钾要尽早

　　E. 补钾要迅速

12. 下列关于静脉留置针穿刺的说法正确的有（　　）

　　A. 选择最短、最小的型号，能满足输液要求即可

　　B. 消毒皮肤的范围为 8 cm×8 cm

　　C. 选择血管时应避开静脉瓣

D. 进针角度为 15°~30°

E. 一般选用生理盐水或稀释的肝素盐水进行封管

13. 进行静脉注射时选择血管的标准有（　　）

　　A. 较粗、较直

　　B. 避开关节

　　C. 弹性好

　　D. 避开静脉瓣

　　E. 对长期注射的患者应有计划地更换注射部位

14. 预防静脉炎的方法有（　　）

　　A. 严格执行无菌技术操作原则

　　B. 不选择有炎症的静脉进行穿刺

　　C. 最好选择粗大的血管进行静脉注射

　　D. 对刺激血管的药物应充分稀释后再用

　　E. 输液速度不可过快

15. 进行静脉输液时，安排药物加入先后顺序的依据有（　　）

　　A. 药物刺激性的强弱

　　B. 药物治疗疾病的快慢程度

　　C. 药物的半衰期

　　D. 药物在血液中的浓度

　　E. 治疗原则

本节答案

一、单选题

1. A　　2. C　　3. C　　4. E　　5. A　　6. A　　7. A
8. C　　9. D　　10. C　　11. D　　12. B　　13. B　　14. C
15. E　　16. B　　17. D　　18. D　　19. A　　20. C　　21. D
22. A　　23. D　　24. A　　25. B　　26. D　　27. D　　28. D
29. A　　30. A　　31. C　　32. B　　33. D　　34. D　　35. A

36. C　37. C　38. D　39. C

二、多选题

1. ABCDE　2. CD　3. BCDE　4. ABCD
5. ABE　6. ABC　7. ABCDE　8. ABCDE
9. ABCDE　10. ABE　11. ABC　12. ABCDE
13. ADE　14. BCDE　15. ADE

部分试题解析

一、单选题

1. 颈内静脉与颈内动脉的解剖位置相近，因此最容易发生动脉误穿。

2. CVC 导管是用来监测中心静脉压最传统的方法；漂浮导管的尖端进入肺动脉内，其中末端为蓝色的腔隙正好在右心房内，因此可以监测中心静脉压的变化；通过股静脉可以将导管经下腔静脉植入右心房内；Power PICC 是一种新型的 PICC，可以用来监测 CVP 的变化；植入式输液港本身在使用时需要选择最小规格的穿刺针，所以不能监测 CVP 的变化。

3. 冲洗装置的压力只是影响能否对导管进行有效冲洗，不会影响监测压力的变化。

5. 中等长度的导管属于外周输液工具，其余均为中心静脉输液工具。

6. 一般留置针可留置 48～96 小时；中等长度的导管可留置 2～4 周；中心导管可留置 1～7 天；PICC 可以保留 4 周到 1 年以上，甚至有报道留置 2 年以上。故 A 项正确。

7. 在静脉输液的过程中若墨菲氏滴管内的液面自行下降，应检查滴管上端有无漏气或裂缝，必要时更换输液器。

二、多选题

4. 输液治疗需要输液材料，因此相对费用较高。其余选项均正确。

5. 外周静脉输液工具包括头皮钢针、套管针及中等长度导管，PICC 及埋藏式输液港属于中心静脉穿刺工具。
6. 套管针属于外周静脉输液工具，其余均为中心静脉输液工具。
8. 对于血管不固定、不充盈及无力握拳的患者，可以采用扎两根止血带的方法充盈血管，对血管差的患者可以通过输液前热敷、涂硝酸甘油、阿托品等扩张血管；其余也均是科学的研究结果。
9. 穿刺时应选择神经分布稀疏的部位，此处痛感较轻；用细针穿刺相比于用粗针穿刺可以减轻穿刺时的疼痛感；穿刺时使皮肤保持一定的张力可以减轻疼痛；进针角度 60°可以减轻疼痛；在皮肤上涂抹表面麻醉剂可以缓解疼痛。
10. 碱性溶液包括乳酸钠溶液、碳酸氢钠溶液、氨丁三醇溶液。
11. 补钾不宜过早，在没有尿的情况下不宜补钾；补钾速度不宜过快。
13. 预防静脉炎的方法：严格执行无菌技术操作原则，对血管有刺激的药物应充分稀释后再应用；放慢输液速度，并防止药液外渗；有计划地更换输液部位。

第五章 感染的预防与控制

第一节 手术室布局的流程

一、单选题

1. 手术间的设置数量应依据(　　)
    A. 门诊人数
    B. 需要手术的人数
    C. 手术科室的病床数
    D. 手术室工作人员的数量
    E. 住院人数

2. 下列关于手术室位置设置的说法不正确的是(　　)
    A. 手术室宜安置在2楼或者3楼
    B. 供应室专梯必须做到洁与污分离
    C. 手术室应与外科病房及监护室相邻
    D. 可将手术室设置在顶楼,闲人勿进
    E. 手术室应与血库、病理科相邻

3. 手术室的洗手池应设置在(　　)
    A. 手术间内
    B. 手术间附近
    C. 手术室中心区
    D. 厕所门口
    E. 半限制区内

4. 下列关于手术室出入路线的描述正确的是(　　)
    A. 所有人员出入同一路线

B. 洁、污器械共用一条出入路线

C. 工作人员与患者出入不同路线

D. 三条路线并行且随时可以相通

E. 患者和无菌物品出入同一路线

5. 手术室急救车内存急救药品应按（　　）

   A. 科室需求储备

   B. 急救车药品、物品基本配置目录储备

   C. 手术安排储备

   D. 常使用者的习惯储备

   E. 近期常用药品的种类储备

6. 手术室护士工作站应设置在（　　）

   A. 洁净区

   B. 限制区

   C. 半限制区

   D. 手术室外

   E. 非限制区

7. 手术室接送患者时使用平车，为做到洁与污分开应（　　）

   A. 将平车从病房直接拉进手术间

   B. 使用交换车接送患者

   C. 用平车接送患者入手术间时可以向车轮喷洒消毒液

   D. 在手术入口处铺设黏性地垫，以粘掉车轮上的污渍

   E. 以上均不是

8. 手术间前门应采用滑动密闭感应门，对此下列说法错误的是（　　）

   A. 平移占地面积小

   B. 移动轻快、隔声

   C. 坚固、耐用

   D. 不可维持房间正压

   E. 具有气密性

第五章 感染的预防与控制

二、多选题

1. 下列关于手术室分区的说法正确的有（　　）

   A. 可以设置在同一楼层

   B. 可以设置在相邻的两个楼层

   C. 严格划分限制区、半限制区、非限制区

   D. 非限制区与限制区之间应设有半限制区过渡

   E. 以上均正确

2. 麻醉恢复室应配备（　　）

   A. 多功能病床

   B. 氧气机、呼吸机

   C. 监护仪、起搏器、除颤器、输液泵

   D. 急救药品、液体

   E. 以上均正确

3. 洁净手术室内的设置应包含（　　）

   A. 观片灯

   B. 两路及以上供电系统

   C. 门、窗

   D. 一式两套供气系统

   E. 以上均正确

4. 无菌敷料房（　　）

   A. 应靠近手术间

   B. 属于限制区

   C. 可存放无菌敷料、器械、一次性手术用品等

   D. 必须有空气净化装置

   E. 以上均正确

5. 洗手间通常采用分散布置的方法，设置在两个手术间中间，对此下列说法正确的有（　　）

   A. 专供手术者洗手用

B. 安装自动出水洗手槽

C. 安装自动出刷器及无菌洗手刷、洗手液、消毒液、无菌毛巾等

D. 必须安装计时器或悬挂钟表

E. 以上均正确

本节答案

一、单选题

1. C　　2. D　　3. B　　4. C　　5. B　　6. A　　7. B
8. D

二、多选题

1. ABCDE　　2. ABCDE　　3. ABD　　4. ABCDE
5. ABCDE

部分试题解析

一、单选题

1. 手术间的数量应依据手术科室的病床数而定。

2. 手术室应设在安静、清洁、便于与相关科室联络的位置。以低平建筑为主体的医院,手术室应选择在侧翼;以高层建筑为主体的医院,手术室宜选择在主楼的中间层。手术室与其他科室、部门的位置配置原则:靠近手术科室、血库、影像诊断科、实验诊断科、病理诊断科等,以便于工作联系,宜远离锅炉房、修理室、污水污物处理站等,以避免引发污染、减少噪声。

3. 根据 2019 年颁布的《医务人员手卫生规范》,外科手消毒时应配置专用洗手池,洗手池应设置在手术间附近,水池大小、高度适宜,能防止冲洗水溅出,池面光滑无死角,易于清洁。

4. 手术室应设有三条出入路线:一为工作人员出入路线;二为

患者出入路线；三为器械、敷料等循环供应路线。三条路线应尽量做到相互隔离，避免交叉感染。
7. 交换车可以更换车架，以最大限度地做到洁与污分开。
8. 手术间前门使用滑动密闭感应门最重要的原因就是可以维持手术间的正压状态。

二、多选题
1. 同层手术室分区明确、管理方便。两层手术室进行卫生学隔离更彻底，但需增加工作人员，管理不便。
2. 麻醉恢复室是为术后麻醉未清醒及生理功能暂未恢复的患者继续提供监护和支持治疗的场所，以上设备都应备齐。
3. 洁净手术室内不设窗，可设透光不透气的玻璃隔窗。
5. 手术室的洗手间主要供手术者洗手用，宜采用分散布置的方式，通常设在两个手术间中间。洗手间应配备自动出刷器及无菌洗手刷、洗手液、消毒液、无菌毛巾、计时钟（用于计算洗手时间）等。

第二节　洁净手术室管理

一、单选题

1. 下列不属于低度环境污染风险区域的是（　　）
   A. 药品间
   B. 仪器设备间
   C. 术前准备间
   D. 办公室
   E. 手术室
2. 下列关于不同等级的环境污染风险区域日常清洁、消毒的说法错误的是（　　）
   A. 办公室桌面可以用干布巾擦拭

B. 复苏室达到卫生级就可以

C. 手术间必须达到消毒级

D. 患者等候区物体表面的细菌菌落总数≤10 cfu/cm²

E. 以上均是

3. 下列关于手术室环境表面清洁与消毒的说法错误的是（   ）

   A. 对少量溅污（＜10 mL）先消毒、再清洁

   B. 对大量溅污先采用吸附材料覆盖、消毒清除后再实施清洁消毒

   C. 避免塑胶地面破损形成生物膜

   D. 使用的消毒剂应现用现配

   E. 以上均是

4. 下列不属于环境表面清洁质量审核方法的是（   ）

   A. 目测法

   B. 化学法

   C. 微生物法

   D. 物理法

   E. 以上均不是

5. 手术室环境表面清洁与消毒组织管理体系不包括（   ）

   A. 院感办

   B. 细菌室

   C. 医护人员

   D. 手术室

   E. 病理科

6. 洁净手术室的洁净度标准中对于百级手术间≥0.5 μm 的尘埃数应≤（   ）

   A. $3.5 \times 10^3/m^3$

   B. $35 \times 10^3/m^3$

   C. $0.35 \times 10^3/m^3$

D. $0.035×10^3/m^3$

E. $0.0035×10^3/m^3$

7. 层流净化手术室的普通手术间每日手术前送风系统应提前（　　）开机，长时间不用的手术间除做好送风口滤网等的清洁工作外，应提前（　　）开机。

   A. 15分钟　30分钟

   B. 30分钟　3小时

   C. 30分钟　1小时

   D. 30分钟　1.5小时

   E. 1小时　2小时

8. 洁净手术室在手术中应保持正压状态，洁净区对非洁净区的静压差为（　　）

   A. 5 Pa

   B. 10 Pa

   C. 15 Pa

   D. 20 Pa

   E. 5～10 Pa

9. 洁净区域空气微生物学监测的采样时间是（　　）

   A. 洁净系统自净前与从事医疗活动前

   B. 洁净系统自净后与从事医疗活动前

   C. 消毒或规定的通风换气前与从事医疗活动前

   D. 消毒或规定的通风换气后与从事医疗活动前

   E. 手术开始前

10. 普通区域空气微生物学监测的采样时间是（　　）

    A. 洁净系统自净前与从事医疗活动前

    B. 洁净系统自净后与从事医疗活动前

    C. 消毒或规定的通风换气前与从事医疗活动前

    D. 消毒或规定的通风换气后与从事医疗活动前

    E. 环境清洁后

11. 洁净区域监测培养皿的暴露时间为（   ）

    A. 10 分钟

    B. 15 分钟

    C. 20 分钟

    D. 30 分钟

    E. 60 分钟

12. 固定手术床时空气粒子计数器采样点的高度应为（   ）

    A. 不高于地面 0.8 m 的任意高度

    B. 高于地面 0.8 m 的任意高度

    C. 手术台面下 0.25 m

    D. 手术台面上 0.25 m

    E. 手术台面上 0.5 m

13. 百级手术间空气监测时培养皿的布点数是（   ）

    A. 手术区 13 个，周边区 8 个

    B. 手术区 5 个，周边区 6 个

    C. 手术区 3 个，周边区 6 个

    D. 手术区 3 个，周边区 4 个

    E. 手术区 9 个，周边区 6 个

14. 千级手术间空气监测时培养皿的布点数是（   ）

    A. 手术区 5 个，周边区 8 个

    B. 手术区 5 个，周边区 6 个

    C. 手术区 3 个，周边区 6 个

    D. 手术区 3 个，周边区 4 个

    E. 手术区 5 个，周边区 4 个

15. 万级手术间空气监测时培养皿的布点数是（   ）

    A. 手术区 5 个，周边区 8 个

    B. 手术区 5 个，周边区 6 个

    C. 手术区 3 个，周边区 6 个

    D. 手术区 3 个，周边区 4 个

E. 手术区 5 个,周边区 4 个

16. 百级手术间空气监测时周边区的培养皿的布点方法是(　　)

    A. 每边 2 个

    B. 长边 2 个,短边 1 个

    C. 长边 1 个,短边 2 个

    D. 每边 1 个

    E. 每边 3 个

17. 千级手术间空气监测时周边区的培养皿的布点方法是(　　)

    A. 每边 2 个

    B. 长边 2 个、短边 1 个

    C. 长边 1 个、短边 2 个

    D. 每边 1 个

    E. 长边 3 个,短边 1 个

18. 普通区域空气监测的培养皿的采样高度为(　　)

    A. 0.5～1.0 m

    B. 0.8～1.5 m

    C. 0.6～1.5 m

    D. 0.8～1.0 m

    E. 0.6～1.0 m

19. 产房空气监测的培养皿的暴露时间为(　　)

    A. 5 分钟

    B. 10 分钟

    C. 15 分钟

    D. 30 分钟

    E. 45 分钟

20. 洁净区域空气监测应在净化系统运行后再进行采样,在净化系统运行的时间为(　　)

    A. 5 分钟

B. 10 分钟

C. 15 分钟

D. 30 分钟

E. 40 分钟

21. 普通区域空气监测应在无人走动的情况下静止一定时间后再进行采样,静止的时间为(　　)

    A. 5 分钟

    B. 10 分钟

    C. 15 分钟

    D. 30 分钟

    E. 40 分钟

22. 卫生手消毒后细菌菌落的总数应≤(　　)

    A. 5 cfu/cm^2

    B. 10 cfu/cm^2

    C. 15 cfu/cm^2

    D. 30 cfu/cm^2

    E. 20 cfu/cm^2

23. 外科手消毒后细菌菌落的总数应≤(　　)

    A. 5 cfu/cm^2

    B. 10 cfu/cm^2

    C. 15 cfu/cm^2

    D. 30 cfu/cm^2

    E. 20 cfu/cm^2

24. 下列关于手术室常用的空气净化方式的分类错误的是(　　)

    A. 乱流式

    B. 水平层流

    C. 垂直层流

    D. 混合层流

E. 以上均不是

25. 下列关于层流式空气净化方式的说法错误的是（   ）

    A. 其可分为水平层流方式及垂直层流方式
    B. 垂直层流方式是最理想的净化方式
    C. 水平层流表面的菌落污染是垂直层流表面的 1/25
    D. 两种方式都可使用
    E. 以上均不是

26. 下列对层流手术间人员管理的说法错误的是（   ）

    A. 严格限制手术间内的人数
    B. 除必要的手术医生、护士、麻醉师外，尽量限制手术间内的人数
    C. 对人数少的手术间可以随意参观
    D. 对行感染手术的手术间不允许参观
    E. 以上均不是

27. 下列关于万级洁净手术用房安排的说法错误的是（   ）

    A. 应保持走廊洁净
    B. 可用于妇产科手术
    C. 可用于体外循环灌注准备
    D. 可用作预麻室
    E. 以上均不是

28. 下列有关洁净手术室使用中的做法不正确的是（   ）

    A. 对通风口每周清洗 1 次
    B. 感染手术完成后需用消毒液擦拭物品和地面
    C. 急诊手术患者入室后开启净化系统
    D. 对空气过滤器每月检测和清洁 1 次
    E. 手术中需始终开启净化系统

二、多选题

1. 下列属于中度环境污染风险区域的有（   ）

A. 仪器设备间

B. 复苏室

C. 患者等候区

D. 手术间

E. 病理检查间

2. 对层流净化系统应定期进行（　　）

A. 维护

B. 清洁

C. 灭菌

D. 消毒

E. 保养

3. 下列关于手术室环境表面清洁与消毒原则的说法正确的有（　　）

A. 湿式清洁

B. 先消毒、再清洁

C. 由上而下

D. 由中心区到周围区

E. 由清洁区到污染区

4. 下列属于固定环境表面的有（　　）

A. 手术床

B. 手术灯

C. 麻醉机

D. 吊塔

E. 治疗车

5. 环境表面清洁是指清除环境表面的（　　）

A. 有机物

B. 无机物

C. 细菌

D. 可见污染物

E. 以上均正确
6. 下列关于手术室清洁工具的管理要求的说法正确的有（　　）
   A. 明确标识，区分使用
   B. 使用脱卸式地巾
   C. 手工和机械清洗
   D. 配置数量与手术室规模匹配
   E. 擦拭布巾用后在 250 mg/L 有效氯消毒剂中浸泡 30 分钟
7. 手术切口感染的相关因素包括（　　）
   A. 环境因素
   B. 物品因素
   C. 人员因素
   D. 消毒隔离因素
   E. 以上均正确
8. 下列关于手术室清洁工具管理的说法正确的有（　　）
   A. 不同区域的清洁工具应明确标识，区分使用
   B. 配置数量、复用处置设施应与手术室规模相匹配
   C. 复用处置方式包括手工和机械清洗、消毒
   D. 将擦拭布巾清洗干净，在 500 mg/L 有效氯消毒剂中浸泡 30 分钟
   E. 有条件的医疗机构宜采用热力型清洗-消毒机
9. 手术室空气净化通过空调过滤器进行，常用的空调过滤器有（　　）
   A. 初效过滤器
   B. 中效过滤器
   C. 亚高效过滤器
   D. 高效过滤器
   E. 以上均正确
10. 手术室净化级别可分为（　　）
    A. 百级

B. 千级

C. 万级

D. 十万级

E. 以上均正确

11. 下列关于手术室环境的描述正确的有（　　）

    A. 噪音≤50 dB

    B. 最低光照≥350 cd/m²

    C. 层流装置开启 30 分钟后方可使用

    D. 物品表面菌落数≤ 5 cfu/m²

    E. 以上均正确

12. 下列关于水平层流手术间物品放置要求的说法正确的有（　　）

    A. 手术床放置应与气流方向一致

    B. 无影灯照射在手术野的光纤与气流形成的夹角应≥35°

    C. 手术床放置应与气流方向相对

    D. 器械台的摆放位置应与气流垂直

    E. 以上均正确

13. 进入层流手术间应（　　）

    A. 更换已消毒的拖鞋

    B. 更换洗手衣裤

    C. 佩戴一次性手术帽，以包住头发

    D. 使用一次性医用外科口罩，以遮住口、鼻

    E. 以上均正确

14. 手术医生的术前准备包括（　　）

    A. 进行外科手消毒或者用外科洗手法洗手

    B. 穿全包围式无菌手术衣

    C. 无接触式佩戴手套

    D. 穿鞋套

    E. 以上均正确

三、是非题

1. 对有高度环境污染风险的区域地面消毒时采用1000～2000 mg/L有效氯消毒液擦拭。（   ）
2. 对开放性肺结核患者建议在专科医院集中收治,如需手术应在负压手术间进行,术后在复苏室复苏。（   ）

本节答案

一、单选题

1. C　2. A　3. A　4. D　5. B　6. A　7. B
8. B　9. B　10. D　11. D　12. D　13. A　14. C
15. D　16. A　17. B　18. B　19. B　20. C　21. B
22. B　23. A　24. D　25. C　26. C　27. C　28. C

二、多选题

1. BCE　　2. ABD　　3. ACE　　4. BD
5. ABD　　6. ABCDE　7. ABC　　8. ABCE
9. ABCDE　10. ABCDE　11. ABCDE　12. AB
13. ABCDE　14. ABC

三、是非题

1. ×　2. ×

部分试题解析

一、单选题

1. 术前准备间属于有中度环境污染风险的区域。
2. 对手术室环境应采用湿式清洁的方法进行清洁。
3. 对有少量溅污(<10 mL)的情况应先清洁、再消毒。
5. 手术室环境表面清洁与消毒组织管理体系包括院感办、手术室、医护人员.环境卫生服务机构(如保洁公司等)。

6. 本题参照《洁净手术部建筑技术规范》及标准空气洁净度分级 ISO 14644—1 标准。

7. 层流净化手术室急诊手术间的送风系统应 24 小时维持低速运转状态,其他手术间的送风系统应在手术前 30 分钟开机;对长时间不使用的手术间应先清洁送风口滤网,并至少提前 3 小时开机运行,以满足洁净手术的要求。

8. 手术室压差的控制非常重要,洁净手术室在手术中应保持正压状态,洁净区对非洁净区的静压差为 10 Pa,高洁净区对低洁净区应保持在正压。

9.、10. 空气微生物学监测的采样时间:对Ⅰ类环境(洁净区域)在洁净系统自净后与从事医疗活动前采样;对Ⅱ、Ⅲ、Ⅳ类环境(普通区域)在消毒或规定的通风换气后与从事医疗活动前采样。

11. 洁净区域监测的采样方法:将普通营养琼脂平板(直径 9 cm)放在室内各采样处,将平皿盖取下,扣放于平皿旁并搭少许平皿沿,暴露 30 分钟后盖上平皿盖,及时送检。

12. 洁净区域监测采样点的布置:采样点位于不高于地面 0.8 m 的任意高度上;当手术区手术台固定时,检测点的高度在手术台面上 0.25 m。

13.～17. 见表 5-1。

表 5-1 各级别洁净区域采样点的布点数及布点方法

级别	布点总数	手术区		周边区	
		布点数	布点法	布点数	布点法
百级(5)	13 个	5 个	双对角线	8 个	每边 2 个
千级(6)	9 个	3 个	单对角线	6 个	长边 2 个,短边 1 个
万级(7)	7 个	3 个	单对角线	4 个	每边 1 个
十万级 分散送风		测点数=$\sqrt{面积(m^2)}$			

18. 普通区域监测的采样方法:将普通营养琼脂平皿(9 cm 直径)放在室内各采样处,采样高度为距地面 0.8～1.5 m,采样时将平皿盖取下,扣放于平皿旁并搭少许平皿沿,暴露至规定时间后盖上平皿盖,立即送检。

19. 普通区域空气监测的暴露时间:普通手术室、产房、导管室、新生儿室、器官移植病房、烧伤病房、ICU、血液病病区培养皿的暴露时间为 15 分钟,除上述部门外,其他环境内平皿的暴露时间为 5 分钟。

20.、21. 在无人走动的情况下,对洁净区域来说,应在净化系统运行 15 分钟后进行采样;对普通区域进行采样前应关好门窗,在无人走动的情况下静止 10 分钟再进行采样。

22.、23. 卫生手消毒后细菌菌落的总数应≤10 cfu/cm^2;外科手消毒后细菌菌落的总数应≤5 cfu/cm^2。

24. 手术室净化方式有按气流分类和按净化空间分类两种。按气流不同可分为乱流式和层流式,其中层流式又可分为水平层流和垂直层流。

二、多选题

9. 空调过滤器按其滤尘(细菌)效率的不同进行分类。整套手术室空气净化系统中四种效率的过滤器都会用到。

10. 手术室净化分级数字越高净化程度越低。

三、是非题

1. 对有高度环境污染风险区域的地面进行消毒时,应采用 500～1000 mg/L 有效氯消毒液。

2. 对开放性肺结核患者建议在专科医院集中收治,如需手术应在负压手术间进行,对该类患者的术后复苏也应在负压手术间进行。

第三节 围手术期抗菌药物的应用

一、单选题

1. 下列因素中与围手术期选择抗生素种类相关的是（　　）
    A. 常见病原菌
    B. 切口类型
    C. 患者有无易感因素
    D. 以上因素综合考虑
    E. 以上因素均无关

2. 围手术期给予抗菌药物的时间为术前（　　）
    A. 0.5～1 小时
    B. 1～2 小时
    C. 2～3 小时
    D. 2～4 小时
    E. 0.5 小时

3. 围手术期应用抗菌药物时，其一般滴完的时间为（　　）
    A. 30 分钟～1 小时
    B. 1 小时左右
    C. 30 分钟内
    D. 2 小时内
    E. 以上均不对

4. 下列关于围手术期抗菌药物给药途径的说法不正确的是（　　）
    A. 绝大部分通过静脉输注
    B. 仅有少数为口服给药
    C. 溶酶的体积为 250 mL
    D. 30 分钟内滴完
    E. 现用现配

5. 下列关于围手术期使用头孢类抗生素的说法错误的是( )

   A. 手术延长到 3 小时以上时应追加一次头孢类抗生素

   B. 失血量超过 1500 mL 时应追加一次头孢类抗生素

   C. 必要时可第三次用头孢类抗生素

   D. 无须追加头孢类抗生素的剂量

   E. 术前进行过敏试验

6. 围手术期应用抗生素,下列属于不需要追加的情况是( )

   A. 患者有明显的感染高危因素

   B. 应用人工植入物手术超过 3 小时

   C. 开放性创伤手术

   D. 择期手术

   E. 失血量<1500 mL

7. 下列手术无术前预防性应用抗生素指征的是( )

   A. 甲状腺手术

   B. 疝气修补术

   C. 膝软骨摘除术

   D. 以上均是

   E. 以上均不是

8. 围手术期的抗菌药物溶媒应首选( )

   A. 5%葡萄糖盐水

   B. 5%葡萄糖溶液

   C. 生理盐水

   D. 乳酸钠林格注射液

   E. 灭菌注射用水

二、多选题

1. 《抗菌药物临床应用指导原则》(2015 版)要求,医疗机构应结合本机构实际,根据抗菌药物特点、临床疗效、细菌耐药、不良反应及当地社会经济状况、药品价格等因素,将抗菌药物进行

分级管理。其中规定对抗菌药物的分级使用包括（　　）

A. 审批使用

B. 非限制使用

C. 限制使用

D. 特殊使用

E. 以上均是

2. 医疗机构抗菌药物管理工作机构或者专（兼）职人员的主要职责有（　　）

A. 贯彻执行抗菌药物管理相关的法律、法规、规章，制定本机构抗菌药物管理制度并组织实施

B. 审议本机构抗菌药物供应目录，制定抗菌药物临床应用相关技术性文件并组织实施

C. 对本机构抗菌药物临床应用与细菌耐药情况进行监测，定期分析、评估、上报监测数据并发布相关信息，提出干预与改进措施

D. 对医务人员进行抗菌药物管理相关法律、法规、规章、制度和技术规范的培训

E. 组织对患者合理使用抗菌药物的宣传教育

3. 有效预防和控制多重耐药菌传播的措施主要有（　　）

A. 加强医务人员的手卫生

B. 严格落实隔离措施

C. 切实遵守无菌技术操作规程

D. 加强医院环境卫生管理

E. 以上均不是

4. 滥用抗生素可导致（　　）

A. 外科手术后感染事件明显增多

B. 双重感染

C. 医院环境耐药菌感染明显增多

D. 细菌耐药性增加

E. 以上均是

5. 对围手术期的患者正确、合理地应用抗生素的作用有（　　）
   A. 提高药物的临床合理应用水平
   B. 保障患者的用药安全
   C. 减少细菌的耐药性
   D. 减少手术部位的感染
   E. 以上均是

6. 下列手术术前不需要使用抗生素的有（　　）
   A. 四肢体表手术
   B. 无人工植入物的腹股沟疝修补手术
   C. 甲状腺瘤切除术
   D. 乳腺瘤切除术
   E. 以上均是

7. 对围手术期的患者应用抗生素的目的不包括（　　）
   A. 预防手术部位感染
   B. 预防切口感染
   C. 预防与手术无关的其他部位感染
   D. 预防术后可能发生的其他部位感染
   E. 以上均是

8. 对围手术期的患者选择抗生素的原则有（　　）
   A. 相对广谱
   B. 效果肯定
   C. 安全
   D. 价格相对低廉
   E. 以上均是

9. 下列手术中术前需要预防性使用抗菌药物的有（　　）
   A. 上、下呼吸道手术
   B. 上、下消化道手术
   C. 泌尿生殖道手术

D. 乳腺包块切除手术

E. 以上均是

三、是非题

1. 选用抗菌药物品种原则上应根据病原菌的种类及病原菌对抗菌药物敏感或耐药的情况（即抗菌药物敏感试验的结果）而定。（   ）

2. 围手术期术前需输注头孢曲松钠，手术超过 3 小时需追加应用一次头孢类抗生素。（   ）

3. 两种抗生素可以置于同一溶媒中输注。（   ）

本节答案

一、单选题

1. D　　2. A　　3. C　　4. C　　5. D　　6. D　　7. D
8. C

二、多选题

1. BCD　　2. ABCDE　　3. ABCD　　4. ABCDE
5. ABCDE　6. ABCDE　7. CD　　　8. ABCDE
9. ABC

三、是非题

1. √　　2. ×　　3. ×

部分试题解析

一、单选题

1. 选择抗生素时要根据常见病原菌、切口类别、患者有无易感因素等综合考虑。

2. 围手术期给予抗生素，应在切皮前 0.5～1 小时给药，保证在发生细菌感染之前血清及组织中的药物已达到有效浓度。
3. 围手术期应用抗菌药物时一般应 30 分钟内滴完,以保证药物的有效浓度。
4. 当围手术期抗菌药物的溶媒体积不超过 100 mL 时,不宜放在大瓶溶媒中慢慢滴入,否则达不到有效的浓度。
5. 对血清半衰期为 1~2 小时的头孢类抗生素,在使用时通常需根据手术情况补充追加抗生素。
6. 围手术期一般应短程使用抗菌药物,择期手术结束后不必再用抗菌药物。
7. 本题选项中的手术均为Ⅰ类(即清洁)手术,故无须预防性应用抗生素。
8. 围手术期所用抗菌药物的溶媒应首选生理盐水,必要时才选 5%葡萄糖盐水和 5%葡萄糖溶液,以免溶液中的氢离子对抗生素造成破坏。

二、多选题

1. 中华人民共和国卫生部(现为国家卫生健康委员会)第 84 号令《抗菌药物临床应用管理办法》中第六条指出:"对抗菌药物的临床应用实行分级管理。根据安全性、疗效、细菌耐药性、价格等因素,将抗菌药物分为三级:非限制使用级、限制使用级与特殊使用级。"
4. 滥用抗生素可导致外科手术后感染事件明显增多,同时双重感染也可使医院环境中的耐药菌感染明显增多。
5. 围手术期正确、合理地应用抗生素能够提高药物的临床合理应用水平,保障患者的用药安全,减少细菌的耐药性,减少手术部位感染。故选 ABCD。
6. 对Ⅰ类切口手术大多数无须使用抗生素。故选 ABCD。
7. 围手术期应用抗生素主要是为了防止手术部位发生感染(不包括与手术无关、术后可能发生的其他部位感染)。故选 CD。

8. 对围手术期的患者应选用相对广谱、效果肯定、安全及价格相对低廉的抗菌药物。
9. 因为呼吸道、消化道、泌尿生殖道等部位存在大量的人体寄生菌群,所以做这些部位的手术时可能污染手术野,引起感染。因此,手术时需要预防性用药。故选 ABC。

三、是非题

2. 头孢曲松钠的半衰期长达 7~8 小时,所以术中无须追加。
3. 不宜将两种抗生素置于同一溶媒中静脉射注或静脉滴注,以免影响抗生素的活力,或出现变色、浑浊、沉淀等。

第四节 灭菌与消毒技术管理

一、单选题

1. 下列关于理想的低温灭菌应具备的特性的说法错误的是(　　)
   A. 灭菌效果可靠
   B. 无毒、无害
   C. 穿透性强
   D. 材料不兼容
   E. 以上均是
2. 对耐热、耐湿的诊疗器械灭菌时应首选(　　)
   A. 环氧乙烷气体灭菌
   B. 过氧化氢低温等离子灭菌
   C. 压力蒸汽灭菌
   D. 过氧乙酸灭菌
   E. 干热灭菌
3. 下列物品中适合用过氧化氢低温等离子灭菌的是(　　)
   A. 石蜡油

B. 滑石粉

C. 纸质标签

D. 光源线

E. 纱布

4. 下列不可以作为灭菌物品外包装的物品是（　　）

A. 无纺布

B. 纸塑包装袋

C. 硬质容器

D. 开放性储槽

E. 皱纹纸

5. 下列关于环氧乙烷低温灭菌注意事项的描述错误的是（　　）

A. 不应将灭菌气瓶置于冰箱中储存

B. 将灭菌器安装于通风良好的房间内

C. 不应选择棉布类包装材料

D. 皮肤接触环氧乙烷后用水冲洗接触处10分钟

E. 以上均是

6. 根据工作岗位的不同需要，消毒供应室应配备相应的个人防护用品，这些防护用品除包括圆帽、口罩、隔离衣（或防水围裙）、手套、专用鞋、护目镜外，还包括（　　）

A. 一次性乳胶手套

B. 放大镜

C. 面罩

D. 耐热手套

E. 正压头套

7. CSSD灭菌器械包的重量不宜超过（　　）

A. 5 kg

B. 6 kg

C. 7 kg

D. 8 kg

E. 10 kg

8. 脉动预真空压力蒸汽灭菌器灭菌包的体积不宜超过（　　）

   A. 20 cm×20 cm×25 cm

   B. 20 cm×20 cm×50 cm

   C. 30 cm×30 cm×25 cm

   D. 30 cm×30 cm×50 cm

   E. 30 cm×30 cm×60 cm

9. 紧急情况下对置入型器械进行灭菌时，可在生物PCD（生物体内细胞的程序性死亡）中加入（　　）

   A. 2类化学指示物

   B. 3类化学指示物

   C. 4类化学指示物

   D. 5类化学指示物

   E. 生物指示剂

10. BD装载试验的条件为（　　）

    A. 在空载条件下完成

    B. 在装载50%灭菌物品的条件下进行

    C. 在满载条件下进行

    D. 无限定

    E. 在装载30%灭菌药品的条件下进行

11. 从灭菌器卸载出的物品的冷却时间应超过（　　）

    A. 15分钟

    B. 20分钟

    C. 25分钟

    D. 30分钟

    E. 60分钟

12. 快速压力蒸汽灭菌后的物品的存放时间不能超过（　　）

    A. 6小时

    B. 4小时

C. 12 小时

D. 24 小时

E. 8 小时

13. 根据消毒隔离原则,手术用器械、物品必须符合的规范要求是(   )

    A. 清洁

    B. 清洁和灭菌

    C. 整洁

    D. 数量和包装

    E. 以上均是

14. 各种治疗、护理及换药操作的顺序应为(   )

    A. 清洁伤口—感染伤口—隔离伤口

    B. 感染伤口—隔离伤口—清洁伤口

    C. 清洁伤口—隔离伤口—感染伤口

    D. 隔离伤口—感染伤口—清洁伤口

    E. 隔离伤口—清洁伤口—感染伤口

15. 置于无菌储槽中的棉球、纱布一经打开,使用时间最长不得超过(   )

    A. 2 小时

    B. 4 小时

    C. 8 小时

    D. 24 小时

    E. 6 小时

16. 仅可杀灭分枝杆菌、真菌、病毒及细菌繁殖体等微生物,达到消毒要求是(   )

    A. 高效消毒液

    B. 中效消毒液

    C. 低效消毒液

    D. 广谱消毒液

    E. 特效消毒液

17. 《消毒管理办法》中对各种注射、穿刺、采血器具的使用要求是( )

    A. 用后灭菌

    B. 一人一用一灭菌

    C. 一人一用一消毒

    D. 一人一用一换针头

    E. 一人一用一更换

18. 对胃镜、肠镜、十二指肠镜采用2%碱性戊二醛消毒时的浸泡时间为( )

    A. 不少于60分钟

    B. 不少于30分钟

    C. 不少于20分钟

    D. 不少于10分钟

    E. 不少于5分钟

19. 《内镜清洗消毒技术操作规范》中规定,内镜储存柜内表面或镜房墙壁内表面应光滑、无缝隙、便于清洁,清洗、消毒一次的时间为( )

    A. 每周1次

    B. 每天1次

    C. 每3天1次

    D. 每5天1次

    E. 每月1次

20. 下排气式压力蒸汽灭菌器和预真空压力蒸汽灭菌器分别应采用的化学指示卡为( )

    A. 121 ℃化学指示卡　121 ℃化学指示卡

    B. 121 ℃化学指示卡　132 ℃化学指示卡

    C. 132 ℃化学指示卡　121 ℃化学指示卡

    D. 132 ℃化学指示卡　132 ℃化学指示卡

    E. 121 ℃化学指示卡　134 ℃化学指示卡

21. 管腔类器械首选的干燥方式是（ ）

    A. 用高压气枪干燥

    B. 用软布类物品擦干

    C. 自然晾干

    D. 用酒精干燥

    E. 以上均正确

22. 用过氧化物类消毒剂浸泡消毒时应将待消毒的物品放入装有过氧化氢的容器中，加盖。对一般污染物品和被细菌芽孢污染的用品用过氧化氢浸泡时应分别用（ ）

    A. 500 mg/L   1000 mg/L

    B. 1000 mg/L   2000 mg/L

    C. 500 mg/L   2000 mg/L

    D. 500 mg/L   1500 mg/L

    E. 1000 mg/L   1500 mg/L

23. 下列关于环氧乙烷的杀菌机制的表述正确的是（ ）

    A. 破坏生物分子的活性，使微生物死亡

    B. 直接或间接地作用于生物蛋白分子的不同基团，使其失去生物学活性，使微生物死亡

    C. 抑制微生物体内多种酶的活性，阻碍微生物的正常代谢，从而使微生物死亡

    D. 破坏和溶解核酸，使 DNA、RNA、蛋白质及 DPA 等物质漏出，从而导致芽孢死亡

    E. 以上均是

24. 下列关于手术野皮肤消毒方法的说法正确的是（ ）

    A. 行内镜、口腔及唇部手术时无须剃去胡须

    B. 行眼部手术前 2 天应做结膜冲洗，并滴抗生素滴眼液

    C. 行子宫切除及阴道手术前 3 天，对外阴、阴道用消毒肥皂水及灭菌水冲洗

D. 行鼻部手术前应剪去鼻毛,并在术前数日滴氯霉素滴鼻液

E. 以上均是

25. 无菌库内的无菌物品应存放在存放架上。存放架上存放的高度应低于天花板(　　),高于地面(　　),距墙面(　　)

   A. 50 cm　20 cm　5 cm
   B. 55 cm　20 cm　5 cm
   C. 50 cm　20 cm　10 cm
   D. 50 cm　20 cm　15 cm
   E. 50 cm　25 cm　10 cm

26. 控制医院感染最简单、最有效、最方便、最经济的方法是(　　)

   A. 环境消毒
   B. 合理使用抗生素
   C. 洗手
   D. 隔离传染病患者
   E. 使用一次性物品

27. 在手术无菌操作的过程中,手术间的人员应避免做不必要的活动,手术的参观者要与手术区保持的距离为(　　)

   A. 20 cm
   B. 30 cm
   C. 40 cm
   D. 35 cm
   E. 50 cm

28. 根据物品的性质,对锐利金属器械进行灭菌应首选(　　)

   A. 环氧乙烷气体灭菌
   B. 压力蒸汽灭菌
   C. 过氧化氢低温等离子灭菌
   D. 戊二醛灭菌
   E. 干热灭菌

29. 对侵入性诊疗用物应做到一人一用一（ ）
    A. 消毒
    B. 灭菌
    C. 清洗
    D. 清洁
    E. 更换

30. 下列不符合压力蒸汽灭菌的是（ ）
    A. 134~138 ℃,18 分钟
    B. 114~120 ℃,18 分钟
    C. 132 ℃,30 分钟
    D. 121 ℃,60 分钟
    E. 以上均不是

31. 对耐热的油剂干粉类物品灭菌时应首选（ ）
    A. 化学消毒剂浸泡灭菌
    B. 干热灭菌
    C. 环氧乙烷气体灭菌
    D. 高压蒸汽灭菌
    E. 过氧化氢低温等离子灭菌

32. 对受到真菌、支原体、亲水病毒污染的物品进行处理时应采用（ ）
    A. 灭菌
    B. 高水平消毒
    C. 中等水平以上消毒
    D. 低水平消毒
    E. 清洁

33. 当灭菌生物监测不合格时,应重新对该灭菌器进行连续3次的监测及测试,合格后该无菌器方可重新启用。这里的监测和测试分别为（ ）
    A. 生物   B-D

B. 化学　B-D
C. 生物　B-E
D. 化学　B-E
E. 物理　化学

34. 要保持无菌存放区环境整洁,则室温应低于(　　),相对湿度应低于(　　),以确保温度和湿度符合国家卫生规范标准。
    A. 22 ℃　70%
    B. 23 ℃　70%
    C. 24 ℃　70%
    D. 25 ℃　70%
    E. 25 ℃　50%

35. 清洗槽、刷子、防护用具等用后应(　　)
    A. 消毒
    B. 灭菌
    C. 清洗
    D. 去污
    E. 丢弃

36. 当灭菌生物监测不合格时,应将召回的物品按一定的流程进行处理。这个流程为(　　)
    A. 消毒、清洗、包装、灭菌
    B. 清洗、消毒、包装、灭菌
    C. 灭菌、清洗、消毒、包装
    D. 消毒、灭菌、清洗、包装
    E. 以上均不是

37. 当灭菌生物监测不合格时,应及时组织科室人员进行(　　)
    A. 讨论、分析、排查原因、制订改正措施
    B. 讨论、分析、排查原因、制订改进措施
    C. 排查原因、讨论、分析、制订改正措施

D. 排查原因、分析、讨论、制订改进措施

E. 以上均不是

38. 根据待灭菌物品的性质选择正确的包装材料。包装材料应符合要求,包布层数应不少于( )

    A. 2层

    B. 3层

    C. 4层

    D. 1层

    E. 以上均不是

39. 严格执行各类高、低温灭菌器的各种监测、( )

    A. 日检及记录保存

    B. 月检及记录保存

    C. 季检及记录保存

    D. 年检及记录保存

    E. 以上均不是

40. 对消毒供应中心(科)应严格分区,各区域应设置( )

    A. 实际屏障

    B. 软屏障

    C. 硬屏障

    D. 虚拟屏障

    E. 半屏障

41. 消毒供应中心(科)工作人员应以服务临床科室为宗旨,定期听取( )

    A. 护士长意见

    B. 各科室意见

    C. 手术室意见

    D. 感染办意见

    E. 护理部意见

42. 定期对消毒供应中心(科)工作质量进行督查,对发现的问题进行原因分析、改进及评价的是(　　)
    A. 感染小组
    B. 安全小组
    C. 领导小组
    D. 质量控制小组
    E. 培训小组

43. 对各种医疗物品的回收、分类、清洗、消毒、干燥、检查、包装、灭菌、监测、发放程序应符合要求。灭菌质量的合格率应达到(　　)
    A. 95%
    B. 98%
    C. 99%
    D. 100%
    E. 90%

44. 进行压力蒸汽灭菌操作的人员须经相关部门的上岗专业培训,持证上岗。这里应持(　　)
    A. 中华人民共和国设备作业人员证
    B. 中华人民共和国特种设备作业人员证
    C. 中华人民共和国特种护理作业人员证
    D. 中华人民共和国护理作业人员证
    E. 中华人民共和国技术人员证

45. 对一次性使用的无菌医疗用品在移入无菌物品存放间前应(　　)
    A. 拆除内包装
    B. 装入无菌罐
    C. 拆除外包装
    D. 包入无菌包
    E. 清洁后放入

46. 对各种清洗、消毒设备的使用应符合国家有关规定,指定专人定期进行维护和( )
    A. 清点
    B. 检修
    C. 安装
    D. 调试
    E. 清洁

47. 对运送无菌物品的容器在使用后应做清洁处理,干燥保存;对下收下送的车辆应做到洁与污分开清洗、消毒,存放。此处清洗、消毒的时间为( )
    A. 每日1次
    B. 每周1次
    C. 每月1次
    D. 每年1次
    E. 每小时1次

48. 对各传递窗内的紫外线灯管应用布巾擦拭,每周1次。这里所用的布巾应为( )
    A. 酒精布巾
    B. 盐水布巾
    C. 温水布巾
    D. 清洁布巾
    E. 消毒湿纸巾

49. 对去污区各类物品表面及地面采用消毒液擦拭消毒,墙面、顶棚等擦拭消毒,去污区环境、空气消毒的频次分别为( )
    A. 2次/日 1次/周 1次/日
    B. 2次/日 2次/周 2次/日
    C. 1次/日 1次/周 1次/日
    D. 1次/日 2次/周 3次/日
    E. 1次/日 2次/周 2次/日

50. 进行无菌物品发放及下送环节卸载时需查湿包、查化学指示胶带变色卡、查生物 PCD 批量监测合格、查(　　)
    A. 化学流程图
    B. 物理流程图
    C. 操作流程图
    D. 安全流程图
    E. 以上均不是

51. 进行醇类与酚类消毒剂染菌量测定时使用的中和剂为(　　)
    A. 普通营养肉汤
    B. 0.1%硫代硫酸钠溶液
    C. 0.3%聚山梨酯80溶液和0.3%卵磷脂溶液
    D. 0.3%甘氨酸溶液
    E. 以上均不是

52. 进行含氯消毒剂、含碘消毒剂和过氧化物消毒剂染菌量测定时使用的中和剂为(　　)
    A. 普通营养肉汤
    B. 0.1%硫代硫酸钠溶液
    C. 0.3%聚山梨酯80溶液和0.3%卵磷脂溶液
    D. 0.3%甘氨酸溶液
    E. 以上均不是

53. 进行氯己定、季铵盐类消毒剂染菌量测定时使用的中和剂为(　　)
    A. 普通营养肉汤
    B. 0.1%硫代硫酸钠溶液
    C. 0.3%聚山梨酯80溶液和0.3%卵磷脂溶液
    D. 0.3%甘氨酸溶液
    E. 以上均不是

54. 进行醛类消毒剂染菌量测定时使用的中和剂为(　　)
    A. 普通营养肉汤

B. 0.1%硫代硫酸钠溶液

C. 0.3%聚山梨酯80溶液和0.3%卵磷脂溶液

D. 0.3%甘氨酸溶液

E. 以上均不是

55. 进行B-D测试时设置的温度为（   ）

A. 121 ℃

B. 132 ℃

C. 134 ℃

D. 141 ℃

E. 120 ℃

56. 对B-D测试包要求的长度为（   ）

A. 25±2 cm

B. 30±2 cm

C. 35±2 cm

D. 40±2 cm

E. 20±2 cm

57. 对B-D测试包要求的宽度为（   ）

A. 25±2 cm

B. 30±2 cm

C. 35±2 cm

D. 40±2 cm

E. 20±2 cm

58. 对B-D测试包要求的高度为（   ）

A. 21～24 cm

B. 22～25 cm

C. 24～27 cm

D. 25～28 cm

E. 28～31 cm

59. 对压力蒸汽灭菌器进行普通生物监测时,对指示菌培养温度的要求为(　　)
    A. 36±1 ℃
    B. 46±1 ℃
    C. 56±1 ℃
    D. 66±1 ℃
    E. 37±1 ℃

60. 2019年年末新型冠状病毒肺炎暴发,根据新型冠状病毒的物理特性,手术室常用的消毒液中不能将其杀灭的是(　　)
    A. 氯仿
    B. 酒精
    C. "84"消毒液
    D. 爱尔碘
    E. 碘伏

61. 对干热灭菌器进行普通生物监测时,对试管培养温度的要求为(　　)
    A. 36±1 ℃
    B. 46±1 ℃
    C. 56±1 ℃
    D. 66±1 ℃
    E. 37±1 ℃

62. 对环氧乙烷灭菌器进行普通生物监测时,对生物指示物培养温度的要求为(　　)
    A. 36±1 ℃
    B. 46±1 ℃
    C. 56±1 ℃
    D. 66±1 ℃
    E. 35±1 ℃

二、多选题

1. 常见的低温灭菌的方法有(　　)
    A. 环氧乙烷气体灭菌

B. 过氧化氢低温等离子灭菌

C. 过氧乙酸灭菌

D. 低温甲醛蒸气灭菌

E. 压力蒸汽灭菌

2. 下列物品不适合用环氧乙烷气体灭菌的有（　　）

A. 食品类物品

B. 金属类物品

C. 液体类物品

D. 油脂类物品

E. 粉剂类物品

3. 下列关于过氧化氢低温等离子灭菌的说法正确的有（　　）

A. 灭菌前对物品进行彻底干燥

B. 包装材料为非织造布

C. 对灭菌包进行叠放

D. 接触灭菌腔内壁

E. 灭菌器合法有效

4. 下列关于低温灭菌技术操作原则的说法正确的有（　　）

A. 对普通手术器械先清洁、再灭菌

B. 随时更换灭菌方式

C. 采用生物、物理、化学等方法进行效果监测

D. 包装材料符合 GB/T 19633.1—2015 的要求

E. 对耐热、耐湿的手术器械首先进行低温灭菌处理

5. 手术间日常清洁与消毒的要求包括（　　）

A. 每日启用前用清水进行物表清洁

B. 对术中污点及时进行清洁、消毒

C. 在两台手术之间进行终末消毒

D. 在全天手术结束后对所有物体表面进行终末清洁、消毒

E. 每月对所有物体表面、回风口、送风口进行清洁、消毒

6. 清洗器械常用的清洗剂包括（　　）

A. 含酶清洗剂

B. 碱性清洗剂

C. 酸性清洗剂

D. 器械润滑油

E. 除锈剂

7. 对灭菌物品进行灭菌前应注明（　　）

    A. 灭菌器编号

    B. 灭菌批次

    C. 灭菌日期

    D. 失效日期

    E. 物品名称和检查包装者的名称

8. 生物监测不合格时应采取的措施有（　　）

    A. 立即通知使用部门停止使用

    B. 尽快召回自上次生物监测合格以来所有尚未使用的灭菌物品并进行重新处理，同时分析不合格的原因

    C. 通知使用部门对已使用生物监测不合格的无菌物品的患者进行密切观察

    D. 检查灭菌过程的各个环节，查找灭菌失败的可能原因

    E. 改进后生物监测连续 3 次合格后方可使用

9. 常用的压力蒸汽灭菌包装材料有（　　）

    A. 全棉布

    B. 一次性无纺布

    C. 一次性复合材料（如纸塑包装等）

    D. 带孔的金属盒

    E. 带孔的玻璃容器

10. 清洗过程的步骤包括（　　）

    A. 冲洗

    B. 洗剂

    C. 漂洗

    D. 终末漂洗

    E. 煮沸消毒

第五章 感染的预防与控制

11. 灭菌监测如仍不合格时应立即上报有关管理部门,确认自上次监测合格以来所有物品的灭菌( )
    A. 批次
    B. 种类
    C. 数量
    D. 名称
    E. 日期

三、是非题

1. 每台手术结束后都应进行终末消毒。( )
2. 每日启用手术间前,需用250～500 mg/L含氯消毒剂对其地面进行擦拭。( )
3. 对环氧乙烷气体灭菌器应选择适宜的包装材料,不应选择棉布类包装材料。( )
4. 对被艾滋病、乙肝等传染性疾病患者污染的器械应该先消毒后清洗。( )
5. 眼睛接触液态环氧乙烷后应用水对其至少清洗10分钟。( )
6. 安装环氧乙烷气体灭菌器时应在其前、后、左、右及上方各侧预留41 cm。( )
7. 每个月应对手术间所有物体表面、送风口、回风口进行清洁、消毒。( )
8. 内镜消毒效果监测的采样部位为内镜的外表面。( )
9. 标准预防是针对医院所有患者和医务人员采取的一组预防感染措施,其原则是基于患者的血液、体液、分泌物(包括汗液)、非完整皮肤和黏膜均可能含有感染性因子。( )
10. A0值为评价干热消毒效果的指标。( )
11. 环氧乙烷气体灭菌器及气瓶或气罐应远离火源或静电,气罐可以存放在冰箱中。( )
12. 对手术器械应采用闭合式包装方法,由2层包装材料1次包装。( )

13. 在手术使用前,手术护士应再次检查器械包的完整性、包内外化学指示卡的情况是否符合灭菌要求。( )
14. 根据消毒隔离原则,手术用器械、物品的清洁和灭菌必须符合相关规范的要求。( )
15. 手术结束后,对外来器械来说,应经供应室清洗、消毒后方可交还。( )

本节答案

一、单选题

1. D	2. C	3. D	4. D	5. D	6. C	7. C
8. D	9. D	10. A	11. D	12. B	13. B	14. A
15. D	16. B	17. D	18. D	19. A	20. B	21. A
22. A	23. C	24. D	25. A	26. C	27. B	28. C
29. B	30. B	31. B	32. C	33. D	34. C	35. A
36. B	37. B	38. A	39. D	40. A	41. B	42. D
43. D	44. B	45. C	46. B	47. A	48. A	49. A
50. A	51. A	52. B	53. C	54. D	55. C	56. B
57. A	58. D	59. C	60. A	61. A	62. A	

二、多选题

1. ABCD
2. ACDE
3. ABE
4. ACD
5. ABD
6. ABC
7. ABCDE
8. ABCDE
9. ABC
10. ABCD
11. ABC

三、是非题

1. × 2. × 3. √ 4. × 5. √ 6. × 7. ×
8. × 9. × 10. × 11. × 12. × 13. √ 14. √
15. √

部分试题解析

一、单选题

1. 理想的低温灭菌应具备的特性有灭菌效果可靠、穿透性强、无毒、无害、可监控性、材料兼容性、经济性。
3. 过氧化氢低温等离子灭菌不适用于植物纤维类物品（如纸张）、液体类物品（如石蜡油）、粉剂类物品（如滑石粉）等的灭菌。
4. 开放型储槽不能作为灭菌物品的外包装。
5. 皮肤接触环氧乙烷后应用水冲洗接触处 15 分钟。
16. 高效消毒剂指能杀灭一切细菌繁殖体（包括分枝杆菌）、病毒、真菌及其孢子等，对细菌芽孢也有一定的杀灭作用的消毒制剂。中效消毒剂指能杀灭分枝杆菌、真菌、病毒及细菌繁殖体等微生物的消毒制剂。低效消毒剂指能杀灭细菌繁殖体和亲脂病毒的消毒制剂。
18. 支气管镜浸泡消毒的时间应≥20 分钟，其他内镜浸泡消毒的时间应≥10 分钟，分枝杆菌等特殊感染患者所使用的内镜浸泡消毒的时间应≥45 分钟，灭菌时间应＞10 小时。
21. WS 310.2—2016《清洗消毒及灭菌技术操作规范》中要求管腔器械的干燥方式为高压气枪。
22. 过氧化氢类消毒剂具有高效、环保、无刺激、无残留、不会在消毒过程中产生致癌物质等优点，它可杀死细菌、病毒等，属于广谱消毒剂。
23. 环氧乙烷是烷基类化学消毒剂，其机制是通过对微生物的蛋白质、多种活性酶、RNA 的烷基化作用来阻碍它们的正常反应和新陈代谢而至微生物死亡。
24. 消毒手术野皮肤时应按照手术区域皮肤进行准备，包括脱脂、去毛清洁，以保证术区皮肤的消毒范围符合手术要求。
25. 经过灭菌的无菌物品应分类、分架放在无菌物品存放区。存放架或存放柜应距天花板 50 cm，高于地面 20 cm，距墙面 5 cm。
26. 手卫生是预防感染传播最有效、最方便、最经济的方法，保持手部卫生既是医务人员职业防范的基本措施，同时也是个人卫生和社会文明的重要体现。

28. 环氧乙烷具有穿透力强、杀菌谱广、不损害物品、灭菌效果可靠等优点,因此被广泛应用于怕湿的医疗器械、物品的灭菌。

51.~54. 进行消毒液染菌量测定时的中和剂选择:对醇类与酚类消毒剂用普通营养肉汤中和;对含氯消毒剂、含碘消毒剂和过氧化物消毒剂用 0.1%硫代硫酸钠溶液中和;对氯己定、季铵盐类消毒剂用 0.3%聚山梨酯 80 溶液和 0.3%卵磷脂溶液中和;对醛类消毒剂用 0.3%甘氨酸溶液中和;对含有表面活性剂的各种复方消毒剂可在中和剂中加入 0.3%聚山梨酯 80 溶液,也可使用在对该消毒剂的消毒效果进行检测的中和剂鉴定试验中确定的中和剂。

55.~58. B-D 测试专用于预真空和脉动真空压力蒸汽灭菌器的监测,适合在每日灭菌前、新灭菌器安装调试后、检修灭菌器设备后进行。测试前先预热灭菌器,将 B-D 测试包(由脱脂棉布或全棉手术巾折叠成长 30±2 cm、宽 25±2 cm、高 25~28 cm大小的布包,将 B-D 测试纸放入测试包的中间)水平放入灭菌柜内灭菌车的前底层,靠近柜门与排气口的前方,柜内除测试包外无任何物品,设置柜内温度为 134 ℃,时间≥3.5 分钟,然后取出测试包。

59.、60. 对压力蒸汽灭菌器进行生物监测时,经一个灭菌周期后,在无菌条件下取出标准生物测试包(管)的指示菌,投入溴甲酚紫葡萄糖蛋白胨水培养基中,在 56±1 ℃的温度中培养 7 天,观察培养结果。若为快速培养仪可在 3 小时后观察结果。

61. 对干热灭菌器进行生物监测时,经一个灭菌周期,待温度降至 80 ℃时加盖试管帽后取出试管。监测时设阳性对照和阴性对照。在无菌条件下,向干热灭菌器中加入普通营养肉汤培养基(5 毫升/管),在 36±1 ℃的温度中培养 48 小时,观察初步结果,用无菌管继续培养至第 7 天。

62.~63. 环氧乙烷气体灭菌是利用枯草杆菌黑色变种芽孢被灭活与否来监测灭菌器灭菌效果的方法。将枯草杆菌黑色变种芽孢指示物置于常规生物测试包内,并将测试包放在灭菌器最难灭菌的部位(整个装载灭菌包的中心部位),同时设阳性和阴性对照。经过一个灭菌周期后,在无菌条件下立即将生物指示物取出,在 36±1 ℃的温度中培养 7 天,观察培养结果。若为快速培养仪可在 4 小时后观察结果。
64. 应在每个待灭菌的高度危险性物品包内放置化学指示卡,将指示卡置于灭菌包最难灭菌的部位。对下排气式压力蒸汽灭菌器应采用 121 ℃化学指示卡,对预真空压力蒸汽灭菌器应采用 132 ℃化学指示卡,不可混用。采用快速压力蒸汽灭菌方式时,可直接将一片化学指示卡置于待灭菌物品旁边进行化学监测。
65. 酒精、含氯消毒液及紫外线可以杀灭新型冠状病毒。

三、是非题

1. 两台手术之间应对手术台及周边至少 1~1.5 m 范围的高频接触物表面进行清洁与消毒。
2. 每日启用手术间前需用清水擦拭手术间地面。
4. 应该是先清洗后消毒。
6. 应预留 51 cm。
7. 应为"每周"。
8. 进行内镜消毒效果监测时的采样部位为内镜的管腔。
9. 标准预防指认为患者的血液、体液、分泌物、排泄物均具有传染性,不论是否有明显的血迹污染,是否接触非完整的皮肤与黏膜,均需进行隔离的做法。对接触上述物质者必须采取预防措施。根据传播途径采取接触隔离、飞沫隔离、空气隔离是预防医院感染成功而有效的措施。

第五节 特殊感染手术的处理

一、单选题

1. 被某疾病患者污染的器械需要先消毒后清洗,这种疾病

是( )

A. 乙型病毒性肝炎

B. 丙型病毒性肝炎

C. 梅毒

D. 朊病毒

E. 艾滋病

2. 被乙型病毒性肝炎病毒阳性患者的血液、体液污染的锐器刺伤后,应在一定时间内注射乙肝免疫高价球蛋白,同时进行血液乙肝标志物检查。这个时间为( )

A. 6 小时

B. 12 小时

C. 24 小时

D. 48 小时

E. 72 小时

3. 处理被人类免疫缺陷病毒感染的患者的血渍时需用含氯消毒液的浓度是( )

A. 500 mg/L

B. 1000 mg/L

C. 2000 mg/L

D. 5000 mg/L

E. 3000 mg/L

4. 对被感染朊病毒的患者或疑似感染朊病毒的患者的高度危险组织污染的可重复使用的中度或高度危险物品进行浸泡消毒处理时采用的方法是( )

A. 浸泡于 1 mol/L 氢氧化钠溶液内 60 分钟

B. 浸泡于 10000 mg/L 含氯消毒剂内 30 分钟

C. 浸泡于 1 mol/L 氢氧化钠溶液内 30 分钟

D. 浸泡于 5000 mg/L 含氯消毒剂内 60 分钟

E. 浸泡于 10000 mg/L 含氯消毒剂内 60 分钟

5. 对气性坏疽病原体感染者的伤口进行消毒时应(　　)
   A. 选用复方碘伏溶液
   B. 对伤口用3％过氧化氢溶液冲洗,对周围皮肤用碘伏消毒
   C. 用碘酊消毒2遍,停留1分钟后,用酒精脱碘至少两遍
   D. 用氯已定醇消毒剂
   E. 用氯已定消毒剂

6. 气性坏疽是一种快速进展的急性严重性特异性感染疾病,引起它的是(　　)
   A. 厌氧菌
   B. 流感病毒
   C. 梭状芽孢杆菌
   D. 葡萄球菌
   E. 朊病毒

7. 下列不是特殊感染手术的是(　　)
   A. 破伤风手术
   B. 炭疽手术
   C. 结核手术
   D. 气性坏疽手术
   E. 朊病毒病手术

8. 下列关于特殊感染手术管理的说法错误的是(　　)
   A. 手术结束后,对各种瓶、桶等用2000 mg/L含氯消毒剂浸泡30~45分钟,若有明显大量污染时用5000~10000 mg/L含氯消毒剂浸泡超过60分钟
   B. 对一次性医疗废弃物必须用双层医疗废物袋密闭包装、标识后送焚烧处理
   C. 对标本用双层标本袋密闭送检并注明感染的类型
   D. 对天花板、地面、墙壁、仪器、设备等物体表面用1000 mg/L含氯有毒剂擦拭消毒60分钟后再用清水擦拭,擦拭应从相对清洁区到污染区,以免污染扩散
   E. 以上均不是

9. 下列不属于特殊感染手术的是(　　)

   A. 朊病毒病手术

   B. 艾滋病手术

   C. 气性坏疽手术

   D. 突发不明原因传染病手术

   E. 炭疽手术

10. 下列关于气性坏疽病原体感染患者的术后处理措施不妥的是(　　)

    A. 对手术器械按消毒—清洗—灭菌的顺序处理

    B. 对物体表面用 0.5％过氧乙酸或 1000 mg/L 含氯消毒剂进行擦拭

    C. 对重复使用的布类敷料单独收集,用 1000 mg/L 含氯消毒液浸泡消毒后清洗

    D. 对手术间进行终末消毒可采用 3％过氧化氢或过氧乙酸熏蒸,消毒后密闭 24 小时

    E. 以上均不是

11. 对朊毒体病患者采取的隔离方式主要为(　　)

    A. 飞沫隔离

    B. 接触隔离

    C. 空气隔离

    D. 保护性隔离

    E. 消化道隔离

二、多选题

1. 下列属于隔离手术间的设置要求的有(　　)

   A. 距离手术间入口较近处

   B. 远离其他手术间

   C. 无须设置缓冲间

   D. 距离手术间入口较远处

   E. 以上均是

2. 下列关于隔离手术间管理的说法正确的有（　　）
   A. 在室内外各设置 1 名巡回护士，分工明确
   B. 参加手术人员需穿隔离衣，戴手套、护目镜等，做好个人防护
   C. 对转运患者的推车使用一次性防渗透床单，对接触患者的所有用物使用后进行终末消毒处理
   D. 对手术用物尽可能使用一次性物品或耐高温、高压的灭菌物品
   E. 以上均是

3. 特殊感染手术的术后处理措施包括（　　）
   A. 对使用后的器械应进行双层密闭包装，并标明感染性疾病的名称，由消毒供应中心单独回收处理
   B. 对医疗废物应用双层垃圾袋包装，标明感染性疾病的种类，单独密封回收，集中焚烧
   C. 对地面及 1 m 以下的墙壁、手术台、器械车等物品均用消毒液擦洗，对手术间所有物品及环境进行终末消毒处理
   D. 对负压手术间按要求更换过滤网
   E. 以上均是

4. 下列属于特殊感染手术的有（　　）
   A. 朊病毒病手术
   B. 气性坏疽手术
   C. 乙肝手术
   D. 突发的原因不明的传染病手术
   E. 以上均是

5. 气性坏疽的主要传播途径有（　　）
   A. 接触传播
   B. 气溶胶传播
   C. 污染的诊疗器械传播
   D. 消化道传播

E. 以上均是

6. 下列消毒剂或灭菌方式中对气性坏疽病原体有抑制繁殖或杀灭作用的有（　　）

   A. 3％过氧化氢溶液

   B. 5％过氧乙酸溶液

   C. 含氯消毒剂

   D. 压力蒸汽灭菌

   E. 以上均是

7. 小腿撕脱伤后创面污染严重，术中清洗创面时可选择的冲洗液有（　　）

   A. 0.9％氯化钠溶液

   B. 灭菌注射用水

   C. 稀释1∶1碘伏溶液

   D. 3％过氧化氢溶液

   E. 以上均是

三、是非题

1. 在隔离患者的手术通知单上应注明隔离种类和感染诊断，在隔离手术间或负压手术间进行手术时需做好严格的隔离管理。（　　）

2. 接触传染病患者或患者周围环境后需用流动水洗手，洗手时应注意清洗双手所有皮肤，包括指背、指尖、指缝等，认真揉搓，对每个部位的揉搓应不少于15秒。（　　）

3. 在发生医疗废物导致的传染病传播事件后应按有关规定及时报告，并采取应对措施。（　　）

4. 若发生人类免疫缺陷病毒职业暴露，应当在发生职业暴露后尽早进行预防性用药，最好24小时内实施，最迟不得超过24小时；但即使超过24小时，也应实施预防性用药。（　　）

5. 对被感染朊病毒的患者或疑似感染朊病毒的患者的高度危

险组织污染的中度和高度危险的物品,不能耐受高温的可用低温灭菌。（　　）
6. 艾滋病是由人类免疫缺陷病毒引起的获得性免疫缺陷综合征。（　　）
7. 对开放性肺结核患者进行术后麻醉复苏时应在负压手术间完成。（　　）

本节答案

一、单选题

1. D　　2. C　　3. B　　4. A　　5. B　　6. C　　7. C
8. D　　9. B　　10. C　　11. B

二、多选题

1. AB　　　　2. ABCDE　　3. ABCDE　　4. ABD
5. ABC　　　6. ABCDE　　7. ACD

三、是非题

1. √　　2. ×　　3. √　　4. √　　5. ×　　6. √　　7. √

部分试题解析

一、单选题

1. 对被乙型病毒性肝炎、丙型病毒性肝炎、梅毒等的病原体感染的器械应先清洗后消毒。

4. 对被感染朊病毒的患者或疑似感染朊病毒的患者的高度危险组织污染的中度或高度危险物品应浸泡于 1 mol/L 氢氧化钠溶液内 60 分钟,然后按 WS 310.2—2016 中的方法进行清洗、消毒、灭菌。对其进行压力蒸汽灭菌时可采用 134～138 ℃,18 分钟,132 ℃,30 分钟或 121 ℃,60 分钟三种标准。

第六节 医疗废物管理

一、单选题

1. 下列不属于医疗废物的是（　　）
   A. 胎盘
   B. 死胎
   C. 被截肢体
   D. 医学实验中使用的动物组织
   E. 使用后的手套

2. 刘护士使用一次性注射器对患者进行肌肉注射，完成注射后需要置入锐器盒的医疗废物是（　　）
   A. 注射器针筒
   B. 注射器针头
   C. 使用后的棉签
   D. 一次性治疗巾
   E. 止血带

3. 感染性医疗废物回收袋的颜色是（　　）
   A. 黑色
   B. 黄色
   C. 红色
   D. 橘红色
   E. 蓝色

4. 下列不属于药物性医疗废物的是（　　）
   A. 过期的抗生素
   B. 过期的疫苗
   C. 过期的消毒液
   D. 过期的白蛋白
   E. 过期的局部麻醉药

5. 下列不属于感染性废物的是（　　）
   A. 拔出的引流管
   B. 使用后的吻合器
   C. 棉签
   D. 术中使用的一次性中单
   E. 清洁包装袋

6. 下列对于医疗废物的处理措施不妥的是（　　）
   A. 对时间短的手术可以合并处理
   B. 若医疗废物流失，应立即上报
   C. 不得取出包装袋内的感染性废物
   D. 远离手术区暂存
   E. 分类收集

7. 应将用于配药的注射器针管放入（　　）
   A. 黑色垃圾袋
   B. 黄色垃圾袋
   C. 白色垃圾袋
   D. 橙色垃圾袋
   E. 红色垃圾袋

8. 在医疗废物的暂时储存设施、设备中除应设置明显的警告标识外，还应有相关的安全设施，这个安全设施的作用是（　　）
   A. 防渗漏
   B. 防鼠、蚊、蟑螂
   C. 避免阳光直射
   D. 以上均是
   E. 以上均不是

9. 对从事医疗废物收集、运送、储存等的工作人员，应配备必要的防护用具，这个防护用具是（　　）
   A. 帽子
   B. 防护口罩

C. 橡胶手套

D. 长筒胶鞋

E. 以上均是

10. 应将在医疗活动过程中产生的感染性废物、病理性废物、少量药物性废物投入（　　）

A. 黄色垃圾袋

B. 黑色垃圾袋

C. 红色垃圾袋

D. 以上均可投

E. 以上均不可投

11. 《医疗废物分类目录》中将医疗废物分为（　　）

A. 3类

B. 4类

C. 5类

D. 6类

E. 7类

12. 在手术及其他治疗过程中产生的废弃的人体组织器官属于（　　）

A. 感染性废物

B. 病理性废物

C. 损伤性废物

D. 化学性废物

E. 药物性废物

13. 对一般感染手术后的敷料使用（　　）黄色垃圾袋,标识清晰,密闭运送;对手术后的房间平面及仪器设备用（　　）含氯消毒剂擦拭消毒。对特殊感染手术后的敷料用（　　）黄色垃圾袋,标识清晰,密闭运送;对手术后的房间平面及仪器设备使用（　　）含氯消毒剂擦拭消毒。

A. 单层　500 mg/L　双层　1000 mg/L

B. 双层　1000 mg/L　双层　2000 mg/L

C. 单层　1000 mg/L　双层　2000 mg/L

D. 双层　500 mg/L　双层　2000 mg/L

E. 单层　1000 mg/L　双层　5000 mg/L

二、多选题

1. 医疗废物的种类包括（　　）

    A. 感染性废物

    B. 病理性废物

    C. 化学性废物

    D. 损伤性废物

    E. 药物性废物

2. 医院内所产生的生活垃圾按属性可分为（　　）

    A. 其他垃圾

    B. 有害垃圾

    C. 易腐垃圾

    D. 可回收物

    E. 以上均是

3. 下列关于手术室垃圾分类放置的说法正确的有（　　）

    A. 对传染病患者产生的医疗垃圾应双层包装

    B. 将输液瓶放入白色垃圾袋

    C. 将未污染的物品外包装放入黑色垃圾袋

    D. 将放射性药品存放在防护容器中

    E. 以上均是

4. 下列关于手术室医疗垃圾储存、转运的说法正确的有（　　）

    A. 远离生活区

    B. 及时运出

    C. 达到容器 3/4 时封口

    D. 出现渗漏立即清洁、消毒

    E. 应设醒目的标识

5. 下列属于损伤性废物的有（　　）
   A. 手术刀片
   B. 缝针
   C. 钢丝残端
   D. 温度计
   E. 抗生素药瓶

三、是非题

1. 未被患者的体液、血液、排泄物污染的装青霉素及头孢类抗生素的废弃瓶不属于医疗废物。（　　）
2. 患者术中取下的钢板不属于医疗废物。（　　）
3. 手术结束后刘医生将口罩、帽子摘下并放入黑色垃圾袋内。（　　）
4. 盛装的医疗废物达到包装物或者容器的 2/3 时应当更换包装物或者容器。（　　）
5. 医疗垃圾包装物外表面被感染性废物污染时，应当对被污染物进行消毒处理或增加一层包装。（　　）
6. 在手术间内应放置有盖垃圾桶、锐器盒等，用于医疗和生活垃圾的收集。（　　）
7. 医疗卫生机构发生医疗废物流失、泄露、扩散时，相关工作人员应按照规定的时限逐级上报至卫生行政主管部门。（　　）

本节答案

一、单选题

1. B　　2. B　　3. D　　4. C　　5. C　　6. A　　7. B
8. D　　9. E　　10. A　　11. C　　12. B　　13. C

二、多选题

1. ABCDE　　2. ABCDE　　3. ACD　　4. ABCDE
5. ABC

三、是非题

1. √ 2. × 3. × 4. × 5. √ 6. × 7. √

部分试题解析

一、单选题

1. 死胎不能作为医疗废物。
2. 损伤性医疗废物应放入锐器盒。
4. 过期的消毒液属于化学性废物。
5. 使用后的棉签属于感染性废物。
7. 配药的注射器针管属于感染性废物,使用后应将其放入黄色垃圾袋。
12. 病理性废物是指诊疗过程中产生的人体废弃物和医学实验中使用的动物尸体等,其主要包括:①在手术及其他诊疗过程中产生的废弃的人体组织、器官等;②医学实验中使用的动物组织、尸体;③做病理切片后废弃的人体组织、病理蜡块等。

二、多选题

3. 未被污染的输液瓶可以放入白色垃圾袋。

三、是非题

2. 患者术中取下的钢板属于医疗废物。
3. 手术结束后医生的口罩、帽子应放入黄色垃圾袋。
4. 盛装的医疗废物达到包装物或者容器的3/4时应当更换包装物或者容器。
6. 手术间内应放置无盖垃圾桶、锐器盒等。

第七节 感染控制指标监测

一、单选题

1. 调查证实出现医院感染流行时,医院应向当地卫生行政部门

报告的时间是(   )

A. 12小时内

B. 24小时内

C. 36小时内

D. 48小时内

E. 60小时内

2. 引起医院内感染的致病菌主要是(   )

A. 革兰氏阳性菌

B. 革兰氏阴性菌

C. 真菌

D. 支原体

E. 病毒

3. 我国最常见的由细菌引起的医院内感染是(   )

A. 尿路感染

B. 术后伤口感染

C. 肺部感染

D. 皮肤感染

E. 消化道感染

4. 医院感染最主要的感染源是(   )

A. 带菌者

B. 已感染的患者

C. 环境储源

D. 动物感染

E. 空气中的污染物

5. 医院感染的流行方式主要是(   )

A. 散发

B. 暴发

C. 散发和暴发

D. 流行和暴发

E. 散发和流行

6. 在医院各类环境的空气中、物体表面、医院工作人员的手部不得检出（ ）

   A. 乙型溶血性链球菌

   B. 沙门氏菌

   C. 埃希氏菌

   D. 致病性微生物

   E. 肠球菌

7. 下列关于发热门诊工作管理制度的描述不正确的是（ ）

   A. 进入发热门诊就诊的患者应在医务人员的指导下戴好口罩，患者离去后工作人员应立即按规范进行消毒处理

   B. 医务人员接触患者（含疑似患者）后，要及时更换全套防护物品

   C. 严格执行疫情报告制度，对确诊或疑似病例必须立即按程序上报，4小时内上报给当地疾病预防控制中心

   D. 疑似患禽流感等传染病者一旦确诊，按照疾控中心规定，应立即将其转诊至定点医院进行隔离治疗

   E. 诊室物品的消毒、隔离工作必须由专人负责

8. 对发热门诊诊室每日应进行空气消毒的次数为（ ）

   A. 1次

   B. 2次

   C. 3次

   D. 4次

   E. 6次

9. 对使用中的灭菌用消毒液的染菌量的要求为（ ）

   A. 无细菌生长

   B. ≤10 cfu/mL

   C. ≤50 cfu/mL

   D. ≤100 cfu/mL

   E. ≤200 cfu/mL

10. 对使用中的皮肤黏膜消毒液的染菌量的要求为（   ）
    A. 无细菌生长
    B. ≤10 cfu/mL
    C. ≤50 cfu/mL
    D. ≤100 cfu/mL
    E. ≤5 cfu/mL

11. 对使用中的非灭菌和皮肤黏膜用消毒液的染菌量的要求为（   ）
    A. 无细菌生长
    B. ≤10 cfu/mL
    C. ≤50 cfu/mL
    D. ≤100 cfu/mL
    E. ≤200 cfu/mL

12. 对有高度危险性的医疗器材进行消毒、灭菌时的监测要求为（   ）
    A. 无细菌生长
    B. 细菌菌落总数应≤20 cfu/件（cfu/g 或 cfu/100 cm^2）不得检出致病性微生物
    C. 细菌菌落总数应≤200 cfu/件（cfu/g 或 cfu/100 cm^2），不得检出致病性微生物
    D. 未检出致病菌
    E. 以上均不是

13. 对有中度危险性的医疗器材进行消毒、灭菌时的监测要求为（   ）
    A. 无细菌生长
    B. 细菌菌落总数应≤20 cfu/件（cfu/g 或 cfu/100 cm^2），不得检出致病性微生物
    C. 细菌菌落总数应≤200 cfu/件（cfu/g 或 cfu/100 cm^2），不得检出致病性微生物
    D. 未检出致病菌

E. 以上均不是

14. 对有低度危险性的医疗器材进行消毒、灭菌时的监测要求为（　　）

    A. 无细菌生长
    B. 细菌菌落总数应≤20 cfu/件(cfu/g 或 cfu/100 cm²)，不得检出致病性微生物
    C. 细菌菌落总数应≤200 cfu/件(cfu/g 或 cfu/100 cm²)，不得检出致病性微生物
    D. 未检出致病菌
    E. 以上均不是

15. 对清洁的医疗器材进行消毒、灭菌时的监测要求为（　　）

    A. 无细菌生长
    B. 细菌菌落总数应≤20 cfu/件(cfu/g 或 cfu/100 cm²)，不得检出致病性微生物
    C. 细菌菌落总数应≤200 cfu/件(cfu/g 或 cfu/100 cm²)，不得检出致病性微生物
    D. 未检出致病菌
    E. 以上均不是

二、多选题

1. 目标性监测目标明确、针对性强、对感染防控价值较大，是目前常用的监测方法。目标性监测有很多种，其主要的监测目标包括（　　）

    A. 重症监护病房(ICU)医院感染监测
    B. 新生儿病房医院感染监测
    C. 外科手术部位感染监测
    D. 细菌耐药性监测
    E. 以上均包括

2. 医院感染的诊断主要依靠（　　）

    A. 临床资料
    B. 实验室检查结果

C. 影像和(或)病理检查
D. 临床医生的判断
E. 以上均是

3. 医院感染管理委员会由职能部门和相关科室负责人组成。这里的职能部门包括(　　)
   A. 医院感染管理科
   B. 医务科
   C. 护理部
   D. 门诊部
   E. 保卫科

4. 医院感染管理体系包括(　　)
   A. 医院感染管理委员会
   B. 医院感染管理科
   C. 医院感染专职管理人员
   D. 各科室医院感染监控医生
   E. 各科室医院感染监控护士

5. 医院应当对全体医务人员进行多重耐药菌感染的教育,其内容包括(　　)
   A. 开展有关多重耐药菌感染及预防、控制措施等方面知识的培训
   B. 强化医务人员对多重耐药菌医院感染控制工作的认识
   C. 掌握并实施预防、控制多重耐药菌传播的策略和措施
   D. 保障患者的医疗安全
   E. 以上均是

6. 医务部门的医院感染管理职责与落实的内容包括(　　)
   A. 协助组织医师和医技部门人员进行预防、控制医院感染知识的培训
   B. 监督、指导医师和医技人员落实医院感染预防与控制的制度及措施
   C. 在医院感染事件暴发时,负责组织、协调相关科室和部门

开展感染调查与控制的工作

D. 根据需要进行医师和医技人员调配,组织对患者的治疗和善后处理

E. 以上均是

7. 护理部门落实医院感染管理职责的内容包括(　　)

A. 协助组织全院护理人员预防、控制医院感染知识的培训

B. 监督、指导护理人员落实医院感染预防与控制的相关制度

C. 在医院感染事件暴发时,根据需要进行护士人力调配

D. 指导护理人员落实消毒、隔离等的制度及措施

E. 以上均是

8. 手术室职业暴露根据危险因素可分为(　　)

A. 物理性职业暴露

B. 化学性职业暴露

C. 生物性职业暴露

D. 心理性职业暴露

E. 以上均是

9. 空气微生物学监测包括(　　)

A. 清洁区域空气监测

B. 洁净区域空气监测

C. 普通区域空气监测

D. 污染区域空气监测

E. 半污染区域空气监测

10. 压力蒸汽灭菌监测包括(　　)

A. 物理监测

B. 化学监测

C. 生物监测

D. 红外监测

E. 以上均是

11. B-D测试的时机为(　　)
    A. 每日灭菌前
    B. 新灭菌器安装调试后
    C. 检修灭菌器设备后
    D. 每次灭菌后
    E. 以上均是
12. 进行环氧乙烷气体灭菌物理监测需要参考的项目包括(　　)
    A. 温度
    B. 湿度
    C. 时间
    D. 压力
    E. 体积
13. 下列可以用G-1型消毒剂浓度试纸测试消毒液有效成分含量的有(　　)
    A. 过氧乙酸
    B. 过氧化氢
    C. 氯胺
    D. 次氯酸钠
    E. 次氯酸钙

三、是非题

1. 进行医院感染三级管理的组织和人员包括医院感染管理委员会、医院感染科、医院感染专职管理人员、各科室病房的医院感染监控医生和护士。(　　)
2. 新生儿在住院48小时内出现单纯疱疹、弓形体病、水痘等属于医院感染。(　　)
3. 保护性隔离措施是指为预防高度易感患者受到来自其他患者、医务人员、探视者及病区环境中各种致病微生物的感染而采取的隔离措施。(　　)
4. 医院感染管理委员会不应包括设备管理部门和后勤管理部

门。（　　）

5. 医院应建立有效的医院感染监测与通报制度，及时诊断医院感染病例，分析发生医院感染的危险因素，采取有针对性的预防与控制措施，并应将医院感染监测控制质量纳入医疗质量管理考核体系。（　　）
6. 医院必须对患者开展医院感染监测，以掌握本院医院感染发病率、多发部位、多发科室、高危因素、病原体特点及耐药性等，为医院感染控制提供科学依据。（　　）
7. 全院综合性监测是指连续不断地对所有临床科室的全部住院患者和医务人员进行医院感染及相关危险因素的监测。（　　）
8. 目标性监测是指针对高危人群、高发感染部位等开展的医院感染及其危险因素的监测，如重症监护病房医院感染监测、新生儿病房医院感染监测、手术部位感染监测、抗菌药物临床应用与细菌耐药性监测等，是一种回顾性调查方法。（　　）
9. B-D测试专用于预真空蒸汽灭菌器的监测。（　　）
10. 可以利用嗜热脂肪杆菌芽孢来监测压力蒸汽灭菌器的灭菌效果。（　　）
11. 可以利用嗜热脂肪杆菌芽孢来监测干热灭菌器的灭菌效果。（　　）
12. 可以利用嗜热脂肪杆菌芽孢来监测环氧乙烷气体的灭菌效果。（　　）
13. 可以利用嗜热脂肪杆菌芽孢来监测过氧化氢低温等离子灭菌器的灭菌效果。（　　）
14. 过氧化氢低温等离子灭菌器经过一个灭菌周期后，若包外和包内化学指示物均由桃红色变为粉红色则说明达到灭菌条件。（　　）
15. 对过氧化氢低温等离子灭菌器进行生物监测时，若化学指示物顶盖的颜色为红色，内容物为黄色且浑浊，则判定为灭

菌合格。（　　）

16. 将 G-1 型消毒剂浓度试纸（一条或半条）浸入消毒液中，停留片刻取出，1 分钟后在自然光下与标准色块进行比较，读出溶液所含有效成分的浓度。（　　）

17. 戊二醛浓度试纸指示色块渐变为黄色表示溶液浓度达到要求。（　　）

本节答案

一、单选题

1. A　　2. B　　3. C　　4. B　　5. C　　6. D　　7. C
8. B　　9. A　　10. B　　11. D　　12. A　　13. B　　14. C
15. D

二、多选题

1. ABCDE　　2. ABCDE　　3. ABCD　　4. ABCDE
5. ABCDE　　6. ABCDE　　7. ABCDE　　8. ABCDE
9. BC　　10. ABC　　11. ABC　　12. ABCD
13. ABCDE

三、是非题

1. √　　2. ×　　3. √　　4. ×　　5. √　　6. √　　7. √
8. ×　　9. √　　10. √　　11. ×　　12. ×　　13. √　　14. ×
15. ×　　16. ×　　17. ×

部分试题解析

一、单选题

9.～11. 消毒液染菌量结果判断：使用中的灭菌用消毒液为无细菌生长；使用中皮肤黏膜消毒液为≤10 cfu/mL；其他使用中的消毒液为≤100 cfu/mL。

12.～15. 医疗器材消毒灭菌监测结果判断：有高度危险性的医疗

器材应无菌;有中度危险性的医疗器材的细菌菌落总数应≤20 cfu/件(cfu/g 或 cfu/100 cm^2),不得检出致病性微生物;有低度危险性的医疗器材的细菌菌落总数应≤200 cfu/件(cfu/g 或 cfu/100 cm^2),不得检出致病性微生物。清洁的医疗器材未检出致病菌为消毒合格。

二、多选题

8. 手术室职业暴露的危险因素包括生物性或感染性危险因素、化学药物损伤、物理性损伤、社会心理因素。
9. 空气微生物学监测是指对医疗场所的空气进行污染程度或消毒效果的监测,包括普通区域空气监测和洁净区域空气监测。
10. 压力蒸汽灭菌监测包括灭菌器及其灭菌效果的监测,具体内容有物理监测、化学监测和生物监测。监测时机及频率按照《医院感染监测制度》的要求执行。
11. B-D测试专用于预真空和脉动真空压力蒸汽灭菌器的监测,在每日灭菌前、新灭菌器安装调试后、检修灭菌器设备后进行。
12. 若环氧乙烷气体灭菌的物理监测(如温度、湿度、时间、压力等)符合设置要求,各项灭菌参数符合灭菌器的使用说明或操作手册的要求,则结果判断为合格。
13. G-1型消毒剂浓度试纸可以测定多种氧化性消毒剂(如含氯消毒剂的优氯净、氯代异尿酸及其盐类、氯胺、次氯酸钠、次氯酸钙、氯化磷酸三钠等)的浓度,还可以测定过氧化物类(如过氧乙酸、过氧化氢、二氧化氯等)的浓度。

三、是非题

2. 无明显潜伏期、入院 48 小时后发生的感染为院内感染。
4. 医院感染管理委员会是医院感染管理的决策机构,在院长和业务副院长的领导下开展工作,由医院感染管理科、医务处、护理部、门诊部、临床相关科室、检验科、药剂科、消毒供应室、手术室、预防保健科、设备科、后勤部等科室主要负责人和抗感染药物临床应用专家等组成。

8. 目标性监测不是回顾性调查方法。
9. B-D测试专用于预真空和脉动真空压力蒸汽灭菌器的监测,应在每日灭菌前、新灭菌器安装调试后、检修灭菌器设备后进行。
10. 压力蒸汽灭菌的生物监测是利用嗜热脂肪杆菌芽孢被灭活与否来监测灭菌器灭菌效果的方法。
11. 干热灭菌的生物监测是利用枯草杆菌黑色变种芽孢被灭活与否来监测灭菌器灭菌效果的方法。
12. 环氧乙烷气体灭菌的生物监测是利用枯草杆菌黑色变种芽孢被灭活与否来监测灭菌器灭菌效果的方法。
13. 过氧化氢低温等离子灭菌的生物监测是利用嗜热脂肪杆菌芽孢被灭活与否来监测灭菌器灭菌效果的方法。
14. 过氧化氢低温等离子灭菌的化学监测在经一个灭菌周期后,若包外和包内化学指示物均由桃红色变为橘色则说明达到灭菌条件。
15. 过氧化氢低温等离子灭菌的生物监测标准:若化学指示物顶盖的颜色为金黄色,内容物仍为紫色,则判定为灭菌合格;若化学指示物顶盖的颜色为红色,内容物为黄色且浑浊,则判定为灭菌条件未达到要求,应重新监测。
16. G-1型消毒剂浓度试纸测定的方法:取试纸一条或半条,浸入消毒液中,停留片刻取出,0.5分钟内在自然光下与标准色块进行比较,读出溶液所含有效成分的浓度。
17. 戊二醛浓度试纸指示色块达到均匀黄色表示溶液浓度达到要求。

下篇

专科知识

第六章　专科手术护理

第一节　手术应用解剖

一、单选题

1. 成人的听小骨属于感觉器,它的块数共为(　　)
   A. 4 块
   B. 5 块
   C. 6 块
   D. 7 块
   E. 3 块

2. 人体最大的籽骨是(　　)
   A. 腭骨
   B. 尾骨
   C. 镫骨
   D. 髌骨
   E. 股骨

3. 鼻旁窦中体腔最大的是(　　)
   A. 上颌窦
   B. 筛窦
   C. 额窦
   D. 蝶窦
   E. 鼻窦

4. 面部的感觉神经为(　　)
   A. 面神经

B. 三叉神经

C. 眶上神经

D. 眶下神经

E. 枕小神经

5. 脊柱由若干块椎骨、1块骶骨和1块尾骨连接形成。其中椎骨的块数为（　　）

   A. 24块

   B. 25块

   C. 26块

   D. 27块

   E. 23块

6. 成人的椎间盘有（　　）

   A. 22个

   B. 23个

   C. 24个

   D. 25个

   E. 21个

7. 位于腹前壁正中线上，由两侧腹直肌鞘的纤维彼此交织形成的腱性结构是（　　）

   A. 腹直肌

   B. 白线

   C. 弓状线

   D. 半环线

   E. 腹横肌

8. 主要作用是使关节外展，前部肌束可以使肩关节屈和内旋，后部肌束能使肩关节伸和旋外的是（　　）

   A. 冈上肌

   B. 冈下肌

C. 肩胛下肌

D. 三角肌

E. 斜方肌

9. 位于胸腔、腹腔之间的肌肉是（   ）

A. 肋间外肌

B. 膈肌

C. 腹外斜肌

D. 腹内斜肌

E. 腹直肌

10. 能使足跖屈和外翻的肌肉是（   ）

A. 腓肠肌

B. 胫骨前肌

C. 胫骨后肌

D. 腓骨长肌

E. 比目鱼肌

11. 能使足内翻的肌肉是（   ）

A. 腓肠肌

B. 胫骨前肌

C. 胫骨后肌

D. 腓骨长肌

E. 腓骨短肌

12. 支配咀嚼肌的神经是（   ）

A. 颈神经前支

B. 副神经

C. 面神经

D. 三叉神经

E. 舌下神经

13. 支配颊肌的神经是（   ）

A. 颈神经前支

B. 副神经

C. 面神经

D. 三叉神经

E. 鼓索神经

14. 下列关于乳房的描述错误的是（　　）

    A. 乳房位于锁骨中线第 2～6 肋间，内起于胸骨旁，外达腋前线，呈半球形或圆锥形

    B. 乳房的正常体积为 350～450 mL

    C. 体积小于 200 mL 为小乳房

    D. 体积 1500 mL 以上为巨乳

    E. 女性乳房可分为内部和外部，由乳腺和其他肌肉组成

15. 支配臀大肌的神经为（　　）。

    A. 腰丛神经

    B. 臀下神经

    C. 臀上神经

    D. 闭孔神经

    E. 股神经

16. 可使颊部贴紧牙齿、帮助咀嚼和吸吮的肌肉是（　　）

    A. 枕额肌

    B. 翼内肌

    C. 眼轮匝肌

    D. 颊肌

    E. 口轮匝肌

17. 可使额部皮肤出现皱纹的肌肉是（　　）

    A. 枕额肌

    B. 翼内肌

    C. 眼轮匝肌

    D. 颊肌

    E. 降眉间肌

18. 甲状腺下动脉起自（ ）

    A. 甲状颈干

    B. 颈内动脉

    C. 颈外动脉

    D. 锁骨下动脉

    E. 以上均不对

19. 下列不属于大隐静脉属支的是（ ）

    A. 腹壁下静脉

    B. 股外侧浅静脉

    C. 股内侧浅静脉

    D. 腹壁浅静脉

    E. 阴部外静脉

20. 颞下窝的内容物不包括（ ）

    A. 翼内肌

    B. 翼外肌

    C. 下颌后静脉

    D. 下颌神经

    E. 翼丛

21. 穿过收肌管的结构是（ ）

    A. 股血管与股神经

    B. 股深血管与隐神经

    C. 闭孔血管与闭孔神经

    D. 隐神经与股动静脉

    E. 隐神经与大隐静脉

22. 腋神经损伤会出现的症状是（ ）

    A."方肩"

    B."翼状肩"

    C."爪形手"

    D."猿掌"

E. 垂腕

23. 沿胸外侧血管排列的腋淋巴结是（   ）
    A. 中央淋巴结
    B. 尖淋巴结
    C. 胸肌淋巴结
    D. 肩胛下淋巴结
    E. 外侧淋巴结

24. 绕肱骨外科颈的神经是（   ）
    A. 肌皮神经
    B. 正中神经
    C. 尺神经
    D. 桡神经
    E. 腋神经

25. 下列关于指间鞘的叙述错误的是（   ）
    A. 腱滑膜鞘两端密闭
    B. 第2～4指的滑膜鞘一般均与尺侧囊相连
    C. 纤维性鞘由手指深筋膜增厚而形成
    D. 指间鞘为包绕指浅、深屈肌腱的鞘管
    E. 滑膜鞘由双层滑膜构成

26. 下列关于心包毗邻的描述错误的是（   ）
    A. 心包后方有主支气管、食管、胸主动脉和奇静脉
    B. 心包前壁隔胸膜和肺与第1～5肋软骨相贴
    C. 心包两侧为纵隔胸膜
    D. 心包上方有上腔静脉、升主动脉和肺动脉
    E. 心包下面毗邻横膈和下腔静脉

27. 下列关于脊肋角的叙述正确的是（   ）
    A. 脊肋角为竖脊肌外侧缘与第12肋的交角
    B. 脊肋角为竖脊肌内侧缘与第12肋的交角
    C. 脊肋角为竖脊肌与肋间内肌的交角

D. 脊肋角为竖脊肌与肋间外肌的交角

E. 脊肋角为竖脊肌与脊柱的交角

28. 下列关于胃的静脉的描述正确的是（　　）

    A. 胃右静脉汇入胃左静脉

    B. 胃左静脉汇入奇静脉

    C. 胃网膜左静脉汇入肠系膜上静脉

    D. 胃网膜右静脉汇入脾静脉

    E. 胃后静脉汇入脾静脉

29. 下列关于Scarpa筋膜的描述正确的是（　　）

    A. 它是腹前外侧壁浅筋膜的浅层

    B. 它在腹前正中线不附着于白线

    C. 它的下方两侧与阔筋膜相续

    D. 它的下方内测与会阴部浅筋膜的浅层相续

    E. 它的浅面有腹壁浅动脉走行

30. 下列关于滑车上淋巴结的描述错误的是（　　）

    A. 它位于肱骨内髁上方、贵要静脉附近

    B. 它收纳手和前壁桡侧的浅淋巴管

    C. 它是肘浅淋巴结

    D. 其输出管伴肱静脉注入腋淋巴结

    E. 它收纳手和前壁尺侧的浅淋巴管

31. 下列器官不是腹膜内位的是（　　）

    A. 乙状结肠

    B. 胃

    C. 阑尾

    D. 脾

    E. 胰

32. 在颈部浅筋膜、颈阔肌深面的结构不包括（　　）

    A. 颈外静脉

    B. 枕小神经

C. 耳大神经

D. 颈横神经

E. 副神经

33. 下列关于枕动脉的叙述正确的是( )

    A. 起于颈内静脉

    B. 经乳突的内面进入项区

    C. 与枕小神经伴行

    D. 穿夹肌后分布于浅层

    E. 分布至颈区

34. 下列关于肺段支气管的描述错误的是( )

    A. 肺段支气管是气管的三级分支

    B. 入肺的部位称第二肺门

    C. 肺段支气管与肺段血管伴行

    D. 肺段支气管与支气管血管伴行

    E. 肺段支气管周围有淋巴管

35. 膈的食管裂孔平对( )

    A. 第8胸椎

    B. 第9胸椎

    C. 第10胸椎

    D. 第12胸椎

    E. 第1腰椎

36. 足背动脉( )

    A. 行于蹞长伸肌腱的外侧

    B. 行于趾长伸肌腱的外侧

    C. 其内侧为腓深神经

    D. 没有伴行静脉

    E. 其内测为腓浅神经

37. 下列结构平对的椎骨水平正确的是( )

    A. 胸骨角相当于第3胸椎水平

B. 乳头平对第 4 胸椎水平

C. 剑胸结合相当于第 9 胸椎水平

D. 肋弓相当于第 8 胸椎水平

E. 颈静脉切迹平对第 4 胸椎水平

38. 腋动脉的第 3 段位置最为表浅,是临床上腋动脉结扎的部位,由其发出的分支为(　　)

    A. 旋肱前动脉、旋肱后动脉和肩胛下动脉

    B. 肱动脉

    C. 胸肩峰动脉

    D. 胸外侧动脉

    E. 胸外侧动脉和胸内侧动脉

39. 臀筋膜(　　)

    A. 上部与髂嵴骨膜融合

    B. 在臀中肌上缘分两层包绕该肌肉

    C. 内侧部融合于骶骨前面骨膜

    D. 外侧部移行为腘筋膜

    E. 外侧部参与组成阔筋膜张肌肌腱

40. 脐平面以下位于腹壁浅筋膜的旋髂浅静脉常注入(　　)

    A. 大隐静脉

    B. 股静脉

    C. 腹壁上静脉

    D. 腹壁下静脉

    E. 髂内静脉

41. 十二指肠大乳头位于十二指肠降部的(　　)

    A. 后内侧壁

    B. 后壁

    C. 前内侧壁

    D. 前壁

    E. 外侧壁

42. 面部浅层结构不包括（　　）

    A. 面动脉

    B. 面静脉

    C. 眶下神经

    D. 颊脂垫

    E. 耳大神经

43. 颈内静脉在头颈部的特征不包括（　　）

    A. 在颈动脉鞘内

    B. 位于颈内动脉和颈总动脉后外侧

    C. 大部分被胸锁乳突肌所掩盖

    D. 穿经腮腺

    E. 其颅外的属支自上而下依次为面静脉、舌静脉、甲状腺上静脉

44. 下列关于股鞘的描述正确的是（　　）

    A. 股动脉腔隙位于股鞘中央

    B. 股管位于股鞘最外侧

    C. 股鞘前壁由腹外斜肌腱膜下延而成

    D. 股鞘后壁由腹横筋膜构成

    E. 股鞘由两条纵向纤维隔分成内、中、外三个腔隙

45. 肋间血管神经束最容易因肋骨骨折而损伤，这是因为它位于（　　）

    A. 肋间外膜深面

    B. 肋间内、外肌之间

    C. 肋骨上缘上方

    D. 肋沟内

    E. 肋间隙中分

46. 左心房肥大可向后压迫（　　）

    A. 胸主动脉

    B. 胸导管

C. 奇静脉

D. 食管

E. 气管

47. 当出现梨状肌综合征时,易压迫(　　)

   A. 坐骨神经

   B. 臀上神经

   C. 阴部神经

   D. 臀下皮神经

   E. 臀上皮神经

48. 若股后部皮肤出现麻木状况,说明可能损伤的结构是(　　)

   A. 坐骨神经

   B. 骨神经

   C. 股后皮神经

   D. 闭孔神经

   E. 臀下神经

49. 行右肺上叶切除术时,在肺根上方应防止损伤(　　)

   A. 上腔静脉

   B. 下腔静脉

   C. 主动脉弓

   D. 奇静脉弓

   E. 心包膈血管

50. 平静呼吸时在腋中线与肺下界相交的是(　　)

   A. 第6肋

   B. 第8肋

   C. 第9肋

   D. 第10肋

   E. 第11肋

51. 位于肝圆韧带左侧的是(　　)

   A. 左肝上间隙

B. 右肝上间隙

C. 右肝下间隙

D. 左肝下间隙

E. 网膜囊

52. 表面有腹下神经和腹下丛的是（　　）

    A. 盆膈上筋膜

    B. 盆膈下筋膜

    C. 梨状肌筋膜

    D. 闭孔筋膜

    E. 骶前筋膜

53. 下列不是由股动脉直接发出分支的是（　　）

    A. 旋髂浅动脉

    B. 腹壁浅动脉

    C. 阴部外动脉

    D. 旋股内侧动脉

    E. 股深动脉

54. 与输尿管交叉的动脉是（　　）

    A. 肾上腺上动脉

    B. 肾上腺中动脉

    C. 肾上腺下动脉

    D. 腹腔干

    E. 睾丸动脉

55. 下列关于胆总管的描述正确的是（　　）

    A. 在大网膜内

    B. 与胰管一起开口于十二指肠降部

    C. 由胆囊管移行而成

    D. 经过十二指肠上部前方

    E. 在肝胃韧带内

56. 甲状腺上动脉（　　）

　　A. 起于颈外动脉

　　B. 起于甲状颈干

　　C. 起于锁骨下动脉

　　D. 起于颈内动脉

　　E. 不与同名静脉伴行

57. 下列属于锁骨下动脉分支的是（　　）

　　A. 甲状腺上动脉

　　B. 舌动脉

　　C. 面动脉

　　D. 胸廓内动脉

　　E. 咽升动脉

58. 下列关于肋纵隔隐窝的描述不正确的是（　　）

　　A. 位于肋胸膜前缘与纵隔胸膜前缘转折处下部

　　B. 位于心包前方

　　C. 位于左肺心切迹内侧

　　D. 胸膜腔积液首先积聚于此

　　E. 以左侧较明显

59. 下列结构不通过锁胸筋膜的是（　　）

　　A. 头静脉

　　B. 胸外侧神经

　　C. 锁骨上神经

　　D. 胸肩峰动脉的胸肌支

　　E. 淋巴管

60. 下列结构不参与围成左肠系膜窦的是（　　）

　　A. 肠系膜根

　　B. 横结肠及其系膜的左1/3部

　　C. 升结肠

　　D. 降结肠

　　E. 乙状结肠及其系膜

61. 下列结构位于肘动脉分叉处的是（   ）

   A. 肱二头肌肌腱与其腱膜交接处

   B. 肱二头肌肌腱

   C. 肘深淋巴结

   D. 肘正中静脉

   E. 桡动脉

62. 下列关于肾段动脉及肾段的描述错误的是（   ）

   A. 肾段动脉阻塞可致相应供血区肾实质坏死

   B. 每侧有 5 个肾段

   C. 肾段动脉间缺乏吻合支

   D. 肾段动脉为肾动脉的三级分支

   E. 肾段动脉分布在一定区域的肾实质内

63. 下列关于踝管概念的说法错误的是（   ）

   A. 在内踝后方

   B. 它是一个骨纤维管

   C. 内含胫前动脉、胫前静脉、胫神经

   D. 在屈肌支持带深面

   E. 小腿感染后,病菌可经踝管蔓延至足底

64. 下列神经中分布于股前上部中间区域皮肤的是（   ）

   A. 骨神经

   B. 闭孔神经

   C. 髂腹下神经

   D. 股外侧皮神经

   E. 生殖股神经

65. 肱骨外科颈骨折时远侧段移位为（   ）

   A. 外展、内旋

   B. 内收、内旋

   C. 外展、外旋

   D. 后伸

E. 不移位

66. 骶淋巴结的输出管直接注入( )

    A. 髂总淋巴结

    B. 髂外淋巴结

    C. 髂内淋巴结

    D. 腰淋巴结

    E. 乳糜池

67. 形成腋鞘的筋膜是( )

    A. 封套筋膜

    B. 气管前筋膜

    C. 椎前筋膜

    D. 颈浅筋膜

    E. 颈动脉鞘

68. 前列腺肥大后可引起明显排尿困难的是( )

    A. 前叶

    B. 中叶

    C. 后叶

    D. 两侧叶

    E. 后叶和侧叶

69. 位于颈动脉三角深面的筋膜是( )

    A. 颈浅筋膜

    B. 颈筋膜浅层

    C. 气管前筋膜

    D. 椎前筋膜

    E. 颊咽筋膜

70. 甲状腺悬韧带( )

    A. 由颈筋膜浅层形成

    B. 由甲状腺假被膜形成

    C. 由甲状腺真被膜形成

D. 由椎前筋膜形成

E. 由气管软骨膜形成

71. 与甲状腺上动脉伴行的神经是（   ）

    A. 迷走神经

    B. 喉返神经

    C. 膈神经

    D. 喉上神经内支

    E. 喉上神经外支

72. 下列结构中未穿经二腹肌后腹深面的是（   ）

    A. 舌咽神经

    B. 迷走神经

    C. 舌下神经

    D. 副神经

    E. 颈交感干

73. 下列关于椎动脉的描述错误的是（   ）

    A. 起自锁骨下动脉的第一段

    B. 走行于前斜角肌的前面

    C. 穿经上6个颈椎横突孔

    D. 经枕骨大孔入颅

    E. 分布于脑和内耳

74. 肋膈隐窝（   ）

    A. 是胸膜腔最低的部分

    B. 由脏胸膜和壁胸膜返折形成

    C. 当深吸气时肺下缘能伸入其内

    D. 由胸壁和膈围成

    E. 前部较深

75. 鼻咽癌首先转移至（   ）

    A. 颈内静脉二腹肌淋巴结

    B. 颈外侧浅淋巴结

C. Virchow 淋巴结

D. 锁骨上淋巴结

E. 颈内静脉肩胛舌骨肌淋巴结

76. 纵行穿经腮腺的结构是（　　）

A. 上颌动脉

B. 面神经及其分支

C. 下颌后静脉

D. 颈外静脉

E. 颈内动脉

77. 横行穿经腮腺的结构是（　　）

A. 上颌动、静脉

B. 颈外动脉

C. 颞浅动、静脉

D. 下颌后静脉

E. 耳颞神经

78. 下颌后静脉由（　　）

A. 面静脉与上颌静脉汇合而成

B. 面静脉与耳后静脉汇合而成

C. 颞浅静脉与耳后静脉汇合而成

D. 颞浅静脉与面静脉汇合而成

E. 上颌静脉与颞浅静脉汇合而成

79. 下列结构属于面侧深区的是（　　）

A. 翼内肌和翼外肌

B. 咬肌

C. 左锁骨下动脉

D. 颈外动脉

E. 下颌后静脉

80. 翼静脉丛位于（　　）

A. 颞窝

B. 颞下窝

C. 翼腭窝

D. 咬肌深面

E. 翼内肌深面

81. 下列关于胸内筋膜的描述正确的是(　　)

    A. 它是一层疏松的结缔组织膜

    B. 它衬于肋骨和肋间隙的内面

    C. 它与壁胸膜紧密相贴,脊柱两侧较发达

    D. 它向上覆盖于胸膜顶上部并增厚,称胸膜上膜。胸膜上膜对胸膜顶有固定和保护作用

    E. 它向下覆盖于膈的上面,称为膈筋膜

82. 下列关于膈的描述正确的是(　　)

    A. 它是平坦的薄肌

    B. 它的中央部为肌纤维

    C. 它隔着胸腔与肺底相邻

    D. 它的右下半部分与右半肝及部分肝左叶相邻

    E. 它的左半部分与肝左外叶、胃及肾相邻

83. 下列关于支气管动脉的描述正确的是(　　)

    A. 起自肺动脉或右肋间后动脉

    B. 与支气管分支伴行

    C. 仅分布于各级支气管壁

    D. 为肺的功能性血管

    E. 共1~3支,形态粗短

84. 下列关于肺静脉的描述正确的是(　　)

    A. 它属于后纵隔的结构

    B. 通常有两条

    C. 肺上静脉收集肺上叶的血液

    D. 其分支与肺动脉各级分支伴行

    E. 它是功能血管

85. 半月线是指（ ）

   A. 肋弓下缘

   B. 腹直肌的外侧缘

   C. 腹直肌肌腱

   D. 腹部和股部的分界线

   E. 腹直肌鞘后层的下缘

86. 腹股沟韧带连于（ ）

   A. 髂前上棘与耻骨结节之间

   B. 髂前上棘与耻骨嵴之间

   C. 髂前上棘与耻骨联合之间

   D. 髂前下棘与耻骨结节之间

   E. 髂前下棘与耻骨嵴之间

87. 腹股沟管内含的结构是（ ）

   A. 髂腹下神经

   B. 髂腹股沟神经

   C. 生殖股神经的股支

   D. 旋髂深动脉

   E. 腹壁下动脉

88. 下列关于膀胱的描述正确的是（ ）

   A. 男性膀胱底与前列腺相邻

   B. 男性膀胱下方邻精囊

   C. 女性膀胱与直肠相邻

   D. 膀胱充盈时升至耻骨联合上缘以上

   E. 新生儿膀胱的位置较成年人低

89. 下列关于子宫的描述正确的是（ ）

   A. 子宫位于膀胱与直肠之间

   B. 直立时子宫位于膀胱的下方

   C. 子宫颈阴道上部与尿道相邻

   D. 子宫颈下端在坐骨棘平面稍下方

E. 后方紧贴骶骨

90. 维持子宫前倾的主要结构是（   ）

    A. 子宫圆韧带

    B. 子宫阔韧带

    C. 子宫主韧带

    D. 盆膈

    E. 肛提肌

91. 腰肋韧带是指（   ）

    A. 胸腰筋膜浅层上部位于第 12 肋与第 1 腰椎横突之间的增厚形成部分

    B. 胸腰筋膜中层上部位于第 12 肋与第 1 腰椎横突之间的增厚形成部分

    C. 胸腰筋膜深层上部位于第 12 肋与第 1 腰椎横突之间的增厚形成部分

    D. 胸腰筋膜浅层上部位于第 12 肋与第 2 腰椎横突之间的增厚形成部分

    E. 胸腰筋膜中层上部位于第 12 肋与第 2 腰椎横突之间的增厚形成部分

92. 下列关于竖脊肌表面解剖的描述正确的是（   ）

    A. 竖脊肌也称骶棘肌，是背肌中最大、最长的肌肉

    B. 中间列为髂肋肌，向上依次止于各肋角和 4～6 颈椎横突

    C. 内侧列为最长肌，肌纤维向上依次止于腰、胸、颈椎的横突

    D. 外侧列为棘肌，止于各椎骨棘突

    E. 以上均不对

93. 下列关于听诊三角的描述正确的是（   ）

    A. 外侧界为竖脊肌外侧缘

    B. 内侧界为肩胛骨脊柱缘

C. 下界为下后锯肌上缘

D. 当肩胛骨向前、向外移位时,该三角的范围会扩大

E. 听诊三角的底为斜方肌

94. 胸长神经支配的肌肉是（　　）

A. 胸大肌

B. 背阔肌

C. 菱形肌

D. 前锯肌

E. 斜方肌

95. 胸背神经支配的肌肉是（　　）

A. 胸大肌

B. 胸小肌

C. 背阔肌

D. 前锯肌

E. 斜方肌

二、多选题

1. 骨按部位可分为（　　）

A. 颅骨

B. 躯干骨

C. 长骨

D. 四肢骨

E. 中轴骨

2. 骨的构成包括（　　）

A. 骨质

B. 骨小梁

C. 骨膜

D. 骨内膜

E. 骨髓

3. 颅前窝位置最高,其组成部分包括( )

   A. 额骨眶部

   B. 筛骨筛板

   C. 蝶骨小翼

   D. 蝶骨大翼

   E. 蝶骨体

4. 足骨包括( )

   A. 跗骨

   B. 跖骨

   C. 镫骨

   D. 趾骨

   E. 距骨

5. 下列属于背浅肌的有( )

   A. 斜方肌

   B. 背阔肌

   C. 肩胛提肌

   D. 菱形肌

   E. 竖脊肌

6. 膈肌上有三个裂孔,分别为( )

   A. 主动脉裂孔

   B. 食管裂孔

   C. 腔静脉孔

   D. 上腔静脉孔

   E. 胸肋三角

7. 通过颈静脉孔的神经结构有( )

   A. 舌咽神经

   B. 颈内静脉

   C. 迷走神经

   D. 颈内动脉

E. 舌下神经

8. 下列属于腹主动脉成对脏支的有（　　）

    A. 肾上腺中动脉

    B. 卵巢动脉

    C. 脾动脉

    D. 肾动脉

    E. 腹腔干

9. 经过肌腔隙的结构不包括（　　）

    A. 股神经

    B. 股动脉

    C. 股静脉

    D. 髂腰肌

    E. 股外侧皮神经

10. 下列动脉中发自脾动脉的有（　　）

    A. 胃右动脉

    B. 胃网膜左动脉

    C. 胃左动脉

    D. 胰支

    E. 胃短动脉

11. 耳颞神经（　　）

    A. 为下颌神经的分支

    B. 以两个根起始,环绕于脑膜中动脉

    C. 常与颞浅动脉伴行

    D. 经下颌颈外穿入腮腺鞘

    E. 分布于颞区的皮肤

12. 下列关于腹横筋膜的描述正确的有（　　）

    A. 构成精索内筋膜

    B. 构成腹股沟管深环

    C. 它是腹内筋膜的一部分

D. 构成腹股沟管后壁

E. 部分紧贴腹直肌

13. 下列关于臂后骨筋膜鞘内的结构的描述正确的有（　　）

    A. 腋神经一段

    B. 尺神经一段

    C. 肱深血管

    D. 桡神经

    E. 肱三头肌

14. 行经后纵隔的结构有（　　）

    A. 迷走神经

    B. 奇静脉

    C. 胸交感干

    D. 气管

    E. 胸导管

15. 下列结构中纵行穿过腮腺的有（　　）

    A. 颈外动脉

    B. 颈外静脉

    C. 下颌后静脉

    D. 颞浅动、静脉

    E. 耳颞神经

16. 下列结构中横行穿过腮腺的有（　　）

    A. 上颌动脉

    B. 上颌静脉

    C. 面横动脉

    D. 面横静脉

    E. 面神经

17. 下颌神经发出的感觉支有（　　）

    A. 耳颞神经

    B. 颊神经

C. 舌神经

D. 下牙槽神经

E. 咀嚼肌神经

18. 下颌下三角的内容物有（　　）

    A. 下颌下腺

    B. 面动脉

    C. 面静脉

    D. 舌下神经

    E. 下颌下淋巴结

19. 下列关于下颌下腺的描述正确的有（　　）

    A. 位于颈筋膜浅层所形成的筋膜鞘内

    B. 其浅部位于下颌舌骨肌深面

    C. 其深部前端发出下颌下腺管

    D. 其腺管开口于舌下阜

    E. 其腺管走行于下颌舌骨肌和舌骨舌肌之间

20. 下列关于胸骨角的描述正确的有（　　）

    A. 为胸主动脉的起始平面

    B. 后平第4胸椎下缘

    C. 位于左主支气管与食管相交处

    D. 为奇静脉注入上腔静脉的平面

    E. 胸导管在胸骨角处由右向左行

21. 下列关于乳房淋巴回流的描述正确的有（　　）

    A. 不与对侧乳房淋巴管吻合

    B. 上部的淋巴管注入腋淋巴结的尖淋巴结与锁骨上淋巴结

    C. 内侧部的一部分淋巴管注入胸骨旁淋巴结

    D. 内下部的淋巴管注入膈上淋巴结前组

    E. 深部的淋巴管注入纵隔后淋巴结

22. 下列动脉发自髂外动脉的有（　　）

    A. 腹壁浅动脉

    B. 旋髂浅动脉

    C. 旋髂深动脉

    D. 腹壁上动脉

    E. 腹壁下动脉

23. 腹壁的动脉供应来自（　　）

    A. 腹壁上动脉

    B. 胸外侧动脉

    C. 腹壁下动脉

    D. 阴部外动脉

    E. 下5对肋间后动脉、肋下动脉和4对腰动脉

24. 通过阴部管的结构有（　　）

    A. 阴部内动脉

    B. 阴部内静脉

    C. 阴部外动脉

    D. 阴部外静脉

    E. 阴部神经

25. 通过闭膜管的结构有（　　）

    A. 闭孔动脉

    B. 闭孔静脉

    C. 阴部内动脉

    D. 阴部内静脉

    E. 闭孔神经

26. 参与精索构成的结构有（　　）

    A. 睾丸动脉

    B. 输尿管

    C. 蔓状静脉丛

    D. 附睾管

    E. 提睾肌

27. 下列关于脊神经后支的描述正确的有（　　）
    A. 其可分为内侧支（后内侧支）和外侧支（后外侧支）
    B. 第1～3颈神经后支参与构成枕大神经
    C. 第1～3胸神经后支参与构成肩胛背神经
    D. 第1～3腰神经后支参与构成臀上皮神经
    E. 第1～3骶神经后支参与构成臀中皮神经

28. 下列关于椎管的描述正确的有（　　）
    A. 前壁为椎体后面、椎间盘后缘和后纵韧带
    B. 后壁为椎弓板、黄韧带和关节突关节
    C. 两侧壁为椎弓根和椎间孔
    D. 骶管为骨性管道
    E. 在横断面上观察，各段椎管的形态和大小完全相同

29. 下列关于椎静脉丛的描述正确的有（　　）
    A. 按部位可分为椎内静脉丛和椎外静脉丛
    B. 椎内静脉丛位于硬膜外隙内
    C. 椎外静脉丛位于椎体的前方、椎弓及其突起的后方
    D. 椎内、外静脉丛管腔内无瓣膜
    E. 椎静脉丛是沟通上、下腔静脉系和颅内、外静脉的重要通路

30. 乳房的实质组织结构包括（　　）
    A. 结缔组织
    B. 血管
    C. 神经
    D. 淋巴组织
    E. 筋膜

31. 乳房的血液供应主要来自（　　）
    A. 胸廓内动脉的肋间穿支
    B. 胸外侧动脉
    C. 锁骨下动脉

D. 肋间动脉的外侧穿支

E. 颈外动脉

三、是非题

1. 附脐静脉起自脐周静脉网,沿镰状韧带上行,注入肝门静脉。(　　)
2. 骶副交感神经由脊髓骶部第2～4节段的骶副交感核发出,组成盆内脏神经,在脏器附近或脏器壁内的副交感神经节交换神经元,节后纤维支配结肠左曲以下的消化管和盆腔脏器。(　　)
3. 沙眼是由沙眼衣原体感染角膜引起的。(　　)
4. 面部出血时,可在咬肌后缘与下颌骨下缘相交处压迫止血。(　　)
5. 营养胃的动脉全部来自肝总动脉。(　　)
6. 房室结是心自动节律性兴奋的发源地。(　　)
7. 男性生殖腺包括睾丸、精囊、前列腺和尿道球腺。(　　)
8. 在颅侧面,颧弓上方为颞窝,下方为翼腭窝。(　　)
9. 胸廓呈扁圆锥形,上窄下宽,前后径小于横径。(　　)
10. 肾髓质被包于肾皮质深部,是由3～4个肾锥体和肾柱所组成的。(　　)

本节答案

一、单选题

1. C	2. D	3. A	4. B	5. A	6. B	7. B
8. D	9. B	10. D	11. B	12. D	13. C	14. B
15. B	16. D	17. A	18. A	19. A	20. C	21. D
22. A	23. C	24. E	25. B	26. B	27. A	28. E
29. E	30. B	31. E	32. E	33. B	34. B	35. C

36. A 37. C 38. A 39. A 40. A 41. A 42. E
43. D 44. E 45. D 46. D 47. A 48. C 49. D
50. B 51. D 52. E 53. D 54. E 55. B 56. A
57. D 58. D 59. C 60. C 61. C 62. D 63. C
64. E 65. A 66. A 67. C 68. B 69. D 70. B
71. E 72. A 73. E 74. A 75. A 76. C 77. A
78. E 79. A 80. B 81. D 82. D 83. B 84. E
85. B 86. A 87. B 88. D 89. A 90. A 91. B
92. A 93. D 94. D 95. C

二、多选题

1. ABD   2. ACE   3. ABC   4. ABD
5. ABCD   6. ABC   7. AC   8. ABD
9. BC   10. BDE   11. ABCE   12. ABCDE
13. BCDE   14. ABCE   15. ACDE   16. ABCDE
17. ABCD   18. ABCDE   19. ACDE   20. ABCDE
21. BCD   22. CE   23. ACE   24. ABE
25. ABE   26. ACE   27. ADE   28. ABCD
29. ABCDE   30. ABCD   31. ABD

三、是非题

1. ×   2. √   3. ×   4. ×   5. ×   6. ×   7. ×
8. ×   9. √   10. ×

部分试题解析

一、单选题

1. 听骨为人体中最小的骨,由锤骨、砧骨、镫骨组成,左耳、右耳各3块,共6块。
2. 髌骨是人体最大的籽骨。
3. 鼻旁窦有上颌窦、筛窦、额窦、蝶窦,其中上颌窦体腔最大。
4. 三叉神经为面部的感觉神经。

5. 脊柱由24块椎骨、1块骶骨和1块尾骨连接形成。
6. 成人脊柱有24块椎骨、23个椎间盘。
7. 白线位于腹前壁正中线上,是由两侧腹直肌鞘的纤维彼此交织形成的腱性结构。
8. 三角肌的主要作用是使关节外展,其前部肌束可以使肩关节屈和内旋,后部肌束能使肩关节伸和外旋。
9. 位于胸腔和腹腔之间的肌肉是膈肌。
10. 使足跖屈和外翻的肌肉是腓骨长肌。
11. 使足内翻的肌肉是胫骨前肌。
12. 咀嚼肌主要由三叉神经支配。
13. 颊肌主要由面神经支配。
15. 臀大肌主要由臀下神经支配。
16. 可使颊部贴紧牙齿、帮助咀嚼和吸吮的肌肉是颊肌。
17. 可使额部皮肤出现皱纹的肌肉是枕额肌。
18. 甲状腺下动脉起自甲状颈干。
19. 大隐静脉的属支有股外侧浅静脉、股内侧浅静脉、腹壁浅静脉、阴部外静脉。
20. 颞下窝的内容物包括翼内肌、翼外肌、下颌神经、翼丛。
21. 穿过收肌管的结构是隐神经与股动、静脉。
22. 腋神经损伤会出现的症状是"方肩"。
25. 指间鞘腱滑膜鞘两端密闭,纤维性鞘为手指深筋膜增厚而形成,为包绕指浅、深屈肌腱的鞘管,滑膜鞘由双层滑膜构成。
26. 心包后方有主支气管、食管、胸主动脉和奇静脉,两侧为纵隔胸膜,上方有上腔静脉、升主动脉和肺动脉,下面毗邻膈和下腔静脉。
27. 脊肋角为竖脊肌外侧缘与第12肋的交角。
28. 胃的静脉多与同名动脉伴行,均汇入肝门静脉系统。胃右静脉沿胃小弯右行,注入肝门静脉。胃左静脉又称胃冠状静脉,沿胃小弯左行,至贲门处转向右下,汇入肝门静脉或脾静脉。胃网膜右静脉沿胃大弯右行,注入肠系膜上静脉。胃网膜左静脉沿胃大弯左行,注入脾静脉。胃短静脉来自胃底,经胃脾韧带注入脾静脉。此外,多数人还有胃后静脉,胃后静脉由胃底后壁经胃膈韧带和网膜囊后壁腹膜后方注入脾静脉。

29. 脐平面以下的浅筋膜分浅、深两层:浅层为含大量脂肪组织的 Camper 筋膜(又称脂肪层),向下与股前区的浅筋膜相续;深层为富含弹性纤维的 Scarpa 筋膜(又称膜性层),在中线处附于白线,向下在腹股沟韧带下方约一横指处与股前区阔筋膜愈合,向内下与阴囊肉膜和会阴浅筋膜(Colles 筋膜)相续。浅筋膜内含有丰富的浅血管、淋巴管和皮神经。腹壁浅动脉和旋髂浅动脉均起自股动脉。前者越过腹股沟韧带中、内 1/3 交界处向脐部上行;后者在浅筋膜浅、深两层之间行向髂前上棘。

30. 滑车上淋巴结位于肱骨内髁上方、贵要静脉附近,是肘浅淋巴结,其输出管伴肱静脉注入腋淋巴结,收纳手和前壁尺侧的浅淋巴管。

31. 腹膜内位器官指腹腔内脏器各面都被腹膜所覆盖的器官。属于腹膜内位器官的有胃、十二指肠上部、空肠、回肠、盲肠、阑尾、横结肠、乙状结肠、脾及子宫等。

32. 在颈部浅筋膜、颈阔肌深面的结构有颈外静脉、枕小神经、耳大神经、颈横神经。

33. 枕动脉和枕大神经分布于枕部。枕动脉是颈外动脉的分支,从颈部向后走行,经颞骨乳突的枕动脉沟斜穿枕部的一些肌肉而达枕部皮下。

34. 肺段支气管是气管的三级分支,与肺段血管伴行,与支气管血管伴行,周围有淋巴管。

35. 膈的食管裂孔平对第 10 胸椎。

36. 足背动脉行于蹈长伸肌腱的外侧。
37. 胸骨角平对的椎骨水平相当于第 4 胸椎；男性乳头平对的椎骨水平相当于第 4、5 胸椎；剑胸结合平对的椎骨水平相当于第 9 胸椎；肋弓平对的椎骨水平相当于第 1、2 腰椎；颈静脉切迹平对的椎骨水平相当于第 2 胸椎下缘。
38. 腋动脉的第 3 段位置最为表浅，是临床上结扎腋动脉的部位，其发出的分支有旋肱前动脉、旋肱后动脉和肩胛下动脉。
39. 臀筋膜上部与髂嵴骨膜融合，在臀大肌上缘分两层包绕臀大肌，并向臀大肌肌束间发出许多纤维小隔以分隔肌束。臀筋膜内侧部附着于骶骨背面骨膜，外侧部移行为阔筋膜，并参与组成髂胫束。
40. 脐平面以下、位于腹壁浅筋膜的旋髂浅静脉常注入大隐静脉。
41. 十二指肠大乳头位于十二指肠降部的后内侧壁。
42. 面部浅层结构包括面动脉、面静脉、眶下神经、颊脂垫。
43. 在头颈部，颈内静脉包括在颈动脉鞘内，位于颈内动脉和颈总动脉后外侧，大部分为胸锁乳突肌所掩盖，其颅外的属支自上而下依次为面静脉、舌静脉、甲状腺上静脉。
44. 股鞘为腹横筋膜及髂筋膜向下延续而成，是包绕股动、静脉上段的筋膜鞘，位于腹股沟韧带内侧和阔筋膜的深面。股鞘呈"漏斗"形，长 3~4 cm，向下与股血管的外膜融合为血管鞘。股鞘内有两条纵行的纤维隔，将鞘分为 3 个腔，其中外侧腔容纳股动脉，中间腔容纳股静脉，内侧腔形成股管，内有腹股沟深淋巴结和脂肪。
45. 肋间血管神经束最容易因肋骨骨折而损伤，这是因为它位于肋沟内。
46. 左心房肥大可向后压迫食管。
47. 当出现梨状肌综合征时易压迫坐骨神经。

48. 股后部皮肤出现麻木状况说明股后皮神经可能损伤。
49. 行右肺上叶切除术时,在肺根上方应防止损伤奇静脉弓。
50. 平静呼吸时,在腋中线与肺下界相交的是第 8 肋。
51. 肝圆韧带左侧的是左肝下间隙。
52. 表面有腹下神经和腹下从的是骶前筋膜。
53. 由股动脉直接发出的分支包括旋髂浅动脉、腹壁浅动脉、阴部外动脉、股深动脉。
54. 与输尿管交叉的动脉是睾丸动脉。
55. 胆总管由肝总管与胆囊管汇合而成,胆总管壁内含有大量的弹性纤维,有一定的舒缩能力,胆总管在肝十二指肠韧带内下行于肝固有动脉的右侧、肝门静脉的前方,向下经十二指肠上部的后方降至胰头后方,再转向十二指肠降部,在此处的十二指肠后内侧壁内与胰管汇合,形成一略膨大的共同管道,称肝胰壶腹。肝胰壶腹开口于十二指肠大乳头。
56. 甲状腺上动脉起于颈外动脉。
57. 胸廓内动脉属于锁骨下动脉分支。
58. 肋纵隔隐窝位于肋胸膜前缘与纵隔胸膜前缘转折处下部、心包前方、左肺心切迹内侧,以左侧较明显。
59. 通过锁胸筋膜的有头静脉、胸外侧神经、胸肩峰动脉的胸肌支、淋巴管。
60. 参与围成左肠系膜窦的有肠系膜根、横结肠及其系膜的左 1/3 部、降乙状结肠及其系膜。
61. 肘深淋巴结位于肘动脉分叉处。
62. 肾动脉的 5 个分支在肾内呈节段性分布,称肾段动脉。每支肾段动脉分布到一定区域的肾实质称为肾段,每个肾有 5 个肾段,即上段、上前段、下前段、下段和后段。各肾段的血液由其同名动脉供应,各肾段间被少血管的段间组织所分隔,称乏血管带。肾段动脉阻塞可导致肾坏死。肾内静脉无一定节段性,互相间有丰富的吻合支。

63. 踝管在内踝后方,是一个骨纤维管,在屈肌支持带深面,小腿感染后,病菌可经踝管蔓延至足底。
64. 分布于股前上部中间区域皮肤的神经是生殖股神经。
65. 肱骨外科颈骨折时远侧段移位为外展、内旋。
66. 骶淋巴结的输出管直接注入髂总淋巴结。
67. 形成腋鞘的筋膜是椎前筋膜。
68. 前列腺中叶肥大时可引起明显的排尿困难。
69. 位于颈动脉三角深面的筋膜是椎前筋膜。
70. 甲状腺悬韧带由甲状腺假被膜形成。
71. 与甲状腺上动脉伴行的神经是喉上神经外支。
72. 迷走神经、舌下神经、副神经、颈交感干都穿经二腹肌后腹深面。
73. 椎动脉起自锁骨下动脉的第一段,走行于前斜角肌的前面,穿经上 6 个颈椎横突孔,经枕骨大孔入颅。
74. 肋膈隐窝是胸膜腔最低的部分。
75. 鼻咽癌首先转移至颈内静脉二腹肌淋巴结。
76. 下颌后静脉纵行穿经腮腺。
77. 上颌动、静脉横行穿经腮腺。
78. 下颌后静脉由上颌静脉与颞浅静脉汇合而成。
79. 面侧深区有翼内肌、翼外肌及出入颅底的血管、神经通过。
80. 翼静脉丛位于颞下窝内。
81. 胸内筋膜向上覆盖于胸膜顶上部并增厚,称胸膜上膜。胸膜上膜对胸膜顶有固定和保护作用。
82. 膈呈穹窿状,位于胸、腹腔之间,封闭了胸廓下口。其中央部较平坦,两侧隆凸,右侧隆凸比左侧高,最高点达第 5 肋间隙。膈的位置因年龄、体位、呼吸和腹腔器官充盈状态的不同而有所变化。小儿膈的位置较高,老人较低。取坐位立位时膈的位置较低,取仰卧位时膈被腹腔器官推向胸腔,位置升高。膈的上面与胸膜腔、肺和心包腔相邻,下面与肝、胃和脾相邻。

83. 支气管动脉又称为支气管支,有1~3支,起自胸主动脉或右肋间后动脉,与支气管的分支伴行入肺,分布于各级支气管、肺动脉、肺静脉、肺淋巴结、肺实质和脏胸膜等。

84. 肺静脉左、右各两条,分别为上肺静脉和下肺静脉,其在肺内的属支分为段内静脉和段间静脉。段间静脉收集相邻肺段的血液。左上、下肺静脉分别收集左肺上、下叶的血液;右上肺静脉收集右肺上、中叶的血液,右下肺静脉收集右肺下叶的血液。上、下肺静脉分别平第3、4肋软骨高度注入左心房。

85. 半月线是指腹直肌的外侧缘。

86. 腹股沟韧带连于髂前上棘与耻骨结节之间。

87. 髂腹股沟神经起自腰丛,其行程与髂腹下神经相似并在其下方与之平行。在腹外斜肌腱膜的深面,髂腹股沟神经向下进入腹股沟管并行于精索的内侧,从腹股沟管浅环穿出后,其终末支分布于阴囊或大阴唇皮肤。髂腹股沟神经发出肌支支配腹壁诸肌肉。有时腹股沟神经与髂腹下神经合为一干,在腹股沟韧带上方的腹前壁才分开。

88. 膀胱是储尿的囊状器官,其位置、形状和大小因盈虚程度而异。正常成人的膀胱容量为300~500 mL,但随年龄和性别而有所变化。膀胱充盈时则上升至耻骨联合上缘以上(儿童膀胱空虚时也达耻骨联合上缘以上)。膀胱空虚时呈锥体状,可分为尖、体、底、颈四部分,各部分之间无明显界线。膀胱颈为膀胱的最低点,有尿道口与尿道相通。膀胱外面可分为上面、后面(即膀胱底)和两个下外侧面。

89. 子宫位于膀胱与直肠之间。

90. 维持子宫前倾的主要结构是子宫圆韧带。

91. 腰肋韧带是指胸腰筋膜中层上部位于第12肋与第1腰椎横突之间的增厚形成部分。

92. 竖脊肌也称骶棘肌,是背肌中最大、最长的肌肉。
93. 在斜方肌的外下方,肩胛骨下角内侧有一肌间隙,临床称听诊三角,又称肩胛旁三角。其内上界为斜方肌的外下缘,外侧界为肩胛骨脊柱缘,下界为背阔肌上缘。听诊三角的底为脂肪组织、深筋膜和第 6 肋间隙,表面覆以皮肤和浅筋膜,是背部听诊呼吸音最清楚的部位。当肩胛骨向前、外移位时,该三角的范围会扩大。
94. 前锯肌由胸长神经支配。
95. 背阔肌由胸背神经支配。

二、多选题

1. 骨按部位可分为颅骨、躯干骨、四肢骨。
2. 骨由骨质、骨膜、骨髓构成。
3. 颅前窝位置最高由额骨眶部、筛骨筛板、蝶骨小翼构成。
4. 足骨包括跗骨、跖骨、趾骨。
5. 属于背浅肌的有斜方肌、背阔肌、肩胛提肌、菱形肌。
6. 膈肌上有 3 个裂孔,分别是主动脉裂孔、食管裂孔、腔静脉孔。
7. 通过颈静脉孔的神经有舌咽神经、迷走神经。
8. 肾上腺中动脉、卵巢动脉、肾动脉属于腹主动脉成对脏支。
9. 肌腔隙前界为腹股沟韧带外侧部,后外侧界为髂骨,内侧界为髂耻弓。其内有髂腰肌、股神经和股外侧皮神经通过。
10. 胃网膜左动脉、胰支动脉、胃短动脉、胃后动脉均发自脾动脉。
11. 耳颞神经是下颌神经的分支,以两个根起始,环绕于脑膜中动脉,常与颞浅动脉伴行,分布于颞区的皮肤。
12. 腹横筋膜构成精索内筋膜、腹股沟管深环、腹股沟管后壁,部分紧贴腹直肌,是腹内筋膜的一部分。
13. 臂后骨筋膜鞘臂后区深筋膜较厚。深筋膜内、外侧肌间隔和肱骨共同围成臂后骨筋膜鞘,鞘内有肱三头肌、桡神经、肱深血管和尺神经等。
14. 后纵隔内有食管、迷走神经、胸主动脉、奇静脉、半奇静脉、副半奇静脉、胸导管、交感干胸部和纵隔后淋巴结等。
15. 纵行穿经腮腺的血管和神经有颈外动脉、颞浅动脉、颞浅静脉、下颌后静脉及耳颞神经。
16. 横行穿经腮腺的血管和神经有上颌动脉、上颌静脉、面横动脉、面横静脉和面神经及其分支。上述血管、神经的位置关系由浅入深依次为：面神经及其分支、下颌后静脉、颈外动脉及耳颞神经。
17. 下颌神经发出的感觉支有耳颞神经、颊神经、舌神经、下牙槽神经。
18. 下颌下三角内有下颌下腺、面动脉、面静脉、舌下神经、下颌下淋巴结。
19. 下颌下腺位于颈筋膜浅层所形成的筋膜鞘内，其深部前端发出下颌下腺管，其腺管开口于舌下阜，其腺管走行于下颌舌骨肌和舌骨舌肌之间。
20. 胸骨角为胸主动脉的起始平面，后平第4胸椎下缘，位于左主支气管与食管相交处，为奇静脉注入上腔静脉的平面，胸导管在胸骨角处由右向左斜行。
21. 乳房淋巴的回流，其中上部的淋巴管注入腋淋巴结的尖淋巴结和锁骨上淋巴结，内侧部的一部分淋巴管注入胸骨旁淋巴结，内下部的淋巴管注入膈上淋巴结前组。
22. 髂外动脉在靠近腹股沟韧带处发出旋髂深动脉和腹壁下动脉。
23. 腹壁的动脉供应来自腹壁上动脉、腹壁下动脉、下5对肋间后动脉、肋下动脉和4对腰动脉。
24. 阴部管是阴部内动脉、阴部内静脉和阴部神经穿经闭孔筋膜的裂隙。
26. 精索是由睾丸动脉、睾丸静脉、蔓状静脉丛、淋巴管、神经、睾提肌、输精管及其被覆的筋膜等组成。精索为睾丸、附睾、输精管提供血液供应、淋巴回流和神经支配的柔软圆索。

27. 脊神经后支分为内侧支（后内侧支）和外侧支（后外侧支），第1～3腰神经后支参与构成臀上皮神经，第1～3骶神经后支参与构成臀中皮神经。

27. 椎管的前壁为椎体后面、椎间盘后缘和后纵韧带，后壁为椎弓板、黄韧带和关节突关节，两侧壁为椎弓根和椎间孔，骶管为骨性管道。

29. 椎静脉丛按部位的不同可分为椎内静脉丛和椎外静脉丛，椎内静脉丛位于硬膜外隙内，椎外静脉丛位于椎体的前方、椎弓及其突起的后方，椎内、外静脉丛管腔内无瓣膜，是沟通上、下腔静脉系和颅内、外静脉的重要通路。

31. 乳房的血液供应来自胸廓内动脉的肋间穿支、胸外侧动脉、胸肩峰的胸肌支、肋间动脉的外侧穿支及肩胛下动脉的分支。

三、是非题

1. "镰状韧带"应为"肝圆韧带"。
3. "角膜"应为"结膜"。
4. "咬肌的后缘"应为"咬肌的前缘"。
5. "来自肝总动脉"应为"除肝总动脉外，还有脾动脉"。
6. "房室结"应为"窦房结"。
7. "生殖腺"应为"附属腺体"。
8. "颧弓上方为颞窝"应为"颧弓下方为颞下窝"。
10. "3～4"应为"15～20"，删除"和肾柱"。

第二节 麻醉护理

一、单选题

1. 麻醉护理工作不包括（　　）
    A. 临床护理
    B. 社区护理
    C. 护理保健
    D. 护理教育
    E. 以上均不包括

2. 目前麻醉科还没有明确的麻醉护士编制，根据工作需要，建议手术台数与麻醉护士的比例为（　　）
    A. 3∶1
    B. 3∶1.5
    C. 4∶1
    D. 4∶1.5
    E. 5∶1

3. 麻醉恢复室编制床与麻醉护士的比例为（　　）
    A. 1∶0.3
    B. 1∶0.4
    C. 1∶0.2
    D. 1∶0.5
    E. 1∶1

4. 麻醉恢复室护士的工作职责不包括（　　）
    A. 在护士长领导下工作
    B. 配合麻醉医师完成麻醉前准备与麻醉后处理
    C. 接收、观察、治疗、抢救、护理患者等
    D. 交接物品和登记院内感染

E. 书写术后患者复苏期护理记录单

5. 吗啡应用过量时所造成的全身急性毒性反应不包括（　　）

   A. 昏迷

   B. 严重呼吸抑制

   C. 瞳孔针尖样缩小

   D. 瞳孔散大

   E. 尿潴留

6. 硫喷妥钠为超短效巴比妥类静脉全麻常用药，其在全麻诱导时的常用剂量为（　　）

   A. 4～6 mg/kg

   B. 3～6 mg/kg

   C. 2～6 mg/kg

   D. 5～6 mg/kg

   E. 1～6 mg/kg

7. 行腰麻术后，护士让患者取去枕平卧位的主要目的是（　　）

   A. 预防血压下降

   B. 预防头痛发生

   C. 防止因呕吐导致窒息

   D. 减轻伤口疼痛

   E. 促进体位舒适

8. 王先生，55岁，行全麻术后未清醒时突然出现鼾声，其可能的原因是（　　）

   A. 呼吸道被痰液堵塞

   B. 喉痉挛

   C. 舌后坠

   D. 即将醒来

   E. 喉水肿

9. 下列关于休克微循环扩张期的特点的说法正确的是（　　）

   A. 微循环内出现"少灌多流"的现象

B. 毛细血管内静水压降低

C. 微循环出现"多灌少流"的现象,血液黏稠度增加

D. 血管内形成微血栓

E. 回心血量增加

10. 局麻药用量过大或者误入血管可引起(　　)

　　A. 发热反应

　　B. 自身免疫反应

　　C. 变态反应

　　D. 中毒反应

　　E. 虚脱

11. 下列药物中可对急性心肌梗死患者的室性早搏、室性心动过速及心室颤动做首选药的是(　　)

　　A. 布比卡因

　　B. 利多卡因

　　C. 罗哌卡因

　　D. 普鲁卡因

　　E. 丁卡因

12. 围术期输液通常需快速地将大量液体及药物输入血管内,如操作不慎,易发生多种并发症,这些并发症不包括(　　)

　　A. 热原样反应

　　B. 静脉炎

　　C. 溶血反应

　　D. 静脉渗漏性损伤

　　E. 肺水肿

13. 预防全麻患者发生误吸的主要措施是(　　)

　　A. 选择静脉麻醉

　　B. 术前用阿托品

　　C. 术前禁食、禁饮

　　D. 术前放置胃管

E. 导泻

14. 麻醉手术期间的液体需要量不包括（　　）

    A. 48小时正常生理需要量

    B. 麻醉手术期间的液体再分布

    C. 麻醉导致的血管扩张

    D. 术中失血、失液量

    E. 每日正常的生理需要量

15. 围手术期需输注红细胞是在血红蛋白（　　）

    A. <65 g/L 时

    B. <60 g/L 时

    C. <75 g/L 时

    D. <70 g/L 时

    E. <80 g/L 时

16. 中心静脉压是指右心房或靠近右心房的上、下腔静脉的压力，其正常值为（　　）

    A. $5\sim12\ cmH_2O$

    B. $4\sim12\ cmH_2O$

    C. $3\sim12\ cmH_2O$

    D. $6\sim12\ cmH_2O$

    E. $7\sim12\ cmH_2O$

17. 为患者进行有创动脉血压监测时，下列动脉可作为首选的是（　　）

    A. 尺动脉

    B. 肱动脉

    C. 桡动脉

    D. 足背动脉

    E. 腘动脉

18. 麻醉期间许多药物或多或少地会以不同的方式影响体温，其作用途径一般不包括（　　）

    A. 抑制丘脑下部的体温调节中枢

B. 大量输入冷的血液和其他冷的液体

C. 改变骨骼肌张力

D. 干扰散热过程

E. 以上均不是

19. 有效的体表保温方法可降低皮肤热量的丢失量,这些方法不包括( )

A. 红外线辐射器

B. 电热毯

C. 变温毯

D. 压力空气加热器

E. 控制手术室温度

20. 动脉血二氧化碳分压($PaCO_2$)的正常范围为( )

A. 4.5~6.0 kPa

B. 4.2~5.5 kPa

C. 4.7~6.0 kPa

D. 5~6.5 kPa

E. 6.5~7.5 kPa

21. 硬膜外阻滞麻醉的适应证不包括( )

A. 颈部及其以下各部位的手术

B. 疼痛的治疗、诊断

C. 某些疾病的对症治疗

D. 严重循环、呼吸功能不全

E. 泌尿外科手术、妇产科及下肢手术

22. 静脉麻醉的应用原则不包括( )

A. 严格掌握适应证和禁忌证

B. 注药前和注药过程中必须进行"回抽试验"

C. 多种静脉麻醉药合用时应注意药物的相互作用和配伍禁忌

D. 为保证呼吸道通畅一般应进行气管插管

E. 为达到良好的麻醉效果可加大药物剂量

23. 成年男性患者在进行全麻下手术时插入气管导管的长度为（　　）

    A. 22～24 cm

    B. 21～24 cm

    C. 20～24 cm

    D. 19～24 cm

    E. 15～18 cm

24. 下列麻醉方法中不属于局部麻醉的是（　　）

    A. 表面麻醉

    B. 局部浸润麻醉

    C. 区域阻滞麻醉

    D. 吸入麻醉

    E. 静脉局部麻醉

25. 患者，女，50岁，全麻下行直肠癌根治术，术后尚未清醒，其体位应取（　　）

    A. 平卧位

    B. 去枕平卧位，头偏向一侧

    C. 半卧位

    D. 侧卧位

    E. 截石位

26. 为预防呼吸机引发的相关肺炎，除禁忌证外，应将患者的床头抬高（　　）

    A. 10°～20°

    B. 30°～40°

    C. 40°～50°

    D. 50°～60°

    E. 20°～30°

27. 预防术后肺部感染的不利因素是（　　）

    A. 术前戒烟

    B. 术后早期活动

    C. 应用镇咳剂

    D. 鼓励患者做深呼吸动作

    E. 雾化

28. 术后恶心、呕吐最常见的原因为（　　）

    A. 颅内压升高

    B. 阿片类药物的不良反应

    C. 急性胃扩张

    D. 肠梗阻

    E. 饮食不当

29. 对使用呼吸机的患者要注意口腔卫生及护理，每天进行口腔护理的时间应为（　　）

    A. 每12小时进行1次

    B. 每4～6小时进行1次

    C. 每6～8小时进行1次

    D. 每2小时进行1次

    E. 每3小时进行1次

30. 休克时反映器官血液灌流情况的最简单、最可靠的指标是（　　）

    A. 神志

    B. 肢体温度

    C. 尿量

    D. 血压

    E. 体温

31. 局部麻醉不包括（　　）

    A. 表面麻醉

    B. 骶管阻滞麻醉

C. 局部浸润麻醉

D. 区域阻滞麻醉

E. 静脉局部麻醉

32. 硬膜外麻醉中出现全脊髓麻醉的原因为( )

A. 麻醉药物进入蛛网膜下隙

B. 麻醉药物注入速度过快

C. 麻醉药物误入血管

D. 麻醉药物过敏

E. 麻醉药物过量

33. 要判断休克已纠正,则尿量应至少稳定在( )

A. 25 mL/h 以上

B. 30 mL/h 以上

C. 40 mL/h 以上

D. 45 mL/h 以上

E. 50 mL/h 以上

34. 进行全身麻醉前给予抗胆碱药的作用是( )

A. 催眠

B. 镇痛

C. 防止术中出血

D. 减少呼吸道分泌物

E. 减少过敏反应

35. 患者,男,51岁,因颅脑外伤致呼吸抑制,给予其气管插管进行机械通气,下列护理措施中不妥的是( )

A. 患者头部稍后仰,头部每 1~2 小时转动 1 次

B. 若呼吸道阻力大或导管过细、无效腔气量大,不可将留在口腔外的过长导管剪掉

C. 妥善固定导管,标明导管插入的深度

D. 选择比导管略粗的牙垫

E. 抬高床头 30°~45°

36. 下列术前准备内容中正确的是( )
   A. 有吸烟嗜好的患者,术前应戒烟1周
   B. 纠正低蛋白血症
   C. 术前禁用镇静剂
   D. 术前对所有患者均应常规留置导尿管
   E. 术前所有患者均应禁食禁饮

37. 术后疼痛对患者的影响不包括( )
   A. 疼痛影响患者深呼吸,患者不能及时咳出分泌物,易导致肺不张
   B. 血压升高,心率加快
   C. 胃肠道蠕动能力下降
   D. 肺通气功能增加,二氧化碳排出过多
   E. 发生负氮平衡

38. 在全身麻醉过程中患者发生高血压的常见原因是( )
   A. 麻醉过浅
   B. 失血过多
   C. 过敏反应
   D. 肾上腺皮质功能低下
   E. 以上均是

39. 患者,男,47岁,因车祸致颈部损伤,呼吸、心脏骤停,医护人员立即对其行心肺复苏术,医护人员的下列操作中不正确的是( )
   A. 胸外心脏按压
   B. 心前区叩击
   C. 清理呼吸道分泌物
   D. 用仰头抬颏法开放气道
   E. 胸外按压的频率为100～120次/分

40. 患者,男,52岁,行硬膜外腔阻滞腹腔镜胆囊切除术,术后患者出现剧烈背痛、进行性脊髓压迫症状,伴肌无力、尿潴留、

括约肌功能障碍,继而出现完全性截瘫,对此首先应考虑是(　　)

A. 麻醉药物中毒反应

B. 硬膜外血肿

C. 全脊髓麻醉

D. 麻醉平面过高

E. 麻醉药浓度过高

41. 患者,男,60岁,局部麻醉下行脂肪瘤切除术,注入麻醉药后5分钟,出现中毒表现,其中毒原因不可能是(　　)

A. 麻醉药用量过大

B. 精神紧张

C. 麻醉药浓度过高

D. 年老体弱

E. 机体对局部麻醉药的耐受性降低

42. 患者全麻拔管后进行自主呼吸时出现"三凹征"的原因为(　　)

A. 呼吸暂停

B. 急性支气管痉挛

C. 上呼吸道梗阻

D. 肺不张

E. 喉痉挛

43. 下列关于脑复苏降温过程中的护理要点的说法不正确的是(　　)

A. 物理降温前先用降温辅助药物

B. 重点是对脑部降温

C. 复温时先停用辅助降温药

D. 体温降至33～35 ℃

E. 尽可能地缩短脑缺血的时间是脑复苏的关键

44. 酰胺类局部麻醉药物中穿透力强、维持时间较长、具有迅速而较安全的抗室性心律失常的药物是（　　）
    A. 普鲁卡因
    B. 丁卡因
    C. 利多卡因
    D. 布比卡因
    E. 盐酸罗哌卡因

45. 进行气管插管时暴露声门的第一个标志是（　　）
    A. 悬雍垂
    B. 会厌
    C. 软腭
    D. 咽喉壁
    E. 第一气管环

46. 在局部麻醉药中加入少量肾上腺素的目的是（　　）
    A. 延长局部麻醉药的作用时效
    B. 升高患者血压
    C. 减少局部麻醉药用量
    D. 对抗局部麻醉药的过敏反应
    E. 维持患者血压的稳定

47. 正常的血钾浓度是（　　）
    A. 5.5～6.5 mmol/L
    B. 3.5～5.5 mmol/L
    C. 3.5～4.5 mmol/L
    D. 4.0～6.0 mmol/L
    E. 3.5～6.5 mmol/L

48. 在外科手术中发生的休克最常见的是（　　）
    A. 神经源性休克
    B. 心源性休克
    C. 低血容量性休克

D. 感染性休克

E. 过敏性休克

49. 全身麻醉患者清醒前最危险的意外及并发症是(　　)

   A. 呕吐物窒息

   B. 体温过低

   C. 坠床

   D. 引流管脱落

   E. 高血压

50. 苏醒延迟是指全麻结束后超过一定时间意识仍不能恢复的情况。这里的"一定时间"是指(　　)

   A. 12小时

   B. 2小时

   C. 48小时

   D. 0.5小时

   E. 1小时

51. 进行呼吸道手术前准备时,下列措施中不正确的是(　　)

   A. 戒烟并练习深呼吸

   B. 对痰液稠厚者可用雾化吸入

   C. 对咳嗽者给予镇咳药物

   D. 对有肺部感染者应用抗生素

   E. 进行呼吸功能训练

二、多选题

1. 异物停留于支气管内可导致发生(　　)

   A. 肺炎

   B. 肺气肿

   C. 喉头水肿

   D. 腹痛

   E. 胃穿孔

2. 下列关于气管、支气管异物取出术的手术护理要点的描述正确的是（　　）
   A. 随时注意患者的呼吸情况，对鼻插管给氧患者放入支气管镜时应将氧气管接于气管镜上
   B. 注意保持正确的头位，并随气管镜的进入而改变，使气管与支气管成直线，以利于夹持异物、避免损伤气管与支气管膜
   C. 保持正确的体位与头位，局部麻醉下对患者进行压肩与压腿时不宜用力过猛，以免造成损伤
   D. 对有过多的异物者或有严重呼吸困难者，应备气管切开包以便急救时使用
   E. 手术时无须准备吸引器
3. 对麻醉药品及精神药品管理实行的"四定"是指（　　）
   A. 定数
   B. 定人
   C. 定位
   D. 定期核查
   E. 定期使用
4. 下列关于麻醉对血液循环的影响说法正确的是（　　）
   A. 椎管内麻醉可阻滞交感神经，使外周血管扩张、减少有效循环血量达 500 mL
   B. 吸入麻醉可使外周血管扩张而降低血压
   C. 静脉麻醉药可使外周阻力升高
   D. 静脉麻醉药可导致血液循环不稳定
   E. 麻醉对血液循环无影响

本节答案

一、单选题

1. C　　2. A　　3. D　　4. B　　5. D　　6. A　　7. B

8. C	9. C	10. D	11. B	12. C	13. C	14. A	
15. D	16. A	17. C	18. B	19. B	20. C	21. D	
22. B	23. A	24. D	25. C	26. B	27. C	28. B	
29. C	30. C	31. B	32. A	33. B	34. D	35. B	
36. B	37. D	38. A	39. D	40. C	41. B	42. C	
43. C	44. C	45. A	46. A	47. B	48. C	49. A	
50. B	51. C						

二、多选题

1. AB   2. ABCD   3. ABCD   4. ABD

部分试题解析

一、单选题

2. 目前麻醉科还没有明确的麻醉护士编制，但麻醉护士的具体数量可根据学科发展和工作需要等实际情况而定。

4. 配合麻醉医师完成麻醉前准备与麻醉后处理是麻醉护士的职责。

5. 吗啡应用过量时可造成全身毒性反应，其表现为昏迷、严重呼吸抑制和瞳孔针尖样缩小，若患者出现此情况应及时对其行气管插管，以维持循环状态稳定。

6. 硫喷妥钠可降低脑代谢率及氧耗量，降低脑血流量和颅内压，有较强的循环、呼吸抑制作用，应用时应注意剂量选择和推注速度。

7. 腰麻过程中会有一定量的脑脊液流出，导致蛛网膜腔内压力下降，取头高位可加重颅内压降低的情况，而取去枕平卧位则可避免颅内压过低引起的头痛。

8. 全麻术后苏醒不完全时患者会出现舌后坠，从而引发鼾声，由此引起的呼吸道阻塞会进一步导致窒息。

9. 休克微循环扩张期的特点是毛细血管前括约肌松弛，而后括约肌处于相对收缩状态，出现"多灌少流"现象，血液大量淤滞于毛细血管内,使静水压升高、通透性增加、血浆外渗至第三间隙、血液浓缩、血液黏稠度增加。
10. 局部麻醉药所用浓度及剂量过大、注药速度过快、药液误入血管或注入血管丰富部位致吸收过快、药物在体内转化降解减慢而蓄积等均可在单位时间内使血液中局部麻醉药的浓度超过机体耐受力而出现全身毒性反应。
11. 利多卡因主要用于转复和预防各种器质性心脏病引起的室性快速心律失常、提高致颤阈值等,其他几种局部麻醉药则有直接的心肌毒性作用。
12. 快速地将大量液体及药物输入血管内易引发热原样反应、静脉炎、静脉渗漏性损伤及静脉输液危象等。
13. 手术麻醉前对患者进行常规的禁食、禁饮可以保证胃彻底排空,进而可以防止发生呕吐和误吸。
14. 本题答案应为每日正常的生理需要量。
15. 围手术期血红蛋白<70 g/L 时需输注红细胞。
16. 中心静脉压的正常值为 5~12 cmH$_2$O。
17. 桡动脉为首选途径,因桡动脉位置浅表并相对固定,穿刺易于成功。
18. 大量输入冷的血液和冷的药液不属于药物因素,其主要引起物理性低温。
19. 禁止使用电热毯,以防止烫伤患者。
20. PaCO$_2$ 的正常范围为 4.7~6.0 kPa。
21. 严重循环、呼吸功能不全是硬膜外阻滞麻醉的禁忌证。
22. "回抽试验"是局部麻醉用药的原则。
23. 在进行全麻下手术时,对成年男性插入气管导管的深度为 22~24 cm,对成年女性插入气管导管的深度为 20~22 cm。
24. 局部麻醉包括表面麻醉、局部浸润麻醉、区域阻滞麻醉和静脉局部麻醉。
27. 应用镇咳剂可抑制患者的呼吸功能,不利于痰液排出。

29. 本题可参考《重症监护病房医院感染预防与控制规范（2016）》。
30. 尿量是反映肾灌注情况的指标，同时也可反映其他器官的灌注情况。
31. 骶管阻滞麻醉是硬膜外腔阻滞的一种，属于椎管内麻醉。
32. 进行硬膜外阻滞时，若将穿刺针或导管误入蛛网膜下隙和将超过脊髓麻醉药量数倍的局部麻醉药注入蛛网膜下隙时会产生异常广泛的阻滞。
34. 麻醉前应用抗胆碱药主要是为了抑制腺体分泌、解除平滑肌痉挛和迷走神经兴奋。
36. 对吸烟的患者，应指导其在术前2周戒烟；术前必要时可遵医嘱给予其镇静安眠药物；根据手术部位和时间决定是否留置导尿管。
37. 发生术后疼痛时骨骼肌活动增加，肺顺应性降低，通气功能下降，患者可出现缺氧、二氧化碳蓄积、肺不张等。
38. 高血压是全身麻醉中最常见的并发症。麻醉浅、镇痛药用量不足、未能及时控制手术刺激而引起应激反应等均可导致发生高血压。
39. 对患者进行气道开放时，若无颈部损伤可用仰头抬颏法打开气道，若有颈部损伤可用双手托额法。
40. 硬膜外穿刺或置管时损伤血管可引起出血，血肿压迫脊髓可并发截瘫。
41. 局部麻醉药中毒的原因包括剂量过大、浓度过高、局部麻醉药注入血管内、患者体质衰弱等。
42. 气管内插管失败、极度肥胖、静脉麻醉未行气管内插管、胃内容物误吸及喉痉挛者均可出现上呼吸道梗阻。"三凹征"是上呼吸道梗阻的典型表现。除上呼吸道梗阻外，其他几种情况并不一定表现为"三凹征"。
43. 对患者进行复温时应先逐步撤除冰袋，后停用辅助降温药。

44. 酰胺类局部麻醉药利多卡因是中效局部麻醉药,具有起效快、弥散广、穿透性强、无明显扩张血管作用的特点。临床上可以通过静脉注射或静脉滴注利多卡因来治疗室性心律失常。

45. 气管插管是指将气管内导管通过口腔或鼻腔、经声门置入气管的一项急救技术,在操作过程中,把喉镜镜身插入患者右舌方,逐渐移动镜身到口腔中央,把舌压到左侧,缓慢插入镜身时首先定位到的是悬雍垂。

46. 在局部麻醉药液中加入肾上腺素(1∶200000)可引起血管收缩,从而限制全身吸收麻醉药物并维持神经纤维周围的药物浓度处于麻醉水平。

47. 在电解质的平衡中,钾是细胞内液的主要阳离子,其正常值为 3.5~5.5 mmol/L。

48. 创伤失血是引发低血容量性休克最常见的原因。

49. 全身麻醉苏醒前患者容易发生舌后坠、喉痉挛、呼吸道黏液堵塞、呕吐物窒息等而引起呼吸道梗阻。为防止呕吐物误吸引起窒息,对患者应取去枕平卧位,将其头部偏向一侧。

50. 行全身麻醉手术后患者超过 2 个小时意识未恢复,可以被认为是苏醒延迟。

51. 护士应嘱患者在行呼吸道术前 2 周停止吸烟,鼓励患者练习做深呼吸和咳嗽动作,指导患者通过服用支气管扩张药物来增加肺活量。对痰液黏稠者可雾化或蒸汽吸入支气管扩张药物。对有浓痰者应于术前 3~5 天使用抗生素。

二、多选题

1. 异物可造成支气管不完全性堵塞,引发阻塞性肺气肿。若异物完全堵塞支气管,可使肺组织萎缩,形成一侧肺不张或一叶肺不张。如病程持续较久,远端肺叶可因引流不畅而并发支气管肺炎或肺脓肿等。若异物堵塞气管或两侧主支气管,可造成严重缺氧甚至窒息、死亡。

2. 气管、支气管异物主要的临床表现为患者出现剧烈咳嗽、吸气性呼吸困难及发绀等，严重者可导致窒息。因此，术中需密切关注患者的呼吸情况，注意给氧，必要时需行气管切开。保持正确的体位既可以避免异物进一步滑脱，也有利于异物的取出。摆放体位时不可对患者用力过猛，以防随体位改变而导致异物进一步滑脱。

4. 静脉麻醉药虽然对心率和心排血量的影响不大，但它可使外周阻力降低，导致血液循环情况不稳定。

第三节　普通外科手术

一、单选题

1. 腹部手术铺单的原则为（　　）
   A. 先上后下，先近后远
   B. 先下后上，先近后远
   C. 先下后上，先远后近
   D. 先上后下，先远后近
   E. 无固定顺序，满足铺单层级即可

2. 对腹膜反折以上的直肠损伤应（　　）
   A. 一律行肠修补术
   B. 行肠修补术，必要时行乙状结肠造瘘术
   C. 在破裂口处做肠道造瘘术
   D. 行肠切除肠吻合术
   E. 给予保守治疗

3. 在外科手术中不该应用的结为（　　）
   A. 方结
   B. 外科结
   C. 三叠结

D. 十字结

E. 单结

4. 切开空腔脏器前,要先用纱布保护周围组织,这样做是为了（　　）

　　A. 避免损伤空腔脏器

　　B. 防止或减少污染

　　C. 防止水分蒸发过多

　　D. 防止术后胃扩张

　　E. 保温

5. 患者,男,因肝硬化引起门静脉高压症、食管静脉曲张（曾两次破裂出血）入院。经术前充分准备后,今日对其在持续硬膜外麻醉下行脾切除、脾-肾静脉分流术。此分流术的目的是（　　）

　　A. 降低门静脉压力

　　B. 阻断侧支循环

　　C. 消除脾功能亢进的症状

　　D. 改善肝功能

　　E. 减少腹水形成

6. 间歇性阻断肝门血流,每次的阻断时间不超过（　　）

　　A. 5 分钟

　　B. 7 分钟

　　C. 10 分钟

　　D. 15 分钟

　　E. 20 分钟

7. 国外人群中发生急性胰腺炎最常见的原因是（　　）

　　A. 酒精中毒

　　B. 暴饮暴食

　　C. 胆道疾病

　　D. 高血糖、高血脂

E. 感染

8. 患者,男,66岁,被诊断为结肠癌。其最早出现的症状是(　　)

    A. 腹部肿块

    B. 全身症状,如贫血、消瘦

    C. 肠梗阻症状

    D. 排便习惯与粪便性状的改变

    E. 疼痛

9. 对用来探查胆道时使用的器械均应视为(　　)

    A. 清洁的

    B. 无菌的

    C. 干燥的

    D. 污染的

    E. 以上均不是

10. 切开胆总管时所使用刀片的型号为(　　)

    A. 20#

    B. 11#

    C. 10#

    D. 15#

    E. 12#

11. 肝切除手术一般至少要保留正常肝组织的(　　)

    A. 10%

    B. 15%

    C. 20%

    D. 25%

    E. 30%

12. 行胃大部切除术后出现贫血并发症的原因是(　　)

    A. 胃主细胞减少

    B. 胃壁细胞减少

    C. 胃黏液细胞减少

D. 胃 G 细胞减少

E. 体液丢失

13. 对诊断急性胰腺炎最主要的、最具有价值的是(　　)

    A. 腹部 X 线

    B. 血清淀粉酶

    C. 白细胞计数

    D. 血清脂肪酶

    E. CT

14. 患者,男,47 岁,接受胆囊切除术,术后 3～6 日出现体温升高,体温超过 38.5 ℃。这可能是由于(　　)

    A. 麻醉反应

    B. 肺不张

    C. 输血反应

    D. 感染

    E. 外科手术热

15. 下列属于腹腔实质脏器破裂的早期临床表现的是(　　)

    A. 恶心、呕吐

    B. 板状腹

    C. 心率增快,收缩压下降

    D. 血、尿淀粉酶升高

    E. 腹痛

16. 出现肠瘘后患者最常见的水、电解质及酸碱失衡是(　　)

    A. 低钾、低钠和代谢性碱中毒

    B. 高钾、高钠和代谢性碱中毒

    C. 低钾、低钠和代谢性酸中毒

    D. 高钾、高钠和代谢性酸中毒

    E. 低钾、高钠和代谢性碱中毒

17. 下列不属于腹腔内脏器损伤时需要进行手术探查指征的是(　　)

    A. 腹痛进行性加重

B. 肠鸣音逐渐增强

C. 脉率增快,白细胞计数上升

D. 红细胞计数进行性下降

E. 血压不稳定

18. 下列阑尾炎中需要在病情稳定的情况下先行非手术治疗3个月后再行阑尾切除术的是( )

A. 急性单纯性阑尾炎

B. 急性化脓性阑尾炎

C. 穿孔性阑尾炎

D. 阑尾周围脓肿

E. 慢性阑尾炎

19. 患者,女,59岁,急性右上腹阵发性绞痛,伴寒战、高热、黄疸,到急诊后医生对其行胆囊切除、胆总管探查、T管引流术。术后观察该患者排便情况的最主要的目的是( )

A. 判断患者胆总管的通畅情况

B. 判断患者肠道功能的恢复情况

C. 及时发现患者有无胃肠道出血

D. 判断患者术后饮食恢复是否合适

E. 判断有无术后出血

20. 结直肠癌最常见的转移途径是( )

A. 直接浸润

B. 淋巴转移

C. 血行转移

D. 种植转移

E. 骨转移

21. 下列检查中属于诊断大肠癌的最有效、最可靠的方法的是( )

A. 肿瘤标志物检查

B. 大便潜血试验

C. 内镜检查

D. 钡剂灌肠检查

E. CT

22. 患者,男,腹部损伤后经 X 线检查发现其腹膜后有积气。对该患者最可能的诊断为(　　)

A. 十二指肠破裂

B. 小肠破裂

C. 脾破裂

D. 空肠破裂

E. 肾挫裂伤

23. 胆囊切除手术中应显露和解剖(　　)

A. Calot 三角

B. 麦氏点

C. 颈静脉切迹

D. 剑突

E. 肚脐

24. 患者,男,40 岁,左腹股沟有肿块 10 余年,站立时明显,平卧后消失,有时可降入阴囊,可还纳。查体:左腹股沟有拳头大肿块,其可还纳腹腔,外环可容 3 指,压迫内环后肿块不再出现。对该患者最可能的诊断为(　　)

A. 精索鞘膜积液

B. 腹股沟易复性斜疝

C. 腹股沟直疝

D. 股疝

E. 交通性鞘膜积液

25. 患者,女,44 岁,右侧乳房出现无痛性肿块 1 个月,包块直径为 4 cm×3 cm,被诊断为乳腺癌。若对该患者行手术治疗,其备皮范围为(　　)

A. 右侧胸部、同侧腋窝

B. 右侧胸部、同侧腋窝及颈部

C. 右侧胸部、同侧腋窝及上臂

D. 胸部、双上臂

E. 以上均不对

26. 患者,女,26岁,近半年来可在左乳房上象限扪及一直径3 cm的圆形、光滑、可活动、质韧的肿块。此肿块可能是( )

    A. 早期乳腺癌

    B. 乳房纤维腺瘤

    C. 乳头乳晕湿疹样癌

    D. 乳房囊性增生

    E. 乳腺炎

27. 行腹部X线片检查时发现膈下有游离气体,这提示为( )

    A. 肝破裂

    B. 胃肠穿孔

    C. 脾破裂

    D. 气胸

    E. 肾挫裂伤

28. T型管引流最常用于( )

    A. 胃肠道瘘

    B. 脑室引流

    C. 胃造口

    D. 胆道引流

    E. 腹腔引流

29. 直肠癌患者适用于Dixon手术是在癌肿距离肛门( )

    A. 10 cm以上时

    B. 11 cm以上时

    C. 12 cm以上时

    D. 13 cm以上时

E. 14 cm 以上时

30. 单纯性机械性肠梗阻的腹痛特点为（　）
    A. 持续性钝痛
    B. 持续性隐痛
    C. 阵发性隐痛
    D. 阵发性绞痛伴肠鸣音亢进
    E. 绞痛

31. 胰腺癌手术切除率低的主要原因为（　）
    A. 手术复杂
    B. 肿瘤属于直接浸润和转移
    C. 手术危险性高
    D. 肿瘤恶性程度高
    E. 解剖位置复杂

32. 行甲状腺手术时可使用的麻醉方式为（　）
    A. 局部浸润麻醉
    B. 指神经阻滞麻醉
    C. 颈丛神经阻滞麻醉或全身麻醉
    D. 区域阻滞麻醉
    E. 表面麻醉

33. 动脉瘤夹闭术中将3％罂粟碱的棉脑片敷贴于瘤动脉的目的是（　）
    A. 防止血管痉挛
    B. 抗凝
    C. 预防感染
    D. 脉络膜血管造影
    E. 减少出血

34. 某患者接受甲状腺大部分切除术后进食时发生呛咳，发音低沉但不嘶哑，这可能是（　）
    A. 喉返神经损伤
    B. 喉上神经内侧支损伤

C. 喉上神经外侧支损伤

D. 喉上神经内、外侧支损伤

E. 甲状腺功能亢进

35. 最容易发生嵌顿的腹外疝是（　　）

    A. 切口疝

    B. 腹股沟直疝

    C. 腹股沟斜疝

    D. 股疝

    E. 膈疝

36. 下列手术的切口属于Ⅰ类切口的是（　　）

    A. 胃癌根治术

    B. 直肠癌根治术

    C. 腹股沟疝无张力修补术

    D. 肛周脓肿切开引流术

    E. 扁桃体切除术

37. 腹部损伤并发出血性休克时最重要的处理原则是（　　）

    A. 禁食水

    B. 补充血容量

    C. 迅速升压

    D. 抗休克的同时通过手术探查止血

    E. 药物控制

38. 下列关于直肠癌根治术操作的说法错误的是（　　）

    A. 洗手护士与巡回护士、主管医生共同清点器械

    B. 术中严密观察手术进程，及时配合，忙而不乱

    C. 在医生对会阴部进行切口操作时，护士应协助其做拉钩操作

    D. 对腹部进行消毒前应准备安尔碘

    E. 严格执行无菌操作

39. 胃癌血行转移最常见的内脏器官是（　　）

A. 肺

B. 肝

C. 脑

D. 肾

E. 骨

40. 行胃切除术时在脾脏下垫一纱布垫的作用是（　　）

    A. 抬高脾脏，充分暴露手术野

    B. 防止术中出血，吸附血液

    C. 术中应保持好患者的体温

    D. 防止胃内容物污染腹腔

    E. 避免体液丢失

41. 慢性腹痛常见于（　　）

    A. 消化性溃疡

    B. 炎症

    C. 肠梗阻

    D. 肠粘连

    E. 肠破裂

42. 患者入院后自述有便血，其出血量至少是（　　）

    A. 5 mL

    B. 30 mL

    C. 60 mL

    D. 100 mL

    E. 20 mL

43. 胃溃疡最常发生的部位是（　　）

    A. 贲门旁

    B. 胃小弯

    C. 胃大弯

    D. 幽门前壁

E. 胃壁

44. 胃、十二指肠溃疡急性穿孔常见于（　　）
    A. 胃小弯前壁或十二指肠球部外侧壁溃疡
    B. 胃窦部或十二指肠球部内侧壁溃疡
    C. 胃或十二指肠后壁的穿透性溃疡
    D. 幽门部附近的胃或十二指肠前壁溃疡
    E. 贲门部附近的胃或十二指肠后壁溃疡

45. 患者张某，被诊断为胃十二指肠溃疡急性穿孔，在其被送往医院的途中其体位应为（　　）
    A. 平卧位
    B. 左侧卧位
    C. 右侧卧位
    D. 半卧位
    E. 俯卧位

46. 患者，男，55岁，患消化性溃疡多年，有空腹痛，进食后缓解，1天前突然出现较剧烈的呕吐，呕吐物为隔夜食物，有酸臭味。基于此应考虑患者发生了（　　）
    A. 幽门梗阻
    B. 急性胰腺炎
    C. 急性胃炎
    D. 食管炎
    E. 肠梗阻

47. 胃肠肿瘤科手术室护士可根据国际肿瘤协会的TNM肿瘤分期为患者做术前准备，下列关于TNM肿瘤分期的描述不正确的是（　　）
    A. "T"代表原发肿瘤
    B. "T"代表转移肿瘤
    C. "N"代表区域淋巴结
    D. "M"代表肿瘤远处转移

E. "M_0"指没有远处转移

48. 下列不属于机械性肠梗阻的是(　　)

    A. 肠扭转

    B. 腹腔肿瘤压迫

    C. 肠粪石

    D. 急性弥漫性腹膜炎

    E. 肠套叠

49. 患者,男,36岁,被诊断为十二指肠穿孔,需行十二指肠修补术。术中器械护士的操作错误的是(　　)

    A. 保持无菌区干燥,及时加盖无菌巾

    B. 对术中从腹腔中冲洗出的脓苔及组织应直接丢弃

    C. 根据手术需要提前备好未污染的血管钳以备关闭腹腔时使用

    D. 提前备好大量的温热盐水

    E. 严格执行无菌操作

50. 腹外疝最常见的疝内容物为(　　)

    A. 乙状结肠

    B. 小肠

    C. 大网膜

    D. 阑尾

    E. 回肠

51. 鉴别腹股沟直疝与斜疝最有价值的特点是(　　)

    A. 回纳疝块后压深环,增加腹压是否脱出

    B. 是否容易发生嵌顿

    C. 疝块的位置

    D. 疝块的形状

    E. 疝块的大小

52. 直疝三角(又称海氏三角)是疝易发区,其组成不包括(　　)

    A. 腹壁下动脉

B. 腹直肌外侧缘

C. 腹股沟韧带

D. 输精管

E. 以上均是

53. 为缓解手术患者的紧张、焦虑情绪，同时为更好地了解患者情况以做好术前准备，胃肠外科手术室护士在术前一天应常规访视择期手术的患者并做术前注意事项宣教，对此下列说法不正确的是（ ）

    A. 患者是否有高血压、糖尿病等基础疾病，如有高血压麻醉医生应该要求其口服降压药

    B. 患者术前一天晚上无须禁食、禁水，手术当天禁食、禁水就可以

    C. 患者入室前摘掉假牙及贵重物品，解小便后入手术室

    D. 护士应向患者讲解手术方式，以缓解其焦虑情绪

    E. 护士应做好患者的心理护理

54. 患者，女，60岁，接受胃大部切除术后2周，其在进食10分钟后出现上腹部饱胀、恶心、呕吐、头晕、心悸、出汗、腹泻等。对该患者应考虑其并发了（ ）

    A. 吻合口炎症

    B. 吻合口梗阻

    C. 低钾血症

    D. 倾倒综合征

    E. 肠梗阻

55. 当直肠肿瘤下缘距齿状线小于等于5 cm时，为达到根治的目标，临床上常规采用挖除肛门以人工肛门代替的做法，这会对患者的心理造成一定的创伤。随着医疗技术的发展，2010年开展的经肛门全直肠系膜切除术从一定意义上实现了低位保肛的效果。下列经肛门全直肠系膜切除术的简称正确的是（ ）

    A. TaTME

B. TTME

C. aTME

D. TME

E. TaTTM

56. 经肛门全直肠系膜切除术的适应证不包括（　　）

    A. 男性

    B. 盆腔狭窄

    C. 消瘦

    D. 低位保肛

    E. 肥胖

57. 日间手术的概念最早是英国小儿外科医师 James Nicholl 于1909年提出的，2003年被引入我国。基于我国的基本国情，日间手术的提出从一定意义上加快了病床的周转，缓解了患者住院难的问题。下列关于日间手术定义的说法正确的是（　　）

    A. 日间手术是指患者当天手术、当天出院的手术

    B. 日间手术是指患者入院、手术和出院在1个工作日内完成的手术

    C. 日间手术是指患者当天住院、当天手术并观察一晚的手术

    D. 日间手术是指门诊手术

    E. 日间手术是指患者入院、手术和出院在3个工作日内完成的手术

58. 下列关于日间腹股沟疝患者入室准备的说法错误的是（　　）

    A. 对患侧进行画线标记

    B. 入室前嘱患者解小便

    C. 询问患者在哪一侧做手术即可，无须查看病历

    D. 准备油棉球，做喉罩全麻

E. 认真执行手术安全核查

59. 腹股沟疝的发病基础为（　　）

    A. 腹壁薄弱

    B. 营养不良

    C. 继发于腹腔内脏损伤

    D. 腹腔压力增加

    E. 外伤

60. 引起腹股沟疝的两个主要原因是（　　）

    A. 妊娠和体力劳动

    B. 腹水和便秘

    C. 腹壁强度低和腹内压增高

    D. 外伤和感染造成的腹壁缺损

    E. 创伤和感染

61. 腹腔镜腹股沟疝无张力修补术的手术体位为（　　）

    A. 头高脚低、患侧高

    B. 头高脚低、患侧低

    C. 头低脚高、患侧高

    D. 头低脚高、患侧低

    E. 侧卧位、患侧高

62. 行胃大部切除毕Ⅱ式吻合术后发生胃肠吻合出血的早期征象是（　　）

    A. 尿量减少、四肢湿冷

    B. 烦躁不安、面色苍白

    C. 脉搏细速、血压下降

    D. 胃管内吸出大量血液

    E. 血压升高

63. 下列关于急性阑尾炎穿孔局限性腹膜炎的手术治疗的说法不正确的是（　　）

    A. 在腹腔放置引流管

B. 用大量生理盐水冲洗腹腔

C. 对夹用阑尾的钳子应及时更换、消毒

D. 妥善处理阑尾残端

E. 严格执行无菌操作

64. 直肠癌的早期表现是（   ）

    A. 排便习惯改变、排出黏液血便

    B. 排便困难、便条变细

    C. 腹痛、腹胀、便秘

    D. 肠梗阻症状

    E. 血便

65. 直肠癌的早期筛查方法是（   ）

    A. 直肠指检

    B. 大便隐血检查

    C. 肠镜检查

    D. X线气钡造影

    E. CT

66. 行直肠癌切除术时能否保留肛门主要取决于（   ）

    A. 肿瘤距肛门齿状线的距离

    B. 肿瘤的病理类型

    C. 肿瘤是否已经侵犯肠管周围

    D. 肿瘤有无远处转移

    E. 肿瘤的大小

67. 患者,男,35岁,酗酒,暴饮暴食,因腹痛伴恶心、呕吐来院就诊,查体发现腰背部水肿、触痛,血清淀粉酶浓度为740 U/L,腹腔穿刺抽出脓性浑浊液体。该患者有可能发生了（   ）

    A. 急性胃炎

    B. 胃穿孔

    C. 急性胰腺炎

    D. 化脓性阑尾炎

    E. 胃溃疡

68. 对坏死性胰腺炎患者行胰周组织清创引流术时的切口属于（ ）

    A. 感染切口

    B. 污染切口

    C. 清洁-污染切口

    D. 清洁切口

    E. 无菌切口

69. 在我国,急性胰腺炎最常见的病因是（ ）

    A. 胆道疾病

    B. 暴饮暴食

    C. 过量饮酒

    D. 创伤

    E. 肥胖

70. 对急性化脓性腹膜炎患者的首要护理诊断为（ ）

    A. 急性疼痛

    B. 体温过高

    C. 体液不足

    D. 焦虑

    E. 低体温

71. 患者,男,52岁,自觉腹腔有坠胀不适感,一侧阴囊变大,平躺时用手可以复位,故前来就医。查体发现阴囊呈椭圆形,上部有"蒂柄",对此考虑腹股沟疝。医生还纳疝块并压住深环后疝块不再突出。对该患者的初步诊断为（ ）

    A. 腹股沟斜疝

    B. 腹股沟直疝

    C. 鞘膜积液

    D. 睾丸包块

    E. 睾丸扭转

72. 患者,男,接受毕Ⅱ式胃大部切除术,术后1天突然出现上腹部剧烈疼痛,频繁呕吐,呕吐物量少,不含胆汁,呕吐后症状不缓解。对该患者多考虑为( )

   A. 输入襻梗阻
   B. 输出襻梗阻
   C. 吻合口梗阻
   D. 倾倒综合征
   E. 以上均不对

73. 在对患者行胃癌根治术的过程中,巡回护士为其放置胃十二指肠营养管需要将患者头部托起是在胃十二指肠营养管插入( )

   A. 10 cm时
   B. 15 cm时
   C. 20 cm时
   D. 30 cm时
   E. 35 cm时

74. 胃癌常转移的淋巴结是( )

   A. 颈部淋巴结
   B. 左腋下淋巴结
   C. 左锁骨上淋巴结
   D. 左锁骨下淋巴结
   E. 右锁骨下淋巴结

75. 患者,男,67岁,近日如厕时发现无痛性黏液血便,便前肛门有下坠、里急后重和排便不尽感,为帮助其诊断,下列属于最主要、最简单易行的方法是( )

   A. 直肠指诊
   B. CT检查
   C. 钡餐灌肠
   D. 内镜检查

E. MRI

76. 患者,男,有胃十二指肠溃疡多年,近半月来加重,昨日饭后突然腹痛加重,腹痛为刀割样,血压100/70 mmHg,脉搏100次/分,全腹痛、反跳痛、腹肌紧张,检查发现膈下有游离气体。对该患者应考虑为(   )
   A. 胃肿瘤
   B. 肠梗阻
   C. 胃十二指肠穿孔
   D. 阑尾炎
   E. 胃溃疡

77. 患者,女,拟明日8点行直肠癌切除术。术前一晚巡回护士访视患者,告知其22点以后禁食水的目的是(   )
   A. 便于术中操作
   B. 防止术后发生便秘
   C. 防止术后发生腹痛
   D. 预防术中、术后误吸呕吐物
   E. 防止术后发生肠梗阻

78. 患者,男,56岁,医生考虑其患直肠癌,需做大便潜血试验。试验前3天应禁食(   )
   A. 白菜
   B. 麦片
   C. 米饭
   D. 羊血
   E. 面食

79. 患者,男,昨日在急诊接受胃穿孔修补术。术后护士鼓励患者下床活动是为了(   )
   A. 促进肠管蠕动,防止发生粘连性肠梗阻
   B. 促进引流管引流
   C. 熟悉病区环境

D. 促进伤口愈合

E. 预防血栓形成

80. 上腹部手术的消毒范围为（   ）

   A. 剑突以下、脐以上

   B. 乳房以下、腹股沟韧带以上

   C. 自乳头至耻骨联合平面，两侧至腋后线

   D. 乳房以下、脐以上

   E. 剑突以下、耻骨以上

二、多选题

1. 与胃相关的韧带包括（   ）

   A. 肝胃韧带

   B. 胃脾韧带

   C. 胃结肠韧带

   D. 胃膈韧带

   E. 胃肾韧带

2. 肝外胆管结石常用的手术方式有（   ）

   A. 胆总管切开取石加 T 管引流术

   B. 胆肠吻合术

   C. Oddi 括约肌成形术

   D. 经内镜 Oddi 括约肌切开取石术

   E. 胆囊切除术

3. 胃壁可分为（   ）

   A. 黏膜层

   B. 黏膜上层

   C. 黏膜下层

   D. 肌层

   E. 浆膜层

4. 胆总管探查及引流术不适用于（　　）
   A. 急性单纯性胆囊炎者
   B. 胆囊结石经常发作者
   C. 胆总管结石感染伴有休克者
   D. 肝内胆管结石局限于左叶者
   E. 胆总管扩张不明显但并发慢性胰腺炎者
5. 下列关于临床上区别腹股沟斜疝和直疝的说法正确的有（　　）
   A. 斜疝可进入阴囊，直疝一般不进入阴囊
   B. 按住内环后斜疝不再出现，直疝仍可出现
   C. 斜疝肿块有"蒂柄"，直疝肿块基底则较宽
   D. 斜疝肿块都较大，直疝肿块都较小
   E. 按住内环口斜疝不突出，直疝仍突出
6. 宜行甲状腺大部切除术的有（　　）
   A. 继发性甲亢
   B. 高功能甲状腺瘤
   C. 复发性甲亢
   D. 甲状腺肿
   E. 青少年甲亢
7. 胰十二指肠切除后重建消化道的吻合包括（　　）
   A. 胰空肠吻合
   B. 胆管空肠端侧吻合
   C. 胃空肠吻合
   D. 残胃空肠吻合
   E. 胰结肠吻合
8. 下列符合十二指肠溃疡所致疼痛的特点的有（　　）
   A. 餐后延迟痛，一般发生在餐后3～4小时
   B. 饥饿痛或夜间痛
   C. 进食后腹痛不能缓解
   D. 进食后腹痛可缓解
   E. 服用抗酸药物不能止痛

第六章　专科手术护理

9. 术中低体温延长了患者术后苏醒的时间,增加了患者术后切口感染的风险,为防止术中低体温的发生,下列做法正确的有(　　)
   A. 术中使用复温毯
   B. 输注加温液体
   C. 用常温水冲洗腹腔
   D. 在手术野加盖无菌单,以防止床单位潮湿
   E. 升高室温

10. 患者张某,被诊断为急性胰腺炎,拟于明日在全麻下行胰周组织清创引流术,下列属于手术室护士配合要点的有(　　)
    A. 器械护士术中准备50 mL注射器以及时冲洗腹腔
    B. 巡回护士术前访视患者,询问有无深静脉,根据切口部位准备手术体位
    C. 准备6～8根引流管,固定皮针
    D. 术中若在体腔内填塞纱布块要做标注并与主管医生签字交接
    E. 器械护士应准备无齿环钳来掏取坏死组织

11. 行胃癌根治术时应常规放置胃肠营养管,术中还要将胃肠营养管拽出肠管外。器械护士对此应注意(　　)
    A. 提前备消毒纱球以消毒胃肠营养管
    B. 备无菌治疗巾并将其放于切口旁,防止营养管污染切口或腹腔
    C. 备无齿卵圆钳,用其伸入肠腔将胃肠营养管拽出肠管
    D. 操作结束后将所有接触过肠腔的器械放置于污染区,不再使用
    E. 备小圆针一号线,用其关闭肠腔

12. 当胃癌患者的肿瘤侵犯浆膜层时,器械护士在术中应使用的无瘤技术有(　　)
    A. 术中使用切口保护器
    B. 对接触肿瘤后的缝线和器械不再重复使用

C. 切除肿瘤后更换手套，在切口周围加盖无菌巾

D. 将器械台划分为有瘤区和无瘤区

E. 对切下的肿瘤及淋巴要用无菌盘传递，不得用手直接接触

13. 经过第一肝门的结构主要包括（   ）

    A. 门静脉

    B. 肝静脉

    C. 肝动脉

    D. 肝胆管

    E. 下腔静脉

14. 行胰十二指肠切除术时的切除范围包括（   ）

    A. 胰头

    B. 远端胃

    C. 十二指肠

    D. 近端空肠

    E. 胆囊和胆总管

本节答案

一、单选题

1. C	2. B	3. D	4. B	5. A	6. D	7. A
8. D	9. D	10. B	11. E	12. B	13. B	14. D
15. C	16. C	17. B	18. D	19. A	20. B	21. C
22. A	23. A	24. B	25. B	26. A	27. C	28. D
29. C	30. D	31. B	32. C	33. A	34. B	35. D
36. C	37. D	38. C	39. B	40. A	41. A	42. C
43. B	44. D	45. B	46. A	47. D	48. D	49. B
50. B	51. A	52. D	53. B	54. D	55. A	56. C

57. B	58. C	59. A	60. C	61. C	62. D	63. B
64. A	65. B	66. A	67. C	68. A	69. A	70. A
71. A	72. A	73. B	74. C	75. A	76. C	77. D
78. D	79. A	80. C				

二、多选题

1. ABCD 2. ABCD 3. ACDE 4. ABDE
5. ABCE 6. ABCD 7. ABCD 8. ABD
9. ABDE 10. ABCDE 11. ABCDE 12. ABCDE
13. ABD 14. ABCDE

部分试题解析

一、单选题

1. 手术铺单应遵循先污后洁的原则,先铺相对不洁区(如下腹部、会阴部),最后铺靠近操作者的一侧。
2. 腹膜反折以上的直肠损伤的临床表现为化脓性腹膜炎,腹膜反折以下的直肠损伤的临床表现为直肠周围感染,两者的处理原则不同。对腹膜反折以上的直肠损伤应行剖腹手术以修补肠壁,必要时需在做乙状结肠造瘘术2~3个月后闭合造瘘口。
3. "十字结"又名顺结,结扎后易自行滑脱和松解,构成两单结的方向完全相同,手术中不宜使用,尤其是在结扎重要部位时忌用。
4. 对切断部位断端应用纱布垫保护,以避免污染周围组织。
5. 治疗门静脉高压症主要是处理其并发症(尤其是上消化道大出血的并发症)。其手术方式可分为门体分流术和门奇断流术两类:门体分流术主要是降低门静脉压力;门奇断流术主要是阻断门奇静脉间的反常血流,是通过离断胃底食管曲张静脉以达到止血的目的。两种手术方法都可以起到预防和控制食管胃底曲张静脉破裂后大出血的作用。

6. 每次阻断肝门的时间不应超过 15 分钟。
7. 急性胰腺炎的发病原因在国内人群中以胆道疾病最常见,在国外人群中更多的是酒精中毒。
8. 结肠癌最早期的临床表现是排便习惯和粪便性状的改变,如排便次数增多、腹泻、便秘、便中带血或黏液。
12. 胃壁细胞主要分泌盐酸和抗贫血因子,胃大部切除后可使胃壁细胞大量减少,进而导致抗贫血因子减少并引发贫血。
13. 血清淀粉酶是胰腺炎早期最常用和最有价值的检查方法。其一般在胰腺炎发病数小时后开始升高,胰腺炎发病 8~12 小时时最有诊断价值。
14. 手术后患者的体温可略升高,变化幅度在 0.5~1 ℃,一般不会超过 38 ℃,这在临床上称为外科手术热。患者术后 3~6 天发生了发热或体温降至正常后再度发热,提示可能发生了感染。
15. 腹腔实质性脏器(如肝、脾、胰腺等)破裂后主要是腹腔内出血,所以心率会升高、血压会下降。
16. 肠瘘会伴随有肠液的丢失,主要会引发以 Na^+、K^+ 及 HCO_3^- 为主的代谢性酸中毒、低钾血症及低钠血症。
18. 对有阑尾周围脓肿但病情稳定者,应先行非手术治疗,也可在超声引导下穿刺抽脓或置管引流。对本题其他选项的疾病均可行阑尾切除术,并进行一期缝合。
19. 胆囊切除、胆总管探查、T 管引流术后早期,胆总管处于炎性水肿状态,随着患者不断康复,水肿消退,胆总管会逐渐恢复通畅,胆汁进入肠道后参与食物消化,这一变化可以通过观察患者的排便状况来发现。
20. 淋巴转移是大肠癌最常见的转移途径。
21. 内镜检查可通过镜头直接观察病灶的大小、位置、形态、肠腔狭窄程度,并能在直视下获取活组织性病理检查,是诊断大肠癌的最有效、最可靠的方法。

22. 诊断十二指肠破裂的主要依据是患者的一些病史(如病史中有明确的外伤史),通过腹部平片可发现膈下或者是右肾周围有一些空气积聚。
23. 切除胆囊时最重要的解剖结构为胆囊三角(即 Calot 三角),胆囊动脉通过该三角。
24. 有易复性斜疝的患者除在腹股沟区有肿块外,常在站立、行走、咳嗽或用力时出现肿块。该肿块可降至阴囊内或大阴唇处。肿块可在患者平卧休息时或用手将肿块推送向腹腔内时而消失。上述症状符合易复性斜疝的临床表现。
25. 乳腺癌手术切口的创面比较大,范围在 15~20 cm,因此乳腺癌手术的备皮范围上齐下颌、下至肚脐、前至健侧锁骨中线、后过腋中线,包括患侧上臂 1/3 的皮肤及腋毛。只有进行充分的术前准备和备皮,才能有效地降低术后感染等并发症的发生率。
26. 乳房纤维腺瘤往往是在洗澡时或体检中被发现。其以单发肿块居多,亦可多发,也可两侧乳房同时或先后触及肿块。肿块多为圆形或椭圆形,直径常为 1~3 cm,亦有更小或更大者,偶可见巨大者。肿块境界清楚、边缘整齐、表面光滑、富有弹性、无压痛、活动度较大、与皮肤无粘连。
27. X 线检查示膈下游离气体是诊断胃肠道破裂最具特异性的指标。
28. T 管引流最常用于胆道手术患者。
29. Dixon 手术也称经腹直肠癌切除术,这种手术适用于癌肿离肛门 12cm 以上的患者,其具体做法是在腹腔内切除乙状结肠和直肠大部,然后在腹膜外乙状结肠和直肠切端吻合。
30. 单纯机械性肠梗阻患者的腹痛是由梗阻部位以上肠管强烈蠕动所致,疼痛呈间歇性并伴有肠鸣音亢进。
31. 胰腺癌早期癌细胞可直接浸润门静脉、肠系膜上动脉、肠系膜上静脉、腹腔动脉、肝动脉、下腔静脉、脾动脉及脾静脉等腹腔重要血管和周围临近组织，还可经血行传播。

32. 行甲状腺手术前宜选择全身麻醉或颈丛阻滞麻醉，若采取其他麻醉方式，在手术操作过程中患者会出现明显的不适感，影响手术操作过程，而全身麻醉后患者处于深睡眠状态，不会影响手术操作过程。

33. 在夹闭动脉瘤时，使用罂粟碱棉片可防止血管痉挛引起的缺血性神经损伤。

34. 喉上神经来自迷走神经的分支，左右各1支，在喉腔上部，可分为喉上神经内侧支和喉上神经外侧支两个分支。喉上神经内侧支分布在喉前庭、喉腔黏膜以及会咽，是负责喉腔黏膜的感觉神经。喉上神经内侧支受损后，喉腔的感觉敏感性下降，在饮水或吞咽的时候出现呛咳，保护性反应减弱。喉上神经外侧支是运动神经，支配喉外肌、环甲肌。环甲肌的作用是通过收缩延长喉腔的前、后径，使声带肌肉的张力增强，保持正常的声带张力。喉上神经外侧支受损后同侧环甲肌收缩无力，同侧的声带松弛，肌张力不够，发音的时候声带的肌张力不够，可表现出声音嘶哑、发音无力等症状。

35. 股管几乎垂直，疝块在卵圆窝处镶嵌转折会形成1个锐角，且周围又有很多韧带，这就使得股疝的疝块极易发生嵌顿。

36. A选项和B选项都有可能接触消化道，属于Ⅱ类切口，D选项有感染，属于Ⅲ类切口。

37. 对有腹部外伤并发出血性休克的患者，应在抗休克的同时尽快做剖腹探查，找到出血点。除D选项外，其他选项的做法都是辅助治疗。

38. 进行直肠手术配合时，腹部切口属于清洁污染切口，会阴部切口属于污染切口，故洗手护士不能将同时接触两部分的无菌物品混用，以防止发生术后腹部切口感染。

39. 胃癌血行转移发生在晚期，此期癌细胞会经门静脉或体循环转移至肝、肺、骨骼、肾、脑等,其中以肝转移为多见。
40. 脾下极附近有胃脾韧带或脾结肠韧带与之形成的生理性粘连,术中牵拉胃时,有时会将脾脏撕裂,导致出血。为了避免发生这种情况,在进行所有操作之前护士会在患者的脾脏下方垫1个纱布垫,使脾脏向前抬起,充分暴露。
41. 消化性溃疡引起的腹痛多以慢性腹痛为主。
42. 患者有明显的便血时一般提示出血量在 50 mL 以上。
43. 胃溃疡的好发部位为胃小弯。
44. 胃十二指肠溃疡穿孔好发于胃后壁及十二指肠前壁。
45. 胃十二指肠急性穿孔发生在十二指肠前壁和胃后壁。胃后壁穿孔时胃内容物可受阻于其后部的实质性器官,不易流入腹腔。十二指肠前壁穿孔时胃内容物易流入腹腔并扩散到全腹。在取左侧卧位时,胃内容物可流向胃底和胃体部,十二指肠压力较小,胃内容物流出量较小,炎症可相对减轻。
46. 幽门梗阻的呕吐物为隔夜宿食,有酸臭味。
48. 机械性肠梗阻是由各种机械原因导致的肠腔缩窄。
49. 对手术中切下的组织要专门放置,集中处理。
50. 腹外疝最常见的疝内容物为小肠,其次为大网膜。
51. 回纳疝块后压深环以增加腹压,此时疝块仍突出的是直疝,疝块不再突出的是斜疝。
52. 直疝三角外侧边为腹壁下动脉,内侧边为腹直肌外侧缘,底边为腹股沟韧带。
53. 术前一晚禁食、禁水可防止在手术中发生呕吐物误吸。
54. 因为胃容积减少及失去对胃排空的控制,大量高渗食物快速进入空肠,使肠腔内大量液体渗出,循环血量骤减,可出现倾倒综合征的症状。
56. 经肛门全直肠系膜切除术适用于男性骨盆狭窄者或者肥胖的低位保肛患者。

57. 日间手术即患者住院、手术及出院在1个工作日内完成的手术,不超过24小时,不包括医生在门诊及诊所所做的手术。
58. 行双侧器官手术前需一并核对病历、患者及标识的信息。
59. 腹股沟疝是由腹腔的脏器或者组织连同壁腹膜经腹壁薄弱点移向体表所形成。
60. 腹壁强度低是腹股沟疝的内因,腹内压增高是腹股沟疝的主要诱发因素。
61. 行腹腔镜腹股沟疝无张力修补术时对患者采用头低脚高、患侧高的体位,以便暴露术野、便于操作。
62. 胃肠吻合口出血的早期征象为胃管内吸出大量新鲜血液。
63. 对阑尾炎局限性感染的患者,不建议用大量盐水冲洗阑尾,以防止炎症扩散。
64. 直肠癌早期可出现排便次数增加,腹泻、便秘等排便习惯改变及粪便中带脓血或黏液。
65. 大便隐血检查简便、经济,适合用来做直肠癌的早期筛查。
66. 行直肠癌切除术时是否保留肛门主要取决于肿瘤距肛门齿状线的距离,原则上该距离大于5 cm可以保肛,小于等于5 cm应切除肛门。
67. 酗酒及暴饮暴食为急性胰腺炎的诱因,血清淀粉酶升高是其生化指标。
68. 感染切口即有失活组织的陈旧性创伤手术切口及已有临床感染或者脏器穿孔的手术切口。
69. 胰腺炎在我国最常见的病因为胆道疾病。
70. 急性化脓性腹膜炎患者首要的就诊原因为急性疼痛。
71. 腹股沟斜疝的临床特点:疝块经腹股沟管突出,可进入阴囊,呈椭圆形,上部呈蒂柄状,还纳疝块并压住深环后疝块不再突出。
72. 输入襻梗阻一般表现为疼痛剧烈,呕吐频繁且不含胆汁。

输出襻梗阻多表现为上腹部饱胀,呕吐物为食物和胆汁。
73. 为昏迷患者插胃管时,应在插入 15 cm 时将患者头部托起,使下颌尽量靠近胸骨柄,以增大咽喉通道的弧度。护士要将这一点提前告知麻醉医生,并随时观察患者的生命体征,防止气管插管脱落。
74. 胃癌最常见的转移方式是淋巴转移。癌细胞常沿着胸导管转移至左锁骨上淋巴结甚至两侧锁骨上淋巴结。
75. 直肠指诊是诊断直肠癌的最主要、最直接的方法之一。
76. 该患者有多年胃病病史且今日加重,饭后出现了腹膜刺激征,膈下游离气体为空腔脏器穿孔的特征性显影。
77. 通常情况下对全麻患者在术前禁食、禁水主要是为了术前清空胃内容物,预防因为麻醉药的作用以及腹内压增高等原因引起的呕吐或吸入性肺炎。
78. 大便潜血试验前三天患者应禁食动物血、肉、肝脏及含铁或叶绿素的食物,以免试验结果出现假阳性。
79. 患者胃穿孔后腹腔感染严重,术后可能会引发腹腔炎症,嘱患者早期下床活动的目的是促进肠蠕动,防止粘连性肠梗阻的发生。

二、多选题

1. 与胃相关的韧带有肝胃韧带、胃结肠韧带、胃脾韧带、胃胰韧带、胃膈韧带。
3. 胃壁可分为:黏膜层、黏膜下层、肌层、浆膜层。
4. 胆总管探查及引流术的适应证包括胆总管内结石、胆道蛔虫、阻塞性黄疸、胆道感染、肝内胆管结石、慢性复发性胰腺炎等。
5. 肿块大小不是区别腹股沟斜疝和直疝的依据。
6. 甲状腺大部分切除适用于以下患者:①压迫气管、食管的单纯性甲状腺瘤;②结节性甲状腺肿伴有甲状腺功能亢进症或有疑恶性变者;③较严重的甲状腺功能亢进经药物治疗 1 年左右无效者。
7. 胰十二指肠切除后消化道重建包括胰空肠吻合、套入式胰空肠端端吻合或胰空肠黏膜对黏膜吻合,胆总管空肠吻合,在距胰肠吻合口 10 cm 左右行胆管空肠端侧吻合、胃空肠吻合,在距胆总管吻合口 20 cm 处进行的残胃空肠吻合,关闭结肠系膜裂孔。
8. 十二指肠溃疡所致疼痛多为延迟痛、饥饿痛或者夜间痛,进食后可以缓解。
9. 冲洗腹腔时应使用加温水,以防止患者发生低体温。
11. 术中放置胃肠营养管时,因为肠腔属于污染部分,所以一定要注意做好无菌操作和消毒,防止肠内容物污染腹腔,对小肠应用小圆针、1 号线缝合。
13. 肝门可分为第一、第二、第三肝门。入肝的门静脉、肝动脉和引流胆汁的肝胆管被包裹于同一个结缔组织鞘内,经肝脏脏面的横沟出入于肝实质内,这称第一肝门。

第四节 妇产科手术

一、单选题

1. 宫颈癌根治手术中进行清扫的盆腔淋巴结包括( )
    A. 髂总淋巴结
    B. 髂外淋巴结
    C. 腹股沟淋巴结
    D. 髂内淋巴结
    E. 以上均是
2. 剖宫产时用组织钳夹住子宫肌层的目的是( )
    A. 牵开
    B. 止血

第六章 专科手术护理

C. 夹紧

D. 牵拉、止血

E. 以上均不是

3. 起自子宫角前面,向前下斜行,终止于大阴唇上端,用以维持子宫前倾位置的韧带是( )

   A. 阔韧带

   B. 主韧带

   C. 圆韧带

   D. 子宫骶骨韧带

   E. 以上均是

4. 剖宫产的患者出现平卧位体位综合征的原因是( )

   A. 手术前禁饮、禁食

   B. 压迫下腔静脉

   C. 胎儿太大

   D. 麻醉

   E. 紧张

5. 行全子宫加双附件切除前不需要切断的韧带是( )

   A. 圆韧带

   B. 卵巢固有韧带

   C. 卵巢悬韧带

   D. 阔韧带

   E. 主韧带

6. 确诊子宫内膜癌的方法应是( )

   A. 细胞学涂片

   B. 磁共振成像

   C. 血清 CA125 测定

   D. 淋巴造影

   E. 分段诊刮

7. 子宫颈癌的好发部位为( )

   A. 宫颈鳞状上皮

B. 宫颈柱状上皮

C. 原始鳞柱交接部

D. 生理性鳞柱交接部

E. 移行带区

8. 卵巢肿瘤最常见的并发症为(　　)

A. 蒂扭转

B. 盆腔感染

C. 肿瘤破裂

D. 恶变

E. 出血

9. 需要进行肾切除时应切除肾周围全部的筋膜、脂肪和局部淋巴结的疾病是(　　)

A. 肾癌

B. 肾盂癌

C. 肾结核

D. 严重肾损伤

E. 肾挫裂伤

二、多选题

1. 下列属于子宫脱垂的临床表现的有(　　)

A. Ⅰ度患者多数无症状

B. Ⅱ度患者有程度不等的腰骶痛

C. Ⅲ度患者多伴有重度前壁膨出

D. Ⅱ度患者不会有阴道壁膨出

E. 绝经后子宫萎缩,可自然回至盆腔内

2. 患者,女,40岁,在硬膜外麻醉下接受全子宫切除术,手术进行2小时后护士发现其无尿。发生这种情况的原因可能有(　　)

A. 输液量过少

B. 留置尿管插入阴道

C. 留置尿管夹闭

D. 漏尿

E. 输尿管结石

3. 卵巢癌手术常用的切除范围包括（　　）

A. 广泛性全子宫切除

B. 全子宫切除

C. 附件切除

D. 阑尾切除

E. 大网膜切除

三、是非题

1. 为减轻妊娠期子宫对下腔静脉的压迫，使回心血量增加，应在手术开始前使手术床稍向右倾。（　　）
2. 对所有的妇科手术患者都应在术前放置导尿管。（　　）

本节答案

一、单选题

1. E　　2. D　　3. C　　4. B　　5. B　　6. E　　7. E
8. A　　9. A

二、多选题

1. ABC　　2. ABCD　　3. BCDE

三、是非题

1. ×　　2. ×

部分试题解析

一、单选题

1. 宫颈癌手术中进行清扫的盆腔淋巴结包括髂内淋巴结、髂外淋巴结、腹股沟淋巴结、髂总淋巴结、闭孔淋巴结。
3. 保持子宫前倾前屈位的韧带有圆韧带、阔韧带、主韧带、子宫骶骨韧带,其中保持子宫前倾位置的韧带是圆韧带。
5. 卵巢内侧与子宫角之间的稍增厚的阔韧带,称为卵巢固有韧带,是连接卵巢与子宫的韧带。
7. 宫颈癌好发于子宫颈上皮移行带,即原始鳞柱上皮交界和新的鳞柱上皮交界之间的区域。
8. 蒂扭转为妇科急腹症之一,是卵巢肿瘤最为常见的并发症。
9. 对肾癌患者行肾切除时,应切除肾周围全部的筋膜、脂肪和局部淋巴结。

二、多选题

1. Ⅱ度子宫脱垂指子宫颈已脱出阴道口之外,而子宫体或部分子宫体仍在阴道内。因包括范围过大,Ⅱ度子宫脱垂轻者仅子宫颈脱出阴道口外,重者可因子宫颈延长,以致延长的子宫颈及阴道壁全部脱出阴道口外。Ⅱ度子宫脱垂可分为轻、重两型:①Ⅱ度轻型指子宫颈脱出阴道口外,子宫体仍在阴道内;②Ⅱ度重型指子宫颈与部分子宫体以及阴道前壁大部或全部均脱出阴道口外。故排除 D 选项。轻度脱垂者的阴道内脱出物在平卧休息后能自行还纳,严重时脱出物不能还纳,影响行动。排除 E 选项。
3. 卵巢癌手术常用的切除范围包括全子宫切除、附件切除、阑尾切除、大网膜切除。

三、是非题

1. 为减轻妊娠期子宫对下腔静脉的压迫,使回心血量增加,应在手术开始前使手术床稍向左倾。

第五节 骨科手术

一、单选题

1. 行肩关节融合术后应保持肩关节外展（　　）
   A. 15°～25°
   B. 25°～35°
   C. 35°～45°
   D. 45°～60°
   E. 以上均不是

2. 行肩关节融合术后应保持肩关节前屈（　　）
   A. 15°～25°
   B. 25°～35°
   C. 35°～45°
   D. 45°～60°
   E. 以上均不是

3. 行肩关节融合术后应保持肩关节外旋（　　）
   A. 15°
   B. 25°
   C. 35°
   D. 45°
   E. 以上均不是

4. 行肩关节融合术后应屈肘（　　）
   A. 25°
   B. 45°
   C. 60°
   D. 90°
   E. 以上均不是

5. 组成纤维环的主要结构为（   ）

    A. 纤维束

    B. 软骨板

    C. 纤维软骨

    D. 脊椎前、后韧带

    E. 以上均不是

6. 颈椎前路椎间盘摘除植骨融合内固定术的手术切口为（   ）

    A. 颈正中横切口

    B. 颈正中切口

    C. 颈右侧横切口

    D. 颈左侧横切口

    E. 以上均不是

7. 颈椎前路椎间盘摘除植骨融合内固定术的手术体位为（   ）

    A. 仰卧位

    B. 颈后伸位

    C. 颈过伸位

    D. 俯卧位

    E. 以上均不是

8. 颈椎后路颈枕减压融合植骨术的手术切口为（   ）

    A. 颈正中横切口

    B. 颈正中切口

    C. 颈右侧横切口

    D. 颈左侧横切口

    E. 以上均不是

9. 颈椎后路颈枕减压融合植骨术的手术体位为（   ）

    A. 仰卧位

    B. 颈后伸位

    C. 颈过伸位

D. 俯卧位

E. 以上均不是

10. 颈椎间盘切除减压、人工颈椎间盘动态固定术的手术切口为（　）

    A. 颈正中横切口

    B. 颈正中切口

    C. 颈右侧横切口

    D. 颈左侧横切口

    E. 以上均不是

11. 颈椎间盘切除减压、人工颈椎间盘动态固定术的手术体位为（　）

    A. 仰卧位

    B. 颈后伸位

    C. 颈过伸位

    D. 俯卧位

    E. 以上均不是

12. 颈椎后路椎板切除减压、植骨融合、PCF 钛质侧块螺钉内固定术的手术切口为（　）

    A. 颈正中横切口

    B. 颈正中切口

    C. 颈右侧横切口

    D. 颈左侧横切口

    E. 以上均不是

13. 颈椎后路椎板切除减压、植骨融合、PCF 钛质侧块螺钉内固定术的手术体位为（　）

    A. 仰卧位

    B. 颈后伸位

    C. 颈过伸位

    D. 俯卧位

E. 以上均不是

14. 颈椎关节的突面与水平面的倾斜角为（　　）

    A. 30°

    B. 45°

    C. 60°

    D. 90°

    E. 以上均不是

15. 颈椎侧块最细长而薄的是（　　）

    A. C_4

    B. C_5

    C. C_6

    D. C_7

    E. 以上均不是

16. 腰椎间盘的软骨板的平均厚度为（　　）

    A. 1 mm

    B. 2 mm

    C. 3 mm

    D. 4 mm

    E. 以上均不是

17. 颈干角的正常值为（　　）

    A. 110°～120°

    B. 120°～130°

    C. 130°～140°

    D. 140°～150°

    E. 以上均不是

18. 髋关节的体表位置相当于（　　）

    A. 腹股沟韧带上 1/3 下方 1～2 cm

    B. 腹股沟韧带中 1/3 下方 1～2 cm

    C. 腹股沟韧带下 1/3 下方 1～2 cm

D. 腹股沟韧带中 1/3 上方 1~2 cm

E. 以上均不是

19. 估计髋臼内壁厚度的重要标志是( )

    A. 髋臼窝内软组织

    B. 髋臼窝底骨板

    C. 髋臼后方关节囊

    D. 髋臼软骨

    E. 以上均不是

20. 人工肘关节置换术最主要的指征是( )

    A. 肘关节畸形

    B. 功能减退

    C. 严重关节疼痛

    D. 肘关节功能位强直

    E. 以上均不是

21. 股骨中下段包括粗隆下至股骨髁上的骨干,粗隆下与股骨髁上的骨干长度皆为( )

    A. 1~5 cm

    B. 2~5 cm

    C. 1~4 cm

    D. 2~4 cm

    E. 以上均不是

22. 支配围绕股骨干的伸肌群的神经为( )

    A. 股神经

    B. 坐骨神经

    C. 闭孔神经

    D. 腘神经

    E. 以上均不是

23. 支配围绕股骨干的屈肌群的神经为( )

    A. 股神经

B. 坐骨神经

C. 闭孔神经

D. 腘神经

E. 以上均不是

24. 支配围绕股骨干的内收肌群的神经为（　　）

A. 股神经

B. 坐骨神经

C. 闭孔神经

D. 腘神经

E. 以上均不是

25. 切除髌骨后,在伸膝活动中可使股四头肌的肌力减少（　　）

A. 10％左右

B. 20％左右

C. 30％左右

D. 40％左右

E. 以上均不是

26. 切除后可以不用重建骨盆的是骨盆（　　）

A. Ⅰ区肿瘤

B. Ⅱ区肿瘤

C. Ⅲ区肿瘤

D. Ⅳ区肿瘤

E. 以上均不是

27. 皮牵引的特点是（　　）

A. 操作复杂

B. 对肢体损伤小

C. 可承受的牵引重量大

D. 患者承受较大痛苦

E. 牵引时间可以较长

28. 下列关于脊柱骨折患者的急救运送方法正确的是( )

   A. 一人背负搬运

   B. 一人抱持搬运

   C. 二人抱持搬运

   D. 用软担架搬运

   E. 三人平托放于硬板上搬运

二、多选题

1. 典型的颈椎解剖结构包括( )

   A. 椎体

   B. 横突

   C. 椎弓

   D. 关节突

   E. 以上均是

2. 椎间盘的结构包括( )

   A. 纤维软骨

   B. 软骨板

   C. 纤维环

   D. 髓核

   E. 以上均是

3. 颈椎前路椎间盘摘除植骨融合内固定术的手术适应证有( )

   A. 脊椎腹侧受压

   B. 脊椎神经根受压

   C. 持续存在的神经损伤

   D. 椎板骨折压迫脊髓

   E. 以上均是

4. 颈椎后路颈枕减压融合植骨术的手术适应证有( )

   A. 椎板骨折压迫脊髓

   B. 病理性骨折

   C. 多节段脊柱强直或发育性椎管狭窄,合并过伸损伤和脊

髓中央损伤综合征

D. 关节突骨折移位或椎间盘突出造成的神经根管狭窄

E. 以上均是

5. 腰椎间盘摘除术的手术适应证有（   ）

    A. 腰、骶神经根压迫症状明显，影响生活和工作，非手术治疗不见好转

    B. 伴有严重间歇性跛行，多同时有椎管狭窄症，或CT检查显示椎管狭窄

    C. 腰椎间盘突出，有广泛的肌肉瘫痪，感觉减退，压迫马尾，引起小便失禁，应尽早手术摘除椎间盘、解除压迫

    D. 合并腰骶部不连接脊柱滑脱，宜手术摘除病变髓核、同时做植骨融合术

    E. 椎体滑脱

6. 胸、腰椎板后路减压内固定术的手术适应证有（   ）

    A. 脊柱后部分碎裂，直接压迫神经

    B. 椎板骨折合并椎体爆裂、不全脊髓损伤

    C. 伴有严重间歇性跛行，多同时有椎管狭窄症，或CT检查显示椎管狭窄

    D. 椎体滑脱

    E. 以上均是

7. 全髋关节置换术的手术护理重点包括（   ）

    A. 严格执行无菌操作

    B. 采取舒适的手术体位

    C. 进行心理护理

    D. 严格控制止血带的使用时间

    E. 以上均是

8. 膝关节的组成包括（   ）

    A. 股骨髁

B. 胫骨平台
C. 髌骨及周围滑膜
D. 关节韧带
E. 半月板和肌肉组织

9. 髌骨的作用包括( )
   A. 保护膝关节
   B. 增强股四头肌肌力
   C. 增强大腿内、外侧肌肌力
   D. 伸直膝关节最后 10°~15°的滑车作用
   E. 以上均是

10. 周围神经松解手术的适应证包括( )
    A. 某些神经挤压伤
    B. 神经牵拉痛
    C. 神经火器性震荡伤
    D. 放射性损伤后瘢痕压迫
    E. 以上均是

11. 神经移植术中常用作移植的神经有( )
    A. 腓肠神经
    B. 隐神经
    C. 前臂内侧皮神经
    D. 股外侧皮神经
    E. 桡神经浅支

12. 全膝关节置换术的绝对适应证包括( )
    A. 膝关节炎
    B. 膝关节不稳
    C. 类风湿关节炎
    D. 膝关节僵硬
    E. 创伤性关节炎

13. 全膝关节置换术的相对适应证包括( )
    A. 膝关节炎

B. 膝关节不稳

C. 类风湿关节炎

D. 膝关节僵硬

E. 创伤性关节炎

14. 下列关于肘部解剖的说法正确的有(   )

    A. 肘部骨骼由肱骨下端及桡骨、尺骨上端构成

    B. 肱骨下端扁宽

    C. 肱骨内、外上髁为肘关节外部分

    D. 肱骨外上髁居于较下方的平面

    E. 桡骨头呈扁平盘状,与肱骨小头相接

15. 对股骨中下段骨折患者应选择交锁髓内钉固定术。该手术的手术适应证包括(   )

    A. 股骨干粗隆以下至髁上的各类股骨干骨折,特别是Ⅳ型粉碎性骨折和多段骨折

    B. 股骨骨不连

    C. 股骨下1/3的横行及短斜行骨折

    D. 股骨病理性骨折

    E. 股骨骨畸形,股骨骨延长

16. 小儿先天性髋关节脱位又可称为髋关节发育不良,是四肢畸形中最常见的一种。下列属于先天性髋关节脱位的是(   )

    A. 畸胎型脱位

    B. 新生儿髋关节不稳定

    C. 髋关节完全脱位

    D. 髋关节发育不全

    E. 髋关节不完全脱位

17. 足三关节包括(   )

    A. 跖跟关节

B. 距舟关节

C. 舟骰关节

D. 跟筛关节

E. 跟骰关节

18. 组成肘关节的有( )

    A. 肱骨下端

    B. 尺骨近端

    C. 桡骨近端

    D. 桡骨小头

    E. 尺骨小头

19. 肘关节包含的关节有( )

    A. 近端尺桡关节

    B. 肱尺关节

    C. 腕尺关节

    D. 腕桡关节

    E. 肱桡关节

20. 伤员小腿动脉出血。对其进行止血带止血时,应避开的部位有( )

    A. 大腿中下 1/3 处

    B. 大腿根部处

    C. 大腿上 1/3 处

    D. 出血部位处

    E. 小腿上 1/3 处

21. 骨科患者进行功能锻炼的目的包括( )

    A. 预防呼吸、循环系统并发症

    B. 预防肌肉萎缩

    C. 预防骨质疏松

    D. 预防骨折畸形愈合

    E. 预防关节僵硬

22. 下颌骨骨折患者可出现的症状有（   ）
    A. 骨折段异常活动
    B. 张口受限
    C. 口唇发紫
    D. 鼻部肿胀
    E. 以上均是
23. 骨肿瘤的治疗包括（   ）
    A. 手术治疗
    B. 化学治疗
    C. 免疫疗法
    D. 中药疗法
    E. 放射疗法

三、是非题

1. 年老者的髓核水分较少,弹性减退。(   )
2. 颈椎的横径大于矢径。(   )
3. 肩关节缺乏内在的稳定因素。(   )
4. 锁骨为"S"形长骨,外侧凸向前方,内侧凸向后方。(   )
5. 锁骨上方主要由4条肌肉附着,分别为锁骨下肌、三角肌、胸锁乳突肌、胸大肌。(   )
6. 股骨干是人体中最大的管状骨。(   )
7. 股骨干髓腔中、下1/3交界处最窄。(   )
8. 股骨上、中1/3骨折时易损伤股动脉、股静脉,下1/3骨折时易损伤腘动脉、腘静脉。(   )
9. 髌骨横断骨折有移位时需要修复肌腱扩张的连续性。(   )
10. 周围神经松解手术都是神经外松解手术。(   )
11. 正中神经、尺神经、桡神经及肌皮神经均有较大缺损,可以用尺神经分别移植修复正中神经、肌皮神经和桡神经。(   )
12. 对膝关节神经性关节病变者可以做全膝关节置换手

术。（　　）
13. 患者餐后 2 小时血糖为 11.1 mmol/L 时可以做膝关节置换手术。（　　）
14. 正常的膝关节可以屈曲到 140°。（　　）
15. 膝关节的过伸活动范围为 5°～10°。（　　）
16. 水平轴上膝关节可以旋转到 5°。（　　）

本节答案

一、单选题
1. D　　2. A　　3. B　　4. D　　5. C　　6. A　　7. B
8. B　　9. A　　10. C　　11. C　　12. B　　13. D　　14. B
15. D　　16. A　　17. B　　18. B　　19. B　　20. C　　21. B
22. A　　23. B　　24. C　　25. C　　26. C　　27. B　　28. E

二、多选题
1. ABC　　2. BCD　　3. ABC　　4. ABCDE
5. ABCD　　6. ABD　　7. ABC　　8. ABCDE
9. ABD　　10. ABCDE　　11. ABCDE　　12. ACE
13. BD　　14. ABC　　15. ABDE　　16. ABCDE
17. ABE　　18. ABD　　19. ABE　　20. BCDE
21. ABCE　　22. AB　　23. ABCDE

三、是非题
1. √　　2. √　　3. √　　4. ×　　5. ×　　6. √　　7. ×
8. ×　　9. √　　10. ×　　11. √　　12. ×　　13. ×　　14. ×
15. √　　16. ×

部分试题解析

一、单选题
1.～4. 行肩关节融合术后立即用外展支架或石膏固定，保持肩关节功能位（外展 45°～60°、前屈 15°～25°、外旋 25°），以及屈肘 90°。

5. 纤维环由含胶原纤维束的纤维软骨组成，位于髓核四周，与上、下椎体边缘，软骨板，脊椎前、后韧带紧密连接。
6. 、7. 颈椎前路椎间盘摘除植骨融合内固定术的手术体位常规为颈后伸卧位，在颈下垫 1 个圆枕。该手术需行颈正中横切口。
8. 、9. 颈椎后路颈枕减压融合植骨术的手术体位为俯卧位，在额下垫颈后路头架。该手术需行颈部正中切口。
10. 、11. 颈椎间盘切除减压、人工颈椎间盘动态固定术的手术体位为颈过伸位。该手术需行颈右侧横切口。
12. 、13. 颈椎后路椎板切除减压、植骨融合、PCF 钛质侧块螺钉内固定术的手术体位为俯卧位。该手术需行颈部正中切口。
14. 、15. 颈椎的椎板和侧块间有明显连接界，此连接界被称为侧块内侧沟。颈椎关节的突面与水平面的倾斜角为 45°，C_7 侧块最细长而薄。
16. 腰椎椎间盘位于两个椎体之间，其软骨板由透明软骨构成，覆盖于椎体上，骨骺环中的骨面的平均厚度为 1 mm。
17. 股骨颈与股骨干之间形成的颈干角为 120°～130°。
18. 髋关节的体表位置相当于腹股沟韧带中 1/3 下方 1～2 cm 处，髋臼缘与该韧带大致平行。
19. 行全髋关节置换术时彻底切除髋臼窝内的软组织有助于显露窝底骨板。窝底骨板是估计髋臼内壁厚度的重要标志，髋臼扩锉的目的在于去除软骨或残留的软组织，显露软骨下骨出血面。
20. 肘关节严重疼痛是人工肘关节置换最主要的指征，若仅有肘关节畸形、功能减退而无疼痛，不应行肘关节置换术。
21. 股骨中下段骨折包括股骨干及股骨髁上骨折，股骨干中下段包括粗隆下 2～5 cm 至股骨髁上 2～5 cm 的骨干。
22. ～24. 股骨干被 3 组肌肉所包围，其中伸肌群（由股神经支配)最大,屈肌群(由坐骨神经支配)次之,内收肌群(由闭孔神经支配)最小。
25. 切除髌骨后,在伸膝活动中可使股四头肌肌力减少30%左右。
26. 因切除骨盆Ⅲ区肿瘤后骨盆环的稳定性未受到大的影响,因而术后可以不用重建骨盆。
27. 将皮牵引借助胶布贴于伤肢皮肤上,或用泡沫塑料布包压于皮肤上,利用肌肉在骨骼上的附着点将牵引力传到骨骼,故又称为间接牵引。这种牵引对肢体损伤小,操作简单,患者痛苦较少,但是可承受的牵引重量小,并且牵引时间不可过长。
28. 对脊柱骨折患者进行急救搬运时应注意保持患者身体的轴线平直,所以应用三人平托法将患者放于硬板搬运。

二、多选题
1. 颈椎前路位置较浅,一个典型的颈椎包括椎体、椎弓和横突。
2. 椎间盘位于两个椎体之间,由软骨板、纤维环、髓核组成。
3. 颈椎前路椎间盘摘除植骨融合内固定术的手术适应证:①脊椎腹侧受压或神经根受压;②持续存在的神经损伤等。
4. 颈椎后路颈枕减压融合植骨术的手术适应证:①椎板骨折压迫脊髓;②多节段脊柱强直或发育性椎管狭窄合并过伸损伤和脊髓中央损伤综合征;③关节突骨折移位或椎间盘突出造成神经根管狭窄;④病理性骨折。
5. 腰椎间盘摘除术的手术适应证:①腰、骶神经根压迫症状明显,影响生活和工作,非手术治疗不见好转;②伴有严重间歇性跛行,多同时有椎管狭窄症,或CT检查显示椎管狭窄;③腰椎间盘突出,有广泛的肌肉瘫痪,感觉减退,压迫马尾,引起小便失禁,应尽早通过手术摘除椎间盘,解除压迫;④合并腰骶部不连接脊柱滑脱,宜通过手术摘除病变髓核,同时做植骨融合术。
6. 胸、腰椎板后路减压内固定术的手术适应证:①脊柱后部分碎裂,直接压迫神经;②椎板骨折合并椎体爆裂,不全脊髓损伤;③椎体滑脱。

7. 全髋关节置换术的手术护理重点:①严格执行无菌操作;②协助患者取舒适的手术体位;③进行心理护理。行全膝关节置换术的过程中要用止血带,故术中一定要严格控制止血带的使用时间,其余同"全髋关节置换术"。

8. 膝关节是下肢的主要关节,其结构是人体关节中最复杂的,由股骨髁、胫骨平台、髌骨、周围滑膜、关节韧带、半月板及肌肉组织共同组成。

9. 切除髌骨后,在伸膝活动中可使股四头肌肌力减少30%左右,因此髌骨能起到保护膝关节、增强股四头肌肌力、伸直膝关节最后10°~15°的滑车作用。在治疗中应尽量使髌骨后面保持完整的关节面,使其内、外侧后面分别与股骨内、外髁前面形成关节面并恢复平整,以减少髌骨关节炎的发生率。

10. 周围神经松解手术的适应证:某些神经挤压伤、神经缺血性压迫、灼性神经痛、神经牵拉痛、神经火器性震荡伤、放射性损伤后瘢痕压迫。

11. 行神经移植术时常被用来移植的神经有腓肠神经、隐神经、前臂内侧皮神经、股外侧皮神经及桡神经浅支等。

12.、13. 全膝关节置换术的绝对手术适应证包括膝关节骨关节炎、类风湿关节炎、创伤性关节炎、骨缺血坏死或肿瘤等病变所致的严重疼痛或功能障碍。全膝关节置换术的相对适应证包括膝关节不稳、僵硬或畸形。

14. 肘部骨骼由肱骨下端及桡、尺骨上端构成。肱骨下端扁宽,两侧的隆起为内、外上髁。内、外上髁均为关节外部分,其中内上髁居于较下方的平面。尺骨上端在鹰嘴突与冠突之间形成滑车切迹,与肱骨滑车相接。桡骨头呈圆盘状,上面凹陷,为关节凹,与肱骨小头相接。

15. 对股骨下1/3的横行及短斜行骨折的患者可行钢板螺钉固

定。交锁髓内钉固定术的手术适应证：①股骨干粗隆以下至髁上的各类股骨干骨折，特别是Ⅳ型粉碎性骨折和多段骨折；②股骨不连；③股骨畸形，股骨延长；④股骨病理性骨折。

16. 先天性髋关节脱位又称发育性髋关节脱位或发育性髋关节发育不良及髋发育不全，是小儿比较常见的先天性畸形之一。其病因为股骨头在关节囊内丧失其与髋臼的正常关系，以致髋关节在出生前及出生后不能正常发育。该病以髋关节后脱位多见，出生时即存在，女性多于男性，女性与男性的发病比例约为 6∶1，左侧比右侧多 1 倍，双侧皆发生者较少。本病的发生主要是由髋臼、股骨头、关节囊、韧带和附近肌肉先天性发育不良或异常使关节松弛、半脱位或脱位所致。此外，胎儿在子宫内的位置不正常、髋关节过度屈曲也易导致本病。本病受遗传因素影响也较明显。本病可分为畸胎型脱位、新生儿髋关节不稳定、髋关节完全脱位、髋关节半脱位、髋关节发育不良。

17. 足三关节包括跖跟关节、距舟关节和跟骰关节。

18.、19. 肘关节是连结前臂和上臂的复合关节，由肱骨下端、桡骨小头和尺骨近端组成。肘关节包括肱尺关节、肱桡关节和近端尺桡关节。三个关节共在一个关节囊内。

20. 采用止血带止血时，止血带通常要位于伤口的近心端，然后尽可能地靠近伤口。前臂和小腿通常不适合用止血带结扎，因为前臂和小腿是两根长骨并列，其骨间隙可以通过血流，所以止血效果不佳。

21. 骨科患者进行功能锻炼的目的：预防呼吸、循环系统并发症；保持和恢复关节运动的幅度，防止关节僵硬；保持和恢复肌肉的力量及耐力，防止肌肉萎缩；防止骨质脱钙，预防骨质疏松；改善血液循环和局部条件，促进骨折痊愈；早日恢复正常的生活和工作。

22. 下颌骨位于面部下 1/3，位置突出，呈弓形，围成口腔的前壁和侧壁，易受打击而致伤。下颌骨骨质坚实，但存在几个解剖薄弱区域，在直接或间接暴力的打击下容易在这些部位发生骨折。由于下颌骨是颌面部唯一能动的大骨，且参与颞下颌关节的构成，因此其受伤后会出现骨折段异常活动，使张口活动受限，对咀嚼功能影响较大。
23. 对骨肿瘤应采取以手术为主的综合治疗，根据病情可辅以对症治疗。

三、是非题

1. 髓核是一种弹性胶状物，被纤维环和软骨板所包绕，呈半流体状，在压力下可变形，作用如弹簧，可减少脊柱震荡。老年人的髓核有退化改变，弹性减退。
2. 颈椎椎体相对较小，呈椭圆形，横径大于矢径。
3. 肩关节由一个较大的肱骨头和一个较小的肩胛盂组成，缺乏内在的稳定因素。
4. 锁骨为"S"形长骨，内侧凸向前方，外侧凸向后方。其内侧端与胸骨柄构成胸锁关节，外侧与肩胛骨的肩峰构成肩锁关节。
5. 锁骨上面平坦，主要有 4 条肌肉附着：外前上方为斜方肌；外前下为三角肌；内前上为胸锁乳突肌；内前下为胸大肌。锁骨下静脉前方与锁骨下肌毗邻，故在显露锁骨下面时应避免损伤该静脉。
6. 、7. 股骨干是人体中最大的管状骨。股骨干由骨皮质构成，表面光滑，后方有一股骨粗线。股骨粗线是骨折切开复位对位的标志。股骨干为轻度向前外侧突的弧形弯曲，其髓腔略呈圆形，上、中 1/3 的内径大体一致，以中、上 1/3 交界处最窄。
8. 股动脉、股静脉在股骨上、中 1/3 骨折时，由于有肌肉相隔不易被损伤，而在其下 1/3 骨折时，由于血管位于骨折的后方，且骨折断端常有后成角,故易刺伤该处的腘动脉、腘静脉。
9. 髌骨是人体中最大的籽骨,是膝关节的一个组成部分。切除髌骨后,在伸膝活动中可使股四头肌肌力减少30%左右。因此,髌骨能起到保护膝关节、增强股四头肌肌力、伸直膝关节最后10°~15°的滑车作用,在治疗中应尽量使髌骨后面保持完整的关节面,使其内、外侧后面分别与股骨内、外髁前面形成关节面并恢复平整,以降低髌骨关节炎的发生率。对横断骨折有移位者,在治疗其髌骨骨折时应修复肌腱扩张的连续性。
10. 神经松解手术按手术清除瘢痕的不同部位可分为神经外松解和神经内松解两种。
11. 在数条大神经同时损伤时可利用其中一条修复其他重要的神经。在上臂损伤时,若正中神经、尺神经、桡神经及肌皮神经均有较大缺损,不能做对端吻合,可用尺神经分别移植修复正中神经、肌皮神经和桡神经。
12.、13. 全膝关节置换术的禁忌证:①膝关节周围或全身存在活动性感染病灶;②膝关节肌肉瘫痪或神经性关节病变;③全身情况差或伴有未纠正的糖尿病;④其他可预见的导致手术危险和术后功能不良的病理情况。
14.~16. 膝关节在结构上是一个不完全的铰链式关节,正常的膝关节具有135°的屈曲和5°~10°的过伸活动范围,在水平轴上有向内、向外约3°的旋转活动范围。

第六节　神经外科手术

一、单选题

1. 神经外科手术中降低颅内压的方法不包括(　　)
   A. 快速静脉滴注20%甘露醇
   B. 置患者于头高脚低位

C. 术前放置腰大池引流管

D. 静脉推注注射用吲哚菁绿

E. 以上均不包括

2. 患者,男,25岁,两小时前因搬家突然出现剧烈头痛和喷射性呕吐而急诊入院。患者面色苍白,意识模糊。查体结果显示脑膜刺激征阳性,无肢体瘫痪。对该患者最可能的诊断是(　　)

A. 脑梗死

B. 癫痫

C. 短暂性脑缺血发作

D. 蛛网膜下腔出血

E. 以上均是

3. 剥离后易引起脑干、神经及动脉损伤的是(　　)

A. 听神经瘤

B. 脊膜瘤

C. 马尾肿瘤

D. 脂肪瘤

E. 以上均是

4. 下列不属于脑干的组成部分的是(　　)

A. 中脑

B. 间脑

C. 脑桥

D. 延髓

E. 以上均是

5. 脑表面被膜由外向内依次是(　　)

A. 硬脑膜、蛛网膜、软脑膜

B. 蛛网膜、软脑膜、硬脑膜

C. 软脑膜、蛛网膜、硬脑膜

D. 以上均不是

E. 以上均是

6. 常用的幕上标准头皮切口有(　　)
   A. 4 种
   B. 5 种
   C. 3 种
   D. 6 种
   E. 以上均是

7. 下列适用于颞、顶、枕开颅手术的体位是(　　)
   A. 仰卧位
   B. 侧卧位
   C. 侧俯卧位
   D. 俯卧位
   E. 以上均不是

8. 位于颅底,结构比较复杂,曾一度被认为是手术禁区,肿瘤切除难度极大的结构是(　　)
   A. 前颅底
   B. 鞍区
   C. 海绵窦
   D. 脑干
   E. 以上均不是

9. 寰枕畸形一般常用的手术入路是(　　)
   A. 翼点入路
   B. 幕下小脑上入路
   C. 额叶入路
   D. 枕下后入路
   E. 以上均不是

10. 脑外科手术中使用显微镜时,医生应在套好无菌保护套后(　　)
    A. 更换无菌手套
    B. 更换无菌衣

C. 用无菌水冲洗手套

D. 直接进行手术

E. 以上均不是

11. 行神经导航手术时对患者做 CT 检查的要求是（　　）

　　A. 薄层 CT

　　B. 增强 CT

　　C. PET/CT

　　D. 平扫 CT

　　E. 以上均不是

12. 硬膜外血肿最常见的出血来源为（　　）

　　A. 板障静脉出血

　　B. 受挫裂伤的组织中的血管破裂

　　C. 脑膜中动脉破裂

　　D. 静脉窦出血

　　E. 以上均不是

13. 神经外科唤醒手术术前访视的特殊关注点为（　　）

　　A. 禁食

　　B. 语言和肢体功能训练

　　C. 灌肠

　　D. 药物过敏史

　　E. 以上均是

14. 颅骨凹陷骨折可引起（　　）

　　A. 逆行健忘

　　B. 中间清醒期

　　C. 伤后癫痫

　　D. 突然呼吸停止

　　E. 以上均不是

15. 临床用 20％甘露醇降低颅内压时,正确的输注方法是（　　）

　　A. 快速进行静脉注射

B. 输液速度控制在 60~80 滴/分

C. 15~30 分钟滴完 250 mL

D. 缓慢进行静脉输注,防止高渗液引发静脉炎

E. 以上均不是

16. 开颅手术中使用甘露醇时应密切关注的变化指标为( )

    A. 心率

    B. 血压、尿量

    C. 脉搏

    D. 意识

    E. 以上均不是

17. 下列情况中不能使用电磁刀的是( )

    A. 患者体内带有金属植入物

    B. 安装有起搏器

    C. 有任何其他植入体内的设备

    D. 以上均是

    E. 以上均不是

18. 神经外科手术中用来保护脑组织的是( )

    A. 湿纱布

    B. 湿脑棉片

    C. 湿吸水巾

    D. 湿棉球

    E. 以上均不是

19. 枕骨大孔疝致延髓受压时常发生( )

    A. 脑脊液漏

    B. 突然的呼吸停止

    C. 伤后癫痫

    D. 逆行性健忘

    E. 以上均不是

20. 判断颅脑损伤患者有无颅底骨折的最有价值的临床表现是（   ）
    A. 眼睑淤血
    B. 球结膜下出血
    C. 呕吐
    D. 脑脊液漏
    E. 以上均不是

21. 用多糖冲洗液冲洗脑室时，一般速度为每分钟（   ）
    A. 15～20 滴
    B. 15～30 滴
    C. 30～50 滴
    D. 40～60 滴
    E. 以上均不是

22. 颅内压增高患者的"两慢一高"指的是（   ）
    A. 脉搏慢、呼吸慢、血压高
    B. 脉搏慢、心率慢、血压高
    C. 脉搏慢、呼吸慢、血糖高
    D. 脉搏慢、心率慢、血糖高
    E. 以上均不是

23. 传递神经外科手术的显微器械时要求洗手护士（   ）
    A. 轻拿轻放
    B. 用后及时擦干血迹
    C. 检查关节灵活度
    D. 以上均对
    E. 以上均不对

24. 固定神经外科 Mayfield 手术头架使用的螺钉数量为（   ）
    A. 1 个
    B. 2 个
    C. 3 个

D. 4 个

E. 以上均不是

二、多选题

1. 颅内压增高的"三主症"包括（　　）

    A. 头痛

    B. 呕吐

    C. 视乳头水肿

    D. 血压升高

    E. 以上均不是

2. 下列关于颅底骨折伴脑脊液漏的护理的说法正确的有（　　）

    A. 每天清洁、消毒鼻前庭或外耳道 2 次

    B. 禁忌做腰椎穿刺

    C. 对脑脊液鼻漏者可经鼻腔置胃管、吸痰及经鼻导管给氧

    D. 避免用力咳嗽、打喷嚏

    E. 以上均是

3. 实施清醒不插管麻醉下肿瘤切除术时，工作人员为患者营造良好的手术环境应做到（　　）

    A. 在手术间门口贴"清醒手术，杜绝参观"的提示牌

    B. 手术人员做到"四轻"：走路轻、说话轻、操作轻、关门轻

    C. 降低各类医疗仪器的噪音

    D. 调节适宜的手术间温、湿度

    E. 以上均是

4. 下列属于开颅手术的基本止血方法的有（　　）

    A. 电凝止血

    B. 头皮夹、钳夹止血

    C. 骨蜡止血、压迫止血

    D. 填塞止血

    E. 以上均是

5. 颅前窝骨折合并损伤的神经有（　　）

　　A. 嗅神经

　　B. 视神经

　　C. 听神经

　　D. 面神经

　　E. 以上均是

6. 脑立体定向小病灶切除术中除了观察生命体征和氧饱和度外还应密切观察（　　）

　　A. 意识和精神状态

　　B. 语言

　　C. 瞳孔

　　D. 肌张力变化

　　E. 以上均是

7. 神经导航下开颅钻孔、锯开颅骨时可使用的工具有（　　）

　　A. 气钻

　　B. 电钻

　　C. 手钻

　　D. 电锯

　　E. 以上均是

8. 在显微镜下切除脑肿瘤时要求洗手护士做到（　　）

　　A. 稳

　　B. 准

　　C. 轻

　　D. 快

　　E. 以上均是

9. 神经内镜手术的优点包括（　　）

　　A. 损伤小

　　B. 在直视下手术可降低风险

　　C. 患者的身心压力比较小

D. 术后康复较快

E. 以上均是

10. 使用电磁刀的注意事项包括(　　)

    A. 在手术室内禁止使用易燃的麻醉气体

    B. 在电磁刀周围保留至少 30 cm 的空间

    C. 对电磁刀应使用单独的电源插座

    D. 用一次性塑料袋包裹脚踏

    E. 以上均是

11. 用电磁刀切除脑肿瘤的适应证有(　　)

    A. 脑膜瘤

    B. 神经鞘瘤

    C. 实性颅咽管瘤

    D. 质地较硬的胶质瘤

    E. 以上均是

12. 幕上肿瘤好发于(　　)

    A. 额叶

    B. 颞叶

    C. 顶叶

    D. 枕叶

    E. 枕后叶

13. 下列属于颅内动脉瘤的手术适应证的有(　　)

    A. 颈内动脉瘤

    B. 前交通动脉瘤

    C. 后交通动脉瘤

    D. 神经胶质瘤

    E. 以上均是

14. 脑立体定向小病灶切除术的手术体位包括(　　)

    A. 仰卧位

    B. 俯卧位

    C. 侧卧位
    D. 截石位
    E. 以上均是
15. 下列关于听神经瘤的说法正确的有（　　）
    A. 恶性肿瘤
    B. 良性肿瘤
    C. 颅外肿瘤
    D. 以手术治疗为主
    E. 以上均正确

三、是非题

1. 脑膜瘤是由颅外向颅内侵袭的肿瘤。（　　）
2. 内镜颅底肿瘤切除术的手术体位是俯卧位。（　　）
3. 内镜经鼻蝶手术为Ⅰ类切口。（　　）
4. 脑的动脉供应可分为三个系统。（　　）
5. 应将灌注液管道内的空气排空。（　　）
6. 多糖冲洗液不可作为脑室冲洗液。（　　）
7. 颅底修复与重建不需要修补硬脑膜。（　　）
8. 颅脑手术后24～48小时是颅水肿反应期。（　　）
9. 手术显露时可将脑组织暴露在干燥的空气中。（　　）
10. 在神经导航下切除脑肿瘤术中可通过特定手术的特定显微镜和引导器来帮助医生选择最佳入路。（　　）
11. 立体定向神经外科是根据立体定向原理对脑内病变进行微侵袭式的手术处理。（　　）
12. 对导航专用器械应用湿纱布擦拭，严防重物压迫。（　　）
13. 电磁刀具有切割、电凝和气化功能。（　　）
14. 用电磁刀切除脑肿瘤的手术必须在显微镜下完成。（　　）
15. 立体定向神经外科是根据平面定向原理进行手术。（　　）

本节答案

一、单选题

1. D 2. D 3. A 4. B 5. A 6. D 7. B
8. C 9. D 10. A 11. A 12. C 13. B 14. C
15. C 16. B 17. D 18. B 19. B 20. D 21. C
22. A 23. D 24. C

二、多选题

1. ABC 2. ABD 3. ABCDE 4. ABCDE
5. AB 6. ABCDE 7. AB 8. ABCDE
9. ABCD 10. ABCDE 11. ABCDE 12. ABCD
13. ABC 14. AC 15. BD

三、是非题

1. × 2. × 3. × 4. × 5. √ 6. × 7. ×
8. × 9. × 10. √ 11. √ 12. × 13. √ 14. √
15. ×

部分试题解析

一、单选题

1. 注射用吲哚菁绿为诊断用药,用于诊断肝硬化、肝纤维化、职业和药物中毒性肝病等各种肝脏疾病,了解肝脏的损害程度及其储备功能,也可用于脉络膜血管造影以确定脉络膜疾患的位置。在神经外科手术中其常作为血管造影剂被广泛应用,无降低颅内压的作用。

2. 蛛网膜下腔出血的特征性表现包括头痛、脑膜刺激征和玻璃体下的片状出血。其中头痛是蛛网膜下腔出血的最常见表现,患者常常表现为突发的、异常剧烈的全头痛,头痛不能缓解或者呈持续性加重,并且可以伴发一过性的意识障碍、恶心、呕吐。

3. 听神经瘤位于岩骨、小脑、脑桥和延髓之间,可累及听神经、面神经、三叉神经等,对其进行剥离时易引起脑干、神经及动脉的损伤。故选 A。

4. 脑由大脑、间脑、脑干、小脑组成。脑干包括中脑、脑桥和延髓。

5. 脑表面有三层被膜,由外向内依次是硬脑膜、蛛网膜、软脑膜。

6. 常用的幕上标准头皮切口有 6 种,分别是额部切口、额颞部切口、顶部切口、顶部过中线切口、颞部切口、枕部切口。

7. 侧卧位适用于颞、顶、枕开颅手术,后颅窝开颅手术,脊髓手术等。

8. 海绵窦解剖结构关系复杂,曾被帕金森(Parkinson)描述为解剖学的"宝石盒"。

9. 寰枕畸形指枕骨底部及第一、二颈椎发生异常,因此手术通常采取枕下后入路。

10. 无菌操作中怀疑接触或接触污染物品后均应更换无菌手套。

11. 通过薄层 CT 可以发现微小病变或实现更细致的观察判断,所以会让导航系统变得更加准确、灵敏。故选 A。

12. 硬膜外血肿常由颞侧颅骨骨折使脑膜中动脉破裂而引起。故选 C。

14. 发生颅骨凹陷骨折时,骨片会压迫脑的重要部分,引起神经功能障碍,进而导致癫痫。

16. 甘露醇是常用的脱水药物、渗透性利尿剂,可快速降低颅内压、血压,故应用甘露醇时应密切监测患者的血压和尿量。一般输入速度过慢时甘露醇没有明显降低颅内压的作用,所以要快速输注,一般 15～30 分钟滴完 250 mL。

17. 患者体内带有金属植入物时,安装在体内的起搏器或任何其他设备易因受到高频效应的影响而不能使用。

18. 神经外科手术中应用湿棉片保护脑组织，以防止脑组织长期显露在干燥空气中，损害脑组织、神经细胞和血管。故选 B。

19. 发生枕骨大孔疝时，位于延髓的呼吸中枢受损严重，所以患者早期可突发呼吸骤停。故选 B。

20. 颅底部硬脑膜与颅底粘连较紧，容易随骨折撕破。颅底与鼻窦、中耳鼓室相临近，所以颅底骨折会出现脑脊液鼻漏或耳漏。故选 D。

21. 灌注液体时速度过快可导致颅内压增高，给脑组织带来损伤，过慢会使患者手术野不清晰。故选 C。

22. 颅内压增高患者的"两慢一高"指的是脉搏慢、呼吸慢、血压高。故选 A。

23. 显微器械精密而纤细，所以要求传递者对其轻拿轻放，用后及时擦干血迹并检查关节灵活度，保证术者操作得心应手。故选 D。

24. 三角形具有稳定性，对头架用 3 个螺丝钉固定，能使手术床保持在相对不变的位置，可减少定位误差。故选 C。

二、多选题

1. 头痛、呕吐、视乳头水肿是颅内压增高的典型症状，而血压升高不是典型症状。故排除 D。

2. 对颅底骨折伴脑脊液漏的患者，严禁经鼻腔置胃管、吸痰或者经鼻导管给氧，以防发生颅内感染。

3. 因为患者是清醒不插管麻醉，所以要让患者感到舒适应做到温度和湿度适宜，不能有任何噪音影响患者。

4. 开颅手术常用的止血方法有电凝止血、头皮夹和钳夹止血、骨蜡止血、压迫止血及填塞止血。

5. 颅前窝骨折时，若筛板或神经管骨折，可损伤视神经和嗅神经；颅中窝骨折可损伤面神经和听神经。

6. 脑立体定向小病灶切除术术中护士应随时观察以便及早发

现神经损伤征象,若有应提醒医生及时调整取瘤钳的方向和深度。

7. 为减少各种因素对导航系统精确性的影响,开颅钻孔、锯开颅骨时最好用气钻或电钻,以减少振动,使头部位置保持不变。
8. 在显微镜下切除脑肿瘤时手术创面小、位置深,要求洗手护士做到稳、准、轻、快,并保证术者的手术安全。
9. 内镜神经外科是微侵袭神经外科的重要组成部分。
10. 在手术室使用电磁刀时禁止使用易燃的麻醉气体,以防止着火;在电磁刀周围保留至少 30 cm 的空间,以利于通风;因为电磁刀需使用高频电流,为避免对其他设备的影响,所以电磁刀应使用单独的电源插座;用一次性塑料袋包裹脚踏,以避免液体流入脚踏开关。
11. 用电磁刀对质地坚韧的瘤体进行切割和气化时更能显示其优点。
12. 幕上肿瘤多见于成年人,好发于颞部和额叶,顶叶次之,枕叶最少。
13. 神经胶质瘤是大脑半球内肿瘤手术的适应证。颈内动脉瘤、前交通动脉瘤、后交通动脉瘤是颅内动脉瘤手术的适应证。
14. 行脑立体定向小病灶切除术时应根据病灶的位置安排患者体位,可取仰卧位或侧卧位。
15. 听神经瘤为颅内常见的良性肿瘤,基发病占颅内肿瘤的 8%～12%,对其一般以手术治疗为主。

三、是非题

1. 脑膜瘤是由颅内累及颅底的肿瘤。
2. 内镜颅底肿瘤切除术的手术体位是仰卧位(后仰 10°～15°,向医生转 5°)。
3. 内镜经鼻蝶手术的切口为Ⅱ类切口。

4. 脑的动脉供应分为两个系统,即颈内动脉系统和椎-基底动脉系统。
5. 应将灌注液管道内的空气排空,以防止发生气颅。
6. 多糖冲洗液的渗透压与脑脊液的渗透压更接近,持续滴注后有止血作用。
7. 修补硬脑膜可防止发生脑脊液漏、鼻咽腔相通,阻断感染通道。
8. 颅脑手术后 24~96 小时是颅水肿反应期。
9. 如果将脑组织长期暴露在干燥的空气中,可损害软脑膜、神经细胞和血管,导致脑膜粘连、脑水肿、脑缺血性改变甚至脑组织坏死。
10. 神经导航系统是利用高性能计算机将患者术前的影像资料与实施手术紧密结合起来的系统。
11. 立体定向神经外科是根据立体定向原理,利用特殊器械、设备与立体定向技术对脑内病变进行微侵袭式的手术处理方式。
12. 应将导航专用器械与普通器械分开放置,严防重物压迫探针,保证红外线发射球与参考架连接紧密,防止其入水导致灵敏度下降。
13. 当电磁刀的电极头接触组织时,放电器即放出较高的热量,可对组织进行切割、电凝及气化。
14. 电磁刀的探针是专为颅底及颅内深部显微手术设计的,手术必须在显微镜下完成。

第七节　心胸外科手术

一、单选题

1. 患者,女,66 岁,因外伤致左侧胸部第 4~7 肋骨多处骨折,呼

吸时患者可能出现（　　）

A. 呼气时外凸,吸气时正常

B. 吸气和呼气时均外凸

C. 吸气时外凸,呼气时内陷

D. 吸气时内陷,呼气时外凸

E. 以上均不是

2. 风湿性心瓣膜病最常累及的瓣膜是（　　）

A. 二尖瓣

B. 三尖瓣

C. 主动脉瓣

D. 肺动脉瓣

E. 以上均不是

3. 法洛四联症原发病理解剖的最基本病变为（　　）

A. 室间隔缺损

B. 主动脉骑跨

C. 右心室肥大

D. 右心室流出道梗阻、狭窄

E. 以上均不是

4. 二尖瓣是一个"单向活门",可保证血液由（　　）

A. 右心房流向右心室

B. 右心室流向左心室

C. 左心房流向左心室

D. 左心房流向右心室

E. 以上均不是

5. 主动脉瓣是半月瓣,其作用是抑制射入主动脉的血液回流。其位于（　　）

A. 左心室与主动脉之间

B. 左心房与主动脉之间

C. 右心房与主动脉之间

D. 右心室与主动脉之间

E. 以上均不是

6. 下列有关体外循环技术原理的表述错误的是( )

   A. 将上、下腔静脉或右心房的静脉血引出,使其流入氧合器中进行气体交换

   B. 血液经过人工心脏泵入全身组织

   C. 用人工心肺机来维持肺脏功能

   D. 通过灌注停跳液使心脏停搏

   E. 以上均不是

7. 下列关于法洛四联症原发病理解剖改变的说法错误的是( )

   A. 室间隔缺损

   B. 主动脉骑跨

   C. 右心室肥大

   D. 右心室流出道变宽

   E. 以上均是

8. 急性主动脉夹层动脉瘤的主要临床表现为( )

   A. 剧烈胸痛

   B. 休克

   C. 组织灌注不足

   D. 感染

   E. 以上均不是

9. 主动脉夹层动脉瘤术后最常见及最危险的并发症是( )

   A. 疼痛

   B. 出血

   C. 休克

   D. 组织灌注不足

   E. 以上均不是

10. 护理法洛四联症的患儿时要注意保证入液量,防止脱水,其目的是( )

A. 防止发生便秘

B. 防止发生休克

C. 防止发生血栓

D. 防止发生心力衰竭

E. 以上均不是

11. 行冠状动脉搭桥手术前停用抗凝剂的目的是（　　）

    A. 防止血液稀释

    B. 防止心律失常

    C. 防止心动过速

    D. 防止术中出血不止

    E. 以上均不是

12. 冠状动脉搭桥的顺序为（　　）

    A. 右冠状动脉—左侧边缘支—前降支

    B. 左侧边缘支—右冠状动脉—前降支

    C. 左侧边缘支—前降支—右冠状动脉

    D. 前降支—右冠状动脉—左侧边缘支

    E. 以上均不是

13. 急性心肌梗死患者发生休克的主要原因是（　　）

    A. 心脏前负荷加重

    B. 心脏后负荷加重

    C. 心脏前、后负荷加重

    D. 左心室输出量下降

    E. 以上均不是

14. 对行动脉导管未闭结扎手术的患者应取的卧位是（　　）

    A. 左侧卧位

    B. 平卧位

    C. 右侧卧位

    D. 头低足高位

    E. 以上均不是

15. 对主动脉夹层患者严格制动的目的是（   ）
    A. 防坠床
    B. 防压疮
    C. 防休克
    D. 防动脉瘤破裂出血
    E. 以上均不是

16. 治疗急性脓胸最根本的措施是（   ）
    A. 应用抗生素
    B. 排出脓液
    C. 纠正水、电解质失衡
    D. 消除病因
    E. 以上均不是

17. 患者，女，49岁，吞咽困难两个月，现可进食面汤、稀饭，锁骨上未触及淋巴结。经食管吞钡X线造影可见食管上段有约2 cm的狭窄。对该患者考虑主要实行（   ）
    A. 食管癌切除术
    B. 放射治疗
    C. 胃造瘘术
    D. 中医治疗
    E. 以上均不是

18. 食管癌作为消化道的恶性肿瘤之一，会严重影响患者的生活质量。其流行病学特点是（   ）
    A. 食管癌的发病率高于胃癌
    B. 男性患病率低于女性
    C. 发病年龄多在40岁以下
    D. 食管癌多为鳞状细胞癌
    E. 以上均不是

19. 食管癌主要以手术治疗为主，放疗、化疗为辅。其手术区皮肤消毒的范围应为（   ）
    A. 前、后过正中线、上肩及上臂上1/3，下过肋缘，包括同侧

腋窝

B. 前、后过锁骨中线、上肩及上臂上 1/3,下过肚脐,包括同侧腋窝

C. 前、后过正中线、上肩及上臂上 1/3,下过肚脐,包括同侧腋窝

D. 前、后过锁骨中线、上肩及上臂上 1/3,下过肋缘,包括同侧腋窝

E. 以上均不是

20. 下列关于胸、腹腔镜联合食管癌根治术中胸腔闭式引流放置方法的说法错误的是(   )

A. 胸腔闭式引流瓶长管应没于液面以下

B. 胸腔闭式引流瓶应低于放置位置

C. 向胸腔闭式引流瓶内倒入无菌生理盐水或者灭菌注射用水

D. 出手术室时将胸腔闭式引流瓶直接放置于床旁,防止倾倒

E. 以上均正确

21. 患者,男,69 岁,在食管癌术后麻醉苏醒期突然出现呼吸急促,鼻翼煽动,巡回护士应协助麻醉医生(   )

A. 加快输液速度

B. 调高氧流量

C. 加强心理护理,告知患者做深呼吸

D. 迅速准备吸引器,及时吸出口腔分泌物

E. 以上均不是

22. 患者张某,70 岁,喜好抽烟、进食烫食。最近吃饭有梗噎感,自述心口有烧心及针刺样疼痛。作为消化科护士应该建议该患者做的检查为(   )

A. B 超

B. X 线胸片

C. 超声内镜

D. CT 检查

E. 以上均不是

23. 下列关于创伤性窒息临床特点的说法不正确的是(　　)

    A. 创伤性窒息主要为钝性暴力作用于胸部或胸部与上腹部受到暴力挤压而引起

    B. 声门紧闭,胸膜腔内压骤升,上腔静脉血逆流,造成末梢静脉及毛细血管破裂出血

    C. 面、颈、上胸部皮肤有紫蓝色瘀点和瘀斑,口腔、球结膜有瘀斑或出血表现

    D. 有暂时性意识障碍,颅内静脉破裂者可发生昏迷或死亡

    E. 重者需要紧急手术

24. 对肺爆震伤患者一般采取的治疗是(　　)

    A. 移植肺脏

    B. 静养、吸氧、保持呼吸道通畅,控制输液量以避免发生肺水肿

    C. 进行手术治疗

    D. 输血

    E. 切开气管

25. 肺爆震伤的主要临床表现是(　　)

    A. 咯血、咳白色泡沫痰、气促等

    B. 昏迷

    C. 呕血

    D. 便血

    E. 昏睡

26. 多根、多处肋骨骨折导致呼吸衰竭的主要原因是(　　)

    A. 继发肺部感染

    B. 反常呼吸运动

    C. 肺不张

D. 纵隔摆动

E. 剧痛不敢呼吸

27. 对张力性气胸患者的急救措施是（　　）

    A. 切开气管

    B. 用粗针头在患侧锁骨中线第2肋间穿刺排气

    C. 进行开胸探查

    D. 进行面罩探查

    E. 输血、输液以抗休克

28. 张力性气胸的典型临床表现是（　　）

    A. 缺氧性躁动

    B. "Beck三联征"

    C. 纵隔扑动

    D. 重度或极度呼吸困难及广泛性皮下气肿

    E. 反常呼吸

29. 下列对开放性气胸的紧急处理措施中首先要采取的是（　　）

    A. 立即行气管内插管，借助呼吸器辅助呼吸

    B. 立即通过面罩给氧

    C. 立即行清创术

    D. 立即用无菌、不透气材料覆盖包扎伤口

    E. 立即行胸腔闭式引流术

30. 对胸腹联合伤患者应禁行的检查是（　　）

    A. 胸、腹部CT

    B. 胸、腹部X线片

    C. 胸、腹部B超

    D. 肠道气钡双重造影

    E. 胸、腹部MRI

31. 下列关于胸腹联合伤临床特点的说法错误的是（　　）

    A. 穿透性或闭合性损伤均可引起，以穿透伤多见

    B. 膈肌破裂一般不易漏诊

    C. 胸腔和腹腔内的脏器都可能同时有损伤

D. 具有胸、腹伤的双重临床表现

E. 需要行急诊手术治疗

32. 胸腹联合伤是指（　　）

A. 由同一种致伤原因造成胸部和腹部的同时损伤,不伴膈肌破裂

B. 多发伤的一种称谓

C. 由同一种致伤原因造成胸部和腹部的同时损伤,并伴有膈肌破裂

D. 复合伤的一种称谓

E. 由同一种致伤原因造成的多解剖部位的损伤

33. 胸部损伤时行急诊开胸手术的指征是（　　）

A. 胸内持续大出血

B. 单纯性肋骨骨折

C. 连枷胸

D. 气胸、肺压缩70%

E. 胸腔内有较小异物

34. 患者,男,35岁,与人打架时胸部受伤,对该患者应及时剖胸探查的表现不包括（　　）

A. 肋骨骨折,同时伤侧肺内压缩为原来的2/3

B. 胸膜腔内有进行性出血

C. 心脏损伤

D. 胸腹联合伤

E. 胸内存留有较大的异物

35. 对慢性脓胸肺内无病变者理想的治疗方法是（　　）

A. 行胸腔闭式引流术

B. 行开窗引流术

C. 行胸膜纤维板剥脱术

D. 行胸廓成形术

E. 行胸膜肺切除术

36. 食管癌的早期症状是（　　）

    A. 进粗食时有暂时性胸骨后异物感
    B. 消瘦
    C. 胸骨后疼痛
    D. 进行性吞咽困难
    E. 食物反流

37. 下列关于食管癌术后吻合口瘘的说法不正确的是（　　）

    A. 多发生在术后 5～7 天
    B. 吻合口血供差是主要原因
    C. 诊断主要靠 X 线检查
    D. 由于胸、胃血运丰富,故多采取保守治疗
    E. 一旦发生,需立即应用广谱抗生素

38. 根据纵隔间隙器官的位置,按三区划分法,下列关于纵隔分区的说法正确的是（　　）

    A. 其可分为前、中、后三区
    B. 气管、心包前方至胸骨的间隙为前纵隔
    C. 气管、心包后方、食管及脊柱旁的间隙为后纵隔
    D. 前、后纵隔之间有多个重要器官的间隙为中纵隔
    E. 以上都是

39. 纵隔是位于两侧胸膜腔之间的组织结构与器官的总称,关于其分界下列选项错误的是（　　）

    A. 纵隔前界为胸骨
    B. 纵隔后界为胸腔
    C. 纵隔以胸骨角与第 4 腰椎下缘的水平连线为界
    D. 上界为胸廓入口
    E. 下界为膈肌

40. 下列肿瘤常见于后纵隔的是（　　）

    A. 畸胎瘤

B. 神经源性肿瘤

C. 皮样囊肿

D. 胸腺瘤

E. 淋巴源性肿瘤

41. 食管是一前后扁平的肌性管状器官,长约(　　)

    A. 25 cm

    B. 20 cm

    C. 18 cm

    D. 35 cm

    E. 33 cm

42. 左肺可分为(　　)

    A. 1 叶

    B. 2 叶

    C. 3 叶

    D. 4 叶

    E. 以上都不对

43. 引流气体的胸腔引流管一般放在前胸壁锁骨中线(　　)

    A. 第 1 肋间隙

    B. 第 2 肋间隙

    C. 第 3 肋间隙

    D. 第 4 肋间隙

    E. 以上都不对

44. 对用来引流积血、积液的胸腔引流管一般应放在腋中线与腋后线间(　　)

    A. 第 6 或第 7 肋间隙

    B. 第 1 肋间隙

    C. 第 2 肋间隙

    D. 第 3 肋间隙

    E. 第 4 肋间隙

45. 行肺叶切除术时常取的卧位是(　　)

A. 仰卧位

B. 中凹位

C. 颈伸仰卧位

D. 患侧 90°侧卧位

E. 健侧 90°侧卧位

46. 行食管癌手术时常取的卧位是（　　）

    A. 仰卧位

    B. 颈伸仰卧位

    C. 截石位

    D. 右侧 90°卧位

    E. 左侧卧位

47. 在肺切除手术中切除支气管残端后,用温水冲洗胸腔最主要的目的是（　　）

    A. 检查支气管残端是否漏气

    B. 查看有无异物遗留胸腔

    C. 灭活癌细胞

    D. 检查有无出血

    E. 防止切口感染

48. 对脓胸手术中使用的胸腔引流管一般选择放置在脓液积聚的（　　）

    A. 最低位置

    B. 最高位置

    C. 中间位置

    D. 上部位置

    E. 旁侧位置

49. 对胸腔镜手术的观察孔应选在（　　）

    A. 腋后线第 2 或第 3 肋间

    B. 腋后线第 6 或第 7 肋间

    C. 腋前线第 6 或第 7 肋间

D. 腋中线第 6 或第 7 肋间

E. 腋中线第 2 或第 3 肋间

50. 前纵隔肿瘤切除术的手术切口为（   ）

    A. 横断胸骨双侧开胸切口

    B. 胸骨正中切口

    C. 腋下小切口

    D. 前胸外侧切口

    E. 前胸切口

51. 后纵隔肿瘤切除术的手术切口为（   ）

    A. 胸骨正中切口

    B. 腋中线第 6 或第 7 肋间

    C. 胸腹联合切口

    D. 后外侧切口

    E. 前胸外侧切口

52. 食管下段癌切除术原则上应切除大部分食管，食管切除范围应距肿瘤（   ）

    A. 5 cm 以上

    B. 7 cm 以上

    C. 2 cm 以上

    D. 3 cm 以上

    E. 1 cm 以上

53. 在行单侧全肺切除手术的过程中游离、切断支气管时用来钳夹支气管的是大直角钳和（   ）

    A. 心耳钳

    B. 肾蒂钳

    C. 大弯钳

    D. 阻断钳

    E. 肠钳

54. 单肺移植受体原则上的标准年龄为（   ）

A. ≤65 岁
B. ≤70 岁
C. ≤75 岁
D. ≤45 岁
E. 以上均不对

55. 双肺移植受体原则上的标准年龄为（   ）

    A. ≤35 岁
    B. ≤45 岁
    C. ≤55 岁
    D. ≤60 岁
    E. 以上均不对

56. 心包剥脱术的手术体位为（   ）

    A. 仰卧位，胸部垫高
    B. 健侧侧卧位
    C. 患侧侧卧位
    D. 中凹位
    E. 以上均不对

57. 肺的纵隔面中部凹陷是支气管、血管、淋巴管及神经出入肺的部位，称（   ）

    A. 肺门
    B. 肺主支气管
    C. 肺间
    D. 肺底
    E. 肺叶

58. 可行漏斗胸矫正手术的患者的最佳年龄为（   ）

    A. 4～12 岁
    B. 小于 4 岁
    C. 大于 12 岁
    D. 大于 18 岁

E. 以上均不对

59. 可行漏斗胸微创矫正手术（NUSS 手术）的患者的最佳年龄为（　　）

    A. 小于 6 岁

    B. 大于 12 岁

    C. 大于 18 岁

    D. 6～12 岁

    E. 以上均不对

60. 适合做房间隔缺损修复术的患者的年龄为（　　）

    A. 5 岁以内

    B. 大于 12 岁

    C. 大于 18 岁

    D. 大于 6 岁

    E. 小于 18 岁

61. 行肺叶切除手术前常采用的麻醉方式为（　　）

    A. 全身麻醉

    B. 神经阻滞

    C. 椎管内麻醉

    D. 全身麻醉,双腔气管插管

    E. 全身麻醉,单腔气管插管

62. 在行胸腔镜肺叶切除术的过程中,结扎血管可用胸腔镜血管闭合器或尼龙夹（　　）

    A. 单重处理

    B. 双重处理

    C. 分别单次处理

    D. 无须处理

    E. 超声刀凝闭处理

63. 行食管癌手术时将胃与周围纵隔胸膜、侧胸壁缝合固定的目的为（　　）

A. 减少出血

B. 减小吻合口张力

C. 避免胃下垂

D. 便于引流

E. 以上均对

64. 用胸骨锯纵行锯开胸骨时,对骨膜电刀止血,对骨髓腔使用（ ）

A. 电刀止血

B. 纱布止血

C. 超声刀止血

D. 骨蜡止血

E. 缝合止血

65. 为减少术后疼痛,近年来在胸腔手术中广泛地应用了某方法,其主要通过二氧化碳制冷,使肋间神经冷却、冻结,从而减轻术后疼痛。这种方法是（ ）

A. 冷冻治疗仪

B. 红外疗法

C. 频谱治疗仪

D. 激光治疗仪

E. 压力治疗仪

66. 对血胸患者放置胸腔闭式引流后,考虑有胸腔内进行性出血,需开胸探查的情况为（ ）

A. 引流量每小时超过 100 mL,连续 4 小时

B. 引流量每小时超过 200 mL,连续 3 小时

C. 引流量每小时超过 100 mL,连续 2 小时

D. 引流 1 小时,引流量超过 200 mL

E. 引流 1 小时,引流量超过 300 mL

67. 开放性气胸患者出现呼吸困难后最主要的急救措施是（ ）

A. 吸氧

B. 输血、补液

C. 行气管插管以辅助呼吸

D. 立即剖胸探查

E. 迅速封闭胸部伤口

68. 胸腔闭式引流主要是靠重力引流,因此水封瓶应置于患者胸部水平下(　　)

A. 30 cm

B. 30～50 cm

C. 40 cm

D. 40～60 cm

E. 60～100 cm

69. 下列关于检查胸腔引流瓶是否通畅的方法说法正确的是(　　)

A. 观察是否有气体排出和长管内水柱的波动情况

B. 检查引流管是否扭曲

C. 检查引流瓶,追踪是否有引流液

D. 检查引流管是否有液体流出

E. 检查患者的呼吸音是否正常

70. 除手术外,对上段食管癌最有效的治疗方法是(　　)

A. 化疗

B. 放疗

C. 免疫治疗

D. 放置食管支架

E. 保守治疗

71. 如食管癌患者的进行性吞咽困难症状突然消失,提示发生了(　　)

A. 食管癌穿孔

B. 食管痉挛解除

C. 部分癌肿坏死脱落

D. 食管水肿消散

E. 病情好转

72. 肺癌常见的症状是（　　）

   A. 脓性痰

   B. 白色泡沫样痰

   C. 血痰

   D. 胸闷,气短

   E. 肺部有干啰音

73. 食管癌的好发部位是（　　）

   A. 颈部食管

   B. 胸部食管上段

   C. 胸部食管中段

   D. 胸部食管下段

   E. 腹部食管

74. 患者,男,65岁,低热、咳嗽并痰中带血丝3个月,胸片显示左肺上叶不张,有少量胸膜腔积液。为确诊进一步的检查应首选（　　）

   A. 胸部CT

   B. 剖胸探查

   C. 胸腔镜检查

   D. 支气管镜检查

   E. 经胸壁穿刺取活组织检查

75. 下列不属于食管癌病理分型的是（　　）

   A. 缩窄型

   B. 蕈伞型

   C. 梗阻型

   D. 髓质型

E. 溃疡型

76. 胸部损伤后咯血或痰中带血提示有（　　）

    A. 气胸

    B. 血胸

    C. 肺或支气管损伤

    D. 食管损伤

    E. 损伤性窒息

77. 能出现反常呼吸的肋骨骨折是（　　）

    A. 两根肋骨骨折

    B. 两根以上肋骨骨折

    C. 双侧肋骨单根骨折

    D. 多根多处肋骨骨折

    E. 多发性肋软骨骨折

78. 肺癌较常见的类型是（　　）

    A. 腺癌

    B. 未分化癌

    C. 肺泡细胞癌

    D. 鳞状细胞癌

    E. 小细胞肺癌

79. 开放性气胸引起纵隔摆动的主要原因是（　　）

    A. 伤侧胸膜腔负压消失

    B. 呼气与吸气时两侧胸膜腔压力不同

    C. 健侧胸膜腔负压增加

    D. 健侧肺萎陷

    E. 伤侧肺萎陷

80. 在多发性损伤的急救处理中,应首先处理的紧急情况是（　　）

    A. 张力性气胸

    B. 上肢骨折

    C. 肺挫伤

D. 肋骨骨折

E. 下肢骨折

81. 气胸患者患侧肺部的叩诊音为（　　）

    A. 清音

    B. 浊音

    C. 鼓音

    D. 实音

    E. 过清音

82. 行开胸术后若胸腔内有活动性出血，应立即通知医师采取必要的止血措施，一般术后 3～5 小时内每小时的出血量应小于（　　）

    A. 150～200 mL

    B. 250～300 mL

    C. 350～400 mL

    D. 450～500 mL

    E. 550～600 mL

83. 行纵隔镜检查时患者的体位为（　　）

    A. 仰卧位，肩部垫高，头过度后仰

    B. 侧卧位

    C. 俯卧位

    D. 患侧卧位

    E. 健侧卧位

84. 后纵隔最常见的肿瘤是（　　）

    A. 非霍奇金淋巴瘤

    B. 心包囊肿

    C. 神经纤维瘤

    D. 畸胎瘤

    E. 胸腺瘤

85. 对有胸外伤后出现重度皮下气肿的患者最可能的诊断是（　　）

A. 食管损伤

B. 胸壁挫裂伤

C. 肺挫裂伤

D. 张力性气胸

E. 肋骨骨折

86. 升主动脉瘤最常见和最严重的后果是（　　）

    A. 升主动脉瘤破裂

    B. 主动脉瓣关闭不全

    C. 压迫气管导致呼吸困难

    D. 侵蚀胸骨

    E. 心绞痛与心肌缺血

87. 下列关于胸外科手术体位安置的说法错误的是（　　）

    A. 患侧在上，侧卧90°

    B. 患侧下肢屈曲

    C. 在腋下置软垫

    D. 头低15°，脚低35°

    E. 在两膝间垫软枕

88. 如果支气管镜检查发现患者右上叶支气管开口内有菜花样肿物，病理检查结果为鳞癌，CT结果显示肺门淋巴结肿大，肺功能测定提示呈轻度通气功能减退，心功能正常。对该患者进行手术治疗时最适宜的方式为（　　）

    A. 右上肺切除＋淋巴结清扫

    B. 右全肺切除＋淋巴结清扫

    C. 右上叶切除＋右中叶切除＋淋巴结清扫

    D. 右上叶袖状肺叶切除术＋淋巴结清扫

    E. 扩大性肺叶切除

89. 急性脓胸是指病程在（　　）

    A. 6周以内

    B. 1个月以内

C. 2个月以内

D. 3个月以内

E. 6个月以内

90. 下列关于胸壁结核病灶清除术的手术适应证的说法不正确的是（　　）

    A. 一经确诊，尽早手术

    B. 病变范围较大

    C. 药物治疗疗效不明显

    D. 病变已形成窦道

    E. 反复继发感染

91. 在行动脉导管未闭手术的过程中，最容易损伤的神经为（　　）

    A. 肋间神经

    B. 迷走神经

    C. 膈神经

    D. 喉返神经

    E. 交感神经

二、多选题

1. 气胸可分为（　　）

    A. 闭合性气胸

    B. 开放性气胸

    C. 张力性气胸

    D. 血胸

    E. 脓胸

2. 行胸外科手术后安置胸腔闭式引流的目的是（　　）

    A. 排出胸腔内的渗出液及气体

    B. 促进肺复张和胸膜腔闭合

    C. 防止发生食管漏

    D. 避免发生纵隔移位

E. 预防胸内感染

3. 食管壁的结构由内向外可分为（　　）

   A. 黏膜下层

   B. 外膜

   C. 浆膜层

   D. 肌层

   E. 黏膜层

4. 右肺借助叶间裂可分为（　　）

   A. 上叶

   B. 中叶

   C. 左叶

   D. 下叶

   E. 右叶

5. 下列关于胸部手术皮肤备皮范围的说法正确的是（　　）

   A. 胸、背部备皮均超过中线 5 cm

   B. 备皮范围上自锁骨下

   C. 备皮范围包括患侧上臂和腋下

   D. 备皮范围下至脐水平

   E. 备皮范围上自锁骨上及肩上

6. 胸腔镜常用 3 孔法，"3 孔"包括（　　）

   A. 主操作孔

   B. 观察孔

   C. 听诊三角辅助操作孔

   D. 辅助孔

   E. 以上都不是

7. 单孔胸腔镜的优点有（　　）

   A. 切口小

   B. 创伤小

C. 疼痛轻

D. 美容效果好

E. 对肺的牵拉损伤小

8. 常用的胸部手术切口有（　　）

A. 胸骨正中切口

B. 横断胸骨双侧开胸切口

C. 胸腹联合切口

D. 胸腔镜手术切口

E. 腋下小切口

9. 腋下小切口的优点有（　　）

A. 切口小

B. 不切断胸壁肌肉

C. 操作迅速

D. 切口藏在腋下

E. 不影响美观

10. 下列对胸骨正中切口的描述正确的是（　　）

A. 自胸骨上切迹起

B. 向下至剑突与脐连线的中点

C. 纵行切开皮肤、骨膜，纵行锯开胸骨

D. 向下至剑突

E. 以上都对

11. 胸膜剥脱术的适应证有（　　）

A. 慢性脓胸

B. 慢性脓胸无合并症

C. 机化性和凝固性血胸

D. 特发性胸膜纤维化

E. 胸部肿瘤

12. 胸膜剥脱术中可减少失血量的措施有（　　）

A. 低温麻醉

B. 维持术中患者体温在正常水平

C. 给予患者保温措施,如用加温毯等

D. 术中预防低血压

E. 以上都不对

13. 胸腔镜肺大疱切除术的适应证为( )

A. 双侧自发性气胸

B. 血气胸

C. 张力性气胸

D. 自发性气胸反复发作

E. 首次发作的气胸,行胸腔闭式引流后 48 小时仍有漏气,或通过胸部 CT,X 线胸部正、侧位片发现有肺大疱

14. 气管壁包括( )

A. 外膜

B. 肌层

C. 软骨

D. 黏膜下层

E. 黏膜

15. 支配食管的神经有( )

A. 交感神经

B. 副交感神经

C. 肋间神经

D. 胸神经

E. 以上均是

16. 横断胸骨双侧开胸切口的优点有( )

A. 暴露双侧肺、肺门、纵隔和近端大血管比较充分

B. 创伤小

C. 切口小

D. 连续进行双肺移植时,可按顺序开放胸膜腔,以使术中通气状况符合要求

E. 疼痛轻

17. 下列关于横断胸骨双侧开胸切口的描述正确的是( )

    A. 对患者应安置成仰卧位
    B. 对患者应安置成侧卧位
    C. 沿两侧乳房下缘做弧形切口,中部相连,横过胸骨
    D. 经过双侧第 3 肋间或第 4 肋间直接切开肋间肌,进入胸腔
    E. 使用胸骨剪或线锯横断胸骨

18. 闭式胸腔引流术的适应证为( )

    A. 中、大量气胸,开放性气胸,张力性气胸
    B. 行胸腔穿刺术治疗后肺无法复张
    C. 需使用机械通气或人工通气的气胸或血气胸
    D. 剖胸手术
    E. 拔除胸腔引流管后气胸或血气胸复发

19. 下列关于开放性气胸急救处理要点的描述正确的有( )

    A. 将开放性气胸立即变为闭合性气胸,赢得挽救生命的时间,并迅速将患者转送至医院
    B. 如疑有胸腔内脏器损伤或进行性出血时,则需行开胸探查手术
    C. 将患者送达医院后的处理措施有给氧,补充血容量,纠正休克,对胸壁伤口进行清创、缝合
    D. 无须处理伤口,立即送往医院
    E. 以上均是

20. 肺小细胞癌的特点包括( )

    A. 肿瘤细胞生长快
    B. 恶性程度高
    C. 较早发生淋巴、血行转移

D. 预后较差

E. 多见于女性

21. 胸腔引流不畅的原因有（　　）

    A. 引流管内有血块或脓块阻塞

    B. 因引流管过软而被压

    C. 包扎引流管时其被扭曲压迫

    D. 引流管安置的部位不当

    E. 已膨胀的肺堵住引流口

22. 胸腔镜肺叶切除术的手术适应证有（　　）

    A. 位于肺门区的肺部良性肿瘤

    B. 良性疾病，如肺囊肿、肺血管瘤等

    C. 非小细胞肺癌

    D. 肺转移癌

    E. 晚期肺癌

23. 下列关于胸腔镜肺大疱切除术的切口的描述正确的有（　　）

    A. 肩胛骨前第 6 或第 7 肋间

    B. 腋前线第 3 或第 4 肋间

    C. 后外侧切口

    D. 前胸外侧切口

    E. 腋中线第 8 或第 9 肋间

24. 供应心脏血供的"三支血管"为（　　）

    A. 左前降支

    B. 右冠状动脉

    C. 左冠状动脉

    D. 回旋支

    E. 以上均是

25. 下列关于左冠状动脉的解剖的表述正确的有（　　）

    A. 起始段为左主干动脉

    B. 全长仅 1 cm

    C. 左冠状动脉可分为左前降支和左回旋支

D. 左冠状动脉可分为左前降支和后降支

E. 以上均正确

26. 行开胸手术前皮肤消毒的范围包括（   ）

    A. 上至喉结

    B. 两侧至腋中线

    C. 下至脐部

    D. 两侧至腋后线

    E. 以上均包括

27. 人体心脏共有 4 组瓣膜，具体包括（   ）

    A. 主动脉瓣

    B. 二尖瓣

    C. 三尖瓣

    D. 肺动脉瓣

    E. 以上均是

28. 下列属于体外循环装置组成的有（   ）

    A. 氧合器

    B. 动脉微栓滤器

    C. 体外循环机

    D. 心内血液吸引器

    E. 以上均是

29. 动脉导管未闭的解剖形态包括（   ）

    A. 管型

    B. 漏斗形

    C. 窗型

    D. 动脉瘤型

    E. 以上均是

30. 对主动脉夹层动脉瘤患者进行手术前的护理要点为（   ）

    A. 控制血压

B. 绝对卧床休息

C. 应对疼痛

D. 预防压疮

E. 以上均是

31. 进行心外电除颤时,除常规电极板放置位置外,还可以使用的替代位置有( )

    A. 前-后位:将一个电极板放在左肩胛下区,将另一个放在胸骨左缘第 4 肋间水平

    B. 前-右肩胛下位:将一个电极板放在心尖部,将另一个放在背部右肩胛下

    C. 后-后位:将一个电极板放在左肩胛下区,将另一个放在右肩胛下

    D. 前-左肩胛下位:将一个电极板放在右前壁锁骨下,将另一个放在背部左肩胛下

    E. 以上均可以

32. 食管的三处狭窄是异物容易滞留的部位及食管癌的好发部位,下列关于食管的三处狭窄的描述正确的有( )

    A. 食管第一狭窄的位置相当于第 6 颈椎下缘水平

    B. 食管第二狭窄在左主支气管的后方与其交叉处

    C. 食管第二狭窄位于第 5、6 胸椎体之间

    D. 食管第三狭窄位于膈肌的食管裂孔处,相当于第 10 胸椎水平

    E. 食管第一狭窄距中切牙 15 cm

三、是非题

1. 钝性分离的特点包括组织损伤小、速度快,但手术中出血较多。( )

2. 进行组织缝合时创缘要对齐、对平整,缝合后的皮肤应稍稍内翻,以防发生感染。( )

3. 锐性切开的特点包括组织损伤小、速度快、切口平整,但手术中出血较多。（　　）
4. 食管癌癌细胞最主要的转移方式是血行转移。（　　）
5. 胸膜腔内的压力为 8～10 cmH$_2$O。（　　）
6. 行全肺切除术后,对患者的胸腔闭式引流管应保持持续开放状态。（　　）
7. 食管癌早期的表现是吞咽梗噎感。（　　）
8. 肺内最常见的肿瘤是错构瘤。（　　）
9. 气胸可分为闭合性气胸、开放性气胸和张力性气胸三类。（　　）
10. 对非特异性肋软骨炎患者若长期应用各种治疗无效且症状较重,或不能排除肿瘤可能时,可将肋软骨切除。（　　）
11. 二尖瓣狭窄并发栓塞的患者最常见的栓塞部位是脑栓塞。（　　）
12. 使用除颤仪时常用的电极板放置位置:将一个电极板放在右前壁锁骨下,将另一个放在心尖部。（　　）
13. 三尖瓣也称右房室瓣,位于右房室口,发生缺损或闭合不全时,右心房的血液会流入右心室。（　　）
14. 主动脉瓣是半月瓣,位于左心室与主动脉之间,其主要功能是防止射入主动脉的血液回流入左心室。（　　）
15. 对动脉导管未闭的患儿一经确诊应尽早手术,较理想的手术年龄为 1～3 岁。（　　）

本节答案

一、单选题

1. D	2. A	3. D	4. C	5. A	6. C	7. D
8. A	9. B	10. C	11. D	12. B	13. D	14. C
15. D	16. B	17. A	18. D	19. A	20. D	21. D
22. C	23. E	24. B	25. A	26. B	27. B	28. D

29. D	30. D	31. B	32. C	33. A	34. A	35. C	
36. A	37. D	38. E	39. C	40. B	41. A	42. B	
43. B	44. A	45. E	46. D	47. A	48. A	49. D	
50. D	51. D	52. A	53. A	54. A	55. D	56. A	
57. A	58. A	59. D	60. A	61. D	62. B	63. B	
64. D	65. A	66. B	67. E	68. E	69. A	70. B	
71. E	72. C	73. C	74. D	75. C	76. C	77. D	
78. D	79. B	80. A	81. C	82. A	83. A	84. C	
85. D	86. A	87. D	88. D	89. A	90. A	91. D	

二、多选题

1. ABC　　　　2. ABE　　　　3. ABDE　　　4. ABD
5. ACDE　　　6. ABC　　　　7. ABCDE　　 8. ABCDE
9. ABCDE　　10. ABC　　　 11. ABCD　　　12. AD
13. ABCDE　 14. ABCDE　　15. AB　　　　16. AD
17. ACDE　　18. ABCDE　　19. ABC　　　 20. ABCD
21. ABCDE　 22. ABCD　　　23. ABE　　　 24. ABD
25. ABC　　　26. ABC　　　 27. ABCDE　　28. ABCDE
29. ABCDE　 30. ABCDE　　31. ABD　　　32. ABDE

三、是非题

1. ×　　2. ×　　3. √　　4. ×　　5. ×　　6. ×　　7. √
8. √　　9. √　　10. √　　11. √　　12. √　　13. ×　　14. √
15. ×

部分试题解析

一、单选题

1. 发生多根、多处肋骨骨折时伤侧胸壁可有反常呼吸，即吸气时软化区的胸壁内陷，呼气时该胸壁外凸。
2. 风湿性瓣膜病最常累及的瓣膜是二尖瓣，其次是主动脉瓣、三尖瓣。

3. 法洛四联症伴随有四种严重的心脏畸形,分别是室间隔缺损、肺动脉狭窄、主动脉骑跨和右心室肥厚。法洛四联症的最基本病变为右心室流出道梗阻、狭窄。

10. 本题中患儿的红细胞比容、红细胞计数、血红蛋白均升高,血液黏稠度高,其有发热、出汗、哭闹、吐泻时体液量减少,可加重血液浓缩,易形成血栓,因此对其要供给足量的液体,必要时可给予静脉输液。

12. 体外桥先吻合心脏背面(即左侧边缘支),再吻合右冠状动脉,最后吻合前降支。

16. 本题中的 5 个选项均为急性脓胸患者的治疗措施,其中最为根本的是排出脓液。

17. 本题中患者出现的早期临床症状为食物通过缓慢并有停滞感,食管 X 线吞钡造影结果显示食管有明显的狭窄,但无明显的淋巴结转移,因此,对该患者应以手术治疗为主。

18. 食管癌的发病率仅次于胃癌。食管癌多为鳞状细胞癌。

19. 食管癌手术取侧卧位的消毒范围为前、后过正中线、上肩及上臂上 1/3,下过肋缘,包括同侧腋窝。

20. 在协助患者出手术室时应将其胸腔引流管折叠起来放置在床旁,防止患者倾倒,以避免形成气胸。

21. 对发生了呼吸道分泌物梗阻的患者,需迅速用吸引器吸出分泌物以解除呼吸道梗阻。

22. 对食管癌快速有效的检查为超声内镜。

23. 对创伤性窒息患者不需要进行外科手术处理,可采取吸氧、对症治疗。对发生脑水肿的患者可进行脱水治疗,对窒息者可行心肺复苏和辅助呼吸抢救等。

24. 对肺爆震伤患者一般采取静养、吸氧、保持气道通畅、控制输液量以减少肺水肿等方法,在等待肺损伤自愈的过程中须防止其发生肺部感染。对有条件的患者可采用高压氧舱治疗,以提高血氧浓度,增强呼吸、循环系统功能。

25. 咯血、咳白色泡沫痰、气促等为肺爆震伤的主要症状。严重者可出现呼吸衰竭,有脑气栓者可有神经症状、昏睡甚至昏迷。对肺暴震伤患者的肺部进行听诊时可发现肺内充满湿性啰音。

26. 当发生多根、多处肋骨骨折时,骨折处胸壁下陷,会使得患部出现反常呼吸运动。

27. 张力性气胸的急救处理措施为立即排气,降低胸腔内压力。

28. 对张力性气胸患者进行体格检查时可见伤侧胸部饱满,肋间隙增宽,呼吸幅度减小,可有皮下气肿。

29. 对开放性气胸需先变为闭合性气胸,可用无菌敷料封盖伤口,再用胶布或绷带包扎固定,然后行胸穿抽气。

30. 对胸腹联合伤同时合并腹部脏器损伤的患者应禁行肠道气钡双重造影。

31. 胸腹挤压伤、撞击伤引起的膈肌破裂,由于缺乏典型的临床征象,加之有合并伤存在,在受伤早期往往不易及时做出正确诊断,是所有胸部创伤中最易漏诊的损伤之一。

32. 胸部脏器损伤同时合并腹部脏器损伤称为胸腹联合伤。

33. 胸部损伤时行急诊开胸手术的指征包括:①胸膜腔内进行性出血;②心脏大血管损伤;③严重的肺裂伤或气管、支气管损伤;④食管破裂;⑤胸肌损伤;⑥胸壁大块缺损;⑦胸内存留有较大的异物。

34. 开胸探查术适用于:①对有胸部穿透伤几分钟或1小时内即出现严重休克或大量血胸者,可考虑有心脏大血管损伤,应及时开胸探查,以免丧失抢救机会;②对有心脏压塞征象,行心包穿刺时发现有大量血液积存,或穿刺后症状稍有改善,随即又恶化者,应立即手术;③对伤情重、心脏濒于停搏者,可在急诊室或监护室施行抢救手术。

35. 胸膜纤维板剥脱术可剥除壁、脏胸膜上的纤维板,使肺得以复张,消灭脓腔,改善肺功能和胸廓呼吸运动,是较为理想的手术。
36. 食管癌常见的早期症状是进粗食时有暂时性的胸骨后停留或异物感,后期逐渐出现吞咽困难。
37. 对食管癌术后吻合口瘘患者,若全身情况允许可积极采取手术治疗。
39. 纵隔的四区划分法以胸骨角至第4胸椎下缘画一横线为界。
40. 神经源性肿瘤是后纵隔最常见的肿瘤,主要源于肋间神经近脊椎段或行走于椎旁的交感神经链,极少数病例肿瘤源自膈神经或迷走神经。神经源性肿瘤多数系良性,对其可通过手术彻底切除。

二、多选题

2. 在胸外科手术过程中安置胸腔闭式引流的目的是排出胸腔内的渗出液及气体,促进肺复张和胸膜腔闭合,预防胸内感染。
20. 肺小细胞癌多见于男性。
22. 晚期肺癌为胸腔镜肺癌切除术的禁忌证。
23. 后外侧切口、前胸外侧切口为纵隔肿瘤切除术的手术切口。
32. 食管第二狭窄的位置相当于第4、5胸椎体水平。

三、判断题

1. 顿性分离的特点是出血少,但对组织损伤较大。
2. 进行组织缝合时创缘要对齐、平整,对缝合后的皮肤应稍稍外翻,以利于愈合。
4. 食管癌癌细胞最主要的转移方式是淋巴转移。
5. 胸膜腔内的压力为$-10\sim-8\ cmH_2O$。
6. 全肺切除者术后的胸腔闭式引流管应为钳闭状态,这是为了保证术后患侧胸腔内有一定的渗液,以减轻或纠正明显的纵隔移位。

第八节 五官科手术

一、单选题

1. 行切开重睑术后可使用冰袋压迫冷敷伤口的时间为（　　）
   A. 72 小时内
   B. 36 小时内
   C. 48 小时内
   D. 24 小时内
   E. 12 小时内

2. 某患者被玻璃扎伤右眼，检查见有角膜裂伤 3 mm，前房内大量出血，眼内其他结构看不清楚。对该患者下一步应采取的措施为（　　）
   A. 行眼部 B 超检查
   B. 行 X 线检查
   C. 行前房穿刺，放出积血
   D. 使用止血药，待出血吸收后进一步检查
   E. 以上均不是

3. 正常人眼压的波动范围一般为（　　）
   A. 小于 5 mmHg
   B. 小于 8 mmHg
   C. 大于 5 mmHg
   D. 大于 8 mmHg
   E. 5～8 mmHg

4. 视交叉病变最典型的视野改变为（　　）
   A. 黄斑分裂
   B. 弓形暗点
   C. 双颞侧偏盲

D. 同侧偏盲
   E. 以上均不是
5. 眼球壁由3层膜构成,对此下列表述正确的是(　　)
   A. 外层为纤维膜,中层为脉络膜、睫状体及虹膜,内层为视网膜
   B. 外层为纤维膜,中层为脉络膜、睫状体及虹膜,内层为网状细胞
   C. 外层为透明组织,中层为脉络膜、睫状体及虹膜,内层为视网膜
   D. 外层为玻璃体,中层为脉络膜、睫状体及虹膜,内层为视网膜
   E. 以上均不是
6. 玻璃体内部的主要成分是(　　)
   A. 透明质酸
   B. 剩余蛋白
   C. 水分
   D. 纤维性网状结构
   E. 以上均不是
7. 玻璃体切割术的主要适应证为(　　)
   A. 眼内异物
   B. 眼外伤
   C. 视网膜病变
   D. 玻璃体积血
   E. 以上均不是
8. 支配眼睑的神经不包括(　　)
   A. 运动神经
   B. 感觉神经
   C. 交感神经
   D. 副交感神经

E. 以上均不包括

9. 支配鼻部的神经主要为( )

   A. 三叉神经

   B. 眶上神经

   C. 面神经

   D. 耳颞神经

   E. 以上均不是

10. 下列不属于角膜的组织学分类的是( )

    A. 上皮层

    B. 皮下组织层

    C. 前弹力层

    D. 内皮层

    E. 以上均不是

11. 角膜所需的氧气主要来源于( )

    A. 泪液

    B. 房水

    C. 空气

    D. 周围血管

    E. 以上均不是

12. 视网膜上感光最敏锐的部位是( )

    A. 视乳头

    B. 生理凹陷

    C. 视网膜赤道部

    D. 黄斑中心凹

    E. 以上均不是

13. 视网膜中央动脉阻塞常导致( )

    A. 视力骤降

    B. 视力渐降

    C. 周边黑幕遮挡感

D. 视物变形

E. 以上均不是

14. 角膜裂伤缝合后拆除缝线的时间应为（　　）

    A. 术后1周

    B. 术后3个月

    C. 术后1个月

    D. 术后2周

    E. 术后3天

15. 下列关于角膜特征的表述正确的是（　　）

    A. 没有血管

    B. 位于眼球前1/5的透明部

    C. 角膜不完全透明

    D. 没有神经

    E. 以上均不是

16. 下列关于泪小管的表述正确的是（　　）

    A. 泪小管是产生并排出泪液的管道

    B. 泪小管连接泪腺与泪囊

    C. 泪小管包括泪腺和上、下泪小管

    D. 泪小管断裂后未及时修复会发生溢泪

    E. 以上均不是

17. 行修复角膜裂伤的手术时多选用（　　）

    A. 7—0#缝线

    B. 9—0#缝线

    C. 10—0#缝线

    D. 11—0#缝线

    E. 以上均不是

18. 下列关于眼球的描述不正确的是（　　）

    A. 睫状体具有产生房水的功能，一旦遭病理性破坏可导致

低眼压
B. 眼球可分为眼球壁和眼内容物
C. 眼球壁的外层可分为角膜和巩膜
D. 脉络膜位于眼球壁的内层
E. 以上均不正确

19. 下列不属于眼球内容物的是(　　)
    A. 房水
    B. 晶状体
    C. 玻璃体
    D. 睫状体
    E. 角膜

20. 支持眼球运动的眼外肌有(　　)
    A. 4条
    B. 6条
    C. 8条
    D. 2条
    E. 以上均不是

21. 下列关于眼外肌作用的表述错误的是(　　)
    A. 内直肌和外直肌止点距离角膜缘的长度相等
    B. 内、外直肌的功能是使眼球向肌肉收缩的方向运动
    C. 上、下直肌收缩可使眼球上下转动
    D. 上、下直肌收缩可使眼球内转内旋、内转外旋
    E. 以上均不是

22. 下列关于角膜移植术的护理措施的说法错误的是(　　)
    A. 术前、术中需降低眼压,可采用口服乙酰唑胺、静脉滴注20%甘露醇等方法
    B. 术前缩瞳
    C. 需准备一套锋利的环钻,用于钻取供体和受体的角膜,严格执行无菌操作

D. 术中密切配合,保障手术顺利进行

E. 以上均不是

23. 下列关于准分子激光手术的表述不正确的是(　　)

    A. 手术的目的是改变屈光状态

    B. 其包括角膜屈光手术、眼内激光手术、巩膜屈光手术

    C. 患者年龄在18周岁以上,并且近1年来屈光状态稳定

    D. 角膜屈光率在39.00~48.00

    E. 角膜厚度大于460 μm

24. 准分子激光手术的麻醉方式为(　　)

    A. 局部麻醉

    B. 全身麻醉

    C. 表面浸润麻醉

    D. 基础麻醉

    E. 腰硬联合麻醉

25. 下列关于超声乳化白内障术术前准备的描述不正确的是(　　)

    A. 做好术前解释,取得患者和家属的配合

    B. 根据患者原屈光状态、角膜曲率、眼轴长度计算所需人工晶体的度数

    C. 术前需散瞳

    D. 若患者一般情况良好可不做全身检查

    E. 以上均正确

26. 年龄相关性白内障的主要症状是(　　)

    A. 畏光

    B. 眼痛

    C. 分泌物增多

    D. 视力下降

    E. 以上均不是

27. 对角膜上皮擦伤患者进行局部治疗时应禁用(　　)

A. 广谱抗生素

B. 上皮生长因子

C. 睫状肌麻痹药

D. 糖皮质激素

E. 以上均不是

28. 全身皮肤最薄的部位为眼睑,其厚度为( )

    A. 0.2 mm

    B. 0.3 mm

    C. 0.4 mm

    D. 0.5 mm

    E. 0.1 mm

29. 下列关于眼睑手术术后注意事项的说法错误的是( )

    A. 术后48小时内用冰袋冷敷,每次0.5小时,间隔2~3小时

    B. 术后2~3天换药,5~7天拆线

    C. 为促进伤口更好愈合,术后应尽量闭目休息

    D. 预防感染

    E. 保持眼部干燥,避免食用辛辣等刺激性食物

30. 下列对鼓膜创伤穿孔者的处理措施中不恰当的是( )

    A. 对外耳道可用酒精擦拭消毒

    B. 发病后尽早应用抗生素以预防感染

    C. 嘱患者切勿用力擤鼻涕

    D. 保持耳内干燥

    E. 局部滴入抗生素滴耳液以预防感染

31. 先天性耳前瘘管来自( )

    A. 第1鳃弓

    B. 第2鳃弓

    C. 第3鳃弓

    D. 第1、第2鳃弓

E. 第 2、第 3 鳃弓

32. 下列关于急性乳突炎的说法错误的是（　　）
    A. 急性乳突炎是乳突气房黏膜及其骨壁的急性化脓性炎症
    B. 其常见于成人
    C. 其多由急性化脓性中耳炎加重发展而来
    D. 对其应及早应用足量抗生素
    E. 加强营养,注意休息

33. 下列关于外耳湿疹的处理不当的是（　　）
    A. 告知患者不要抓挠外耳道,可用水清洗
    B. 对中耳脓液刺激引起外耳湿疹者应使用有效的药物治疗中耳炎
    C. 尽可能找出病因,去除过敏原
    D. 对病因不明者,应指导其停食辛辣等刺激性或有较强变应原性的食物
    E. 对急性湿疹渗液较多者,先用炉甘石洗剂清洗渗液和痂皮,再用硼酸溶液或醋酸铝溶液湿敷

34. 当患者同时需要做鼻窦、鼻中隔、鼻息肉手术时应首先做（　　）
    A. 鼻窦开放术
    B. 鼻中隔矫正术
    C. 鼻息肉切除术
    D. 不分先后顺序
    E. 以上均不对

35. 经鼻内镜额窦手术最常用的鼻内镜视角应为（　　）
    A. 0°
    B. 30°
    C. 45°
    D. 70°

E. 以上均可

36. 行鼻内镜手术时,外科医生有时会要求麻醉医生实施控制性降压。控制性降压是指减少平均动脉压(MAP)基础值的( )
   A. 1/2
   B. 1/3
   C. 1/4
   D. 1/5
   E. 以上均错误

37. 行鼻内镜手术时患者通常被置于仰卧位,此时手术床床头应抬高( )
   A. 10°~20°
   B. 15°~25°
   C. 15°~30°
   D. 20°~40°
   E. 10°~15°

38. 可以将肿瘤全部或大部分切除的垂体腺瘤切除手术为经( )
   A. 上颌窦入路
   B. 额窦入路
   C. 蝶窦入路
   D. 筛窦入路
   E. 以上均错误

39. 颈部手术的消毒范围应为( )
   A. 上至下唇,下至锁骨,两侧至斜方肌前缘
   B. 上至下颌,下至乳头,两侧至斜方肌前缘
   C. 上至下唇,下至乳头,两侧至斜方肌前缘
   D. 以上均不正确

E. 以上均正确

40. 声门上型喉癌的早期表现为（　　）

    A. 声音嘶哑

    B. 喉阻塞

    C. 吞咽困难

    D. 喉疼痛

    E. 喉异物感

41. 进行常规气管切开应选择的位置是（　　）

    A. 第1软骨环

    B. 第1、2软骨环

    C. 第3、4软骨环

    D. 第5软骨环

    E. 以上均不是

二、多选题

1. 下列关于晶状体的特点说法正确的有（　　）

    A. 晶状体无血管，营养来自房水和玻璃体

    B. 其具有屈光通透和折射功能，可滤除部分紫外线，对视网膜有保护作用

    C. 当晶状体囊受损或房水代谢发生变化时，晶状体会变得浑浊，形成白内障

    D. 晶状体的浑浊与年龄密切相关

    E. 以上均是

2. 超声乳化白内障手术的适应证包括（　　）

    A. 晶状体浑浊，视力低于0.3

    B. 晶状体脱位及半脱位

    C. 高度近视合并白内障

    D. 先天性白内障

    E. 以上均是

3. 晶状体超声乳化人工晶状体植入术的适应证包括（　　）

   A. 2 岁以下的儿童

   B. 前房深度正常

   C. 瞳孔能散 6 mm 以上

   D. 没有角膜内皮病变

   E. 以上均是

4. 超声乳化白内障人工晶体植入术常用的切口类型有（　　）

   A. 角膜缘切口

   B. 巩膜隧道切口

   C. 透明角膜切口

   D. 侧切口

   E. 以上均是

5. 女童，5 岁，接受上睑下垂术，护士对其需要关注的护理问题包括（　　）

   A. 伤口应清洁、干燥

   B. 保护角膜，滴眼药水

   C. 制动

   D. 对手术区进行冰敷

   E. 以上均是

6. 玻璃体的特征有（　　）

   A. 玻璃体占眼球容积的 4/5，容量约为 4.54 mL

   B. 玻璃体的主要成分为透明质酸和胶原纤维

   C. 玻璃体内有丰富的血管和神经，受损后可以再生

   D. 其营养来自脉络膜和房水

   E. 以上均是

7. 下列属于高眼压症状的有（　　）

   A. 头痛

   B. 恶心

   C. 呕吐

D. 角膜水肿

E. 以上均是

8. 眼球贯通伤的治疗原则包括（　　）

   A. 及时修复伤口

   B. 恢复眼球结构的完整性

   C. 防止伤后感染

   D. 对合并眼内异物者必须一期取出

   E. 以上均是

9. 中耳介于外耳和内耳之间，是位于颞骨中的不规则含气腔和通道，其包括（　　）

   A. 鼓室

   B. 咽鼓管

   C. 鼓窦

   D. 乳突

   E. 半规管

10. 下列情况中耳硬化患者会出现的有（　　）

    A. 听力减退

    B. 耳鸣

    C. 威利斯听觉倒错

    D. 眩晕

    E. Gelle 试验阳性

11. 人工耳蜗植入的适应证有（　　）

    A. 双耳极重度感音神经性耳聋

    B. 年龄 1 岁以上、6 岁以下语前聋患儿，语后聋患者年龄不限

    C. 借助其他助听装置无法改善听力和言语理解能力者

    D. 术后有条件进行语言康复计划者

    E. 植入对象无其他智力障碍，无严重全身疾病

12. 梅尼埃病的典型临床症状不包括（ ）
    A. 发作性眩晕
    B. 波动性听力下降
    C. 耳鸣
    C. 耳胀满感
    E. 发作期意识障碍

13. 鼻窦内镜手术的并发症有（ ）
    A. 鼻泪管损伤
    B. 嗅觉丧失
    C. 颅静脉窦血栓
    D. 脑脊液漏
    E. 出血

14. 常用鼻内镜的型号有（ ）
    A. 0°
    B. 30°
    C. 45°
    D. 70°
    E. 110°

15. 鼻内镜手术后填塞术腔的主要目的有（ ）
    A. 减少术后术腔出血
    B. 防止术后复发
    C. 促进创面愈合
    D. 防止术后出现脑脊液漏
    E. 防止鼻泪管损伤

16. 气管切开手术的适应证有（ ）
    A. 喉阻塞、喉异物
    B. 口咽手术的辅助治疗手段
    C. 喉气管瘢痕狭窄
    D. 急性喉炎

E. 喉麻痹

17. 甲状腺手术的并发症有（　　）

    A. 创口出血

    B. 喉神经损伤

    C. 术后呼吸困难和窒息

    D. 甲状腺危象

    E. 手足抽搐

18. 行声带息肉切除术的特殊物品准备包括（　　）

    A. 双目手术显微镜

    B. 支撑喉镜

    C. 喉显微镜手术器械

    D. 肾上腺素

    E. 吸引器

三、是非题

1. 斜视手术的目的是减弱眼外肌的张力，以调节眼位和恢复双眼视功能。（　　）

2. 玻璃体是一种透明的胶状体，其主要成分为透明质酸和胶原纤维。（　　）

3. 玻璃体积血是需要行玻璃体切割术的主要原因。（　　）

4. 泪液分泌部包括泪腺、副泪腺、泪囊。（　　）

5. 支配角膜的神经主要为三叉神经眼支。该神经分布于角膜各层，其中以上皮层分布最丰富。（　　）

6. 分泌性中耳炎多发于冬春季节，是儿童和成人常见的听力下降的原因之一。（　　）

7. 临床常见的耳廓肿瘤与外耳道肿瘤大多数为恶性肿瘤。（　　）

8. 行鼻内镜手术时抬高患者头部是为了减少静脉血回流从而降低血压，使手术出血减少并保持手术野更加清晰。（　　）

9. 常用的鼻内镜的直径为 7 mm。（　　）

10. 急性喉炎以细菌感染较为常见。（　　）
11. 颈部恶性肿块中80%是原发癌。（　　）
12. 行喉直达镜镜检前不需要禁食。（　　）
13. 判断喉外伤的患者有无喉软骨骨折、气管移位及喉腔是否狭窄可做喉CT检查。（　　）

本节答案

一、单选题
1. C　　2. A　　3. A　　4. C　　5. A　　6. C　　7. D
8. D　　9. A　　10. B　　11. C　　12. D　　13. A　　14. B
15. A　　16. D　　17. C　　18. D　　19. D　　20. B　　21. A
22. C　　23. C　　24. C　　25. D　　26. D　　27. D　　28. B
29. C　　30. E　　31. D　　32. B　　33. A　　34. B　　35. A
36. B　　37. C　　38. C　　39. C　　40. B　　41. C

二、多选题
1. ABCDE　　2. ABCDE　　3. BCD　　4. ABCDE
5. ABD　　6. ABD　　7. ABC　　8. ABC
9. ABCDE　　10. ABCD　　11. ABCDE　　12. ABCD
13. ABCDE　　14. ABDE　　15. AC　　16. ABCDE
17. ABCDE　　18. ABCDE

三、是非题
1. ×　　2. √　　3. √　　4. ×　　5. √　　6. √　　7. ×
8. √　　9. ×　　10. ×　　11. ×　　12. ×　　13. √

部分试题解析

一、单选题
1. 行外伤手术后应尽早冷敷，通常在48小时内冷敷，其具体原因包括：①可以降低患者对局部疼痛的敏感程度，止痛或减轻疼痛；②可以收缩血管，减少出血、渗血、消肿，缩短康复的时间；③可以降低淤青出现的概率。

2. 临床上，B超可以清晰地显示各脏器及周围器官的各种断面像，由于其图像富有实体感，接近于解剖的真实结构，所以应用B超可以早期明确诊断。诊断眼内的非金属异物时，在玻璃体混浊的情况下，B超可显示视网膜及球后病变。

3. 眼压的正常范围为10～21 mmHg。眼压不是固定不变的，正常眼球因房水分泌速率不同，一天之内眼压会有2～6 mmHg的波动。

4. 临床上视交叉病变是典型的双眼颞侧偏盲。

5. 眼球壁包括三层结构，由外向内依次为眼球纤维膜、眼球血管膜和视网膜。眼球血管膜又分为虹膜、睫状体和脉络膜。

16. 泪小管是排泄泪液的管道，包括上、下泪小管和泪总管，连接泪点和泪囊。泪液由泪腺及副泪腺产生。

18. 脉络膜为巩膜与视网膜间的一层黑棕色膜，与睫状体及虹膜组成眼球的中层。

21. 直肌止点距角膜缘不同，内直肌为5.5 mm，下直肌为6.5 mm，外直肌为6.9 mm，上直肌为7.7 mm。

30. 对鼓膜创伤穿孔者局部禁止滴入任何滴耳液。

31. 先天性耳前瘘管是一种最常见的先天性耳畸形，为胚胎时期形成耳廓的第1、第2鳃弓的6个小丘样结节融合不良的遗迹。

32. 急性乳突炎常见于儿童，为儿童期常见的感染性疾病，发病率高，易复发，并发症和后遗症多。

33. 有外耳湿疹时护士应告知患者不要抓挠外耳道，不可随意用水清洗，以免感染。

二、多选题

9. 中耳介于外耳和内耳之间，是位于颞骨中的不规则含气腔和通道,包括鼓室、咽鼓管、鼓窦及乳突四部分。
10. 耳硬化症常见的临床表现有:①听力减退,多为无任何诱因的双耳进行性听力减退;②耳鸣,可为间歇性或持续性,常见低音调耳鸣;③威利斯听觉倒错及眩晕。Gelle 试验常被用于检测镫骨是否固定,镫骨活动时呈阳性,若镫骨固定则呈阴性。
11. 人工耳蜗植入的适应证主要有:①双耳极重度感音神经性耳聋;②年龄 1 岁以上、6 岁以下语前聋患儿,语后聋年龄不限;③借助其他助听装置无法改善听力和言语理解能力者;④患者具有改善听力的强烈愿望,对术后效果有正确的期待;⑤术后有条件进行语言康复计划者;⑥植入对象应无其他智力障碍,无严重的全身疾病。
12. 典型的梅尼埃病症状包括发作性眩晕,波动性、渐进性听力下降,耳鸣以及耳胀满感。梅尼埃病为前庭外周疾病,不存在中枢神经系统症状。

三、是非题

6. 分泌性中耳炎是以传导性耳聋及鼓室积液为主要特征的中耳非化脓性炎性疾病,冬春季多发,是儿童和成人常见的听力下降的原因之一。
7. 临床常见的耳廓肿瘤与外耳道肿瘤包括外生骨疣、乳头状瘤、耵聍腺肿瘤、血管瘤等,这些肿瘤大多数为原发性良性肿瘤,少数为恶性肿瘤,恶性肿瘤多由原发性良性肿瘤转化而来。

第九节　整形外科手术

一、单选题

1. 行游离皮瓣移植术后应避免的事项为(　　)
   A. 保持温度

B. 发生感冒
C. 给予止血药物,防止血肿压迫血管蒂
D. 适当制动
E. 以上均不是

2. 隆乳术中假体植入的位置正确的是(　　)
   A. 皮肤下方
   B. 脂肪与腺体之间
   C. 腺体与胸大肌之间
   D. 胸大肌下方
   E. 以上均不是

3. 下列患者中不适合进行吸脂术的是(　　)
   A. 乳房发育的男性
   B. 长期服用抗凝药物者
   C. 某些部位有脂肪瘤者
   D. 全身中度肥胖者
   E. 以上均不适合

4. 下列关于耳廓结构的描述不正确的是(　　)
   A. 耳廓软骨薄、弹性小
   B. 耳廓软骨与外耳道软骨连接
   C. 耳廓前面皮肤薄,皮下组织少,与深部组织和软骨膜不易分离
   D. 耳廓后皮肤较厚,与软骨膜间有少量的疏松组织
   E. 耳廓软骨由弹性纤维骨组成,属于弹性软骨

5. 耳廓再造术的适应证为(　　)
   A. 先天性小耳或无耳畸形
   B. 严重的招风耳畸形
   C. 杯状耳畸形
   D. 先天性隐耳畸形
   E. 以上均不是

6. 下列关于皮肤软组织扩张术的描述错误的是( )
   A. 一期为扩张器植入术
   B. 二期为取出扩张器,修复组织缺损
   C. 皮肤软组织扩张术因并发症少,临床应用广泛
   D. 拆线后每隔3～7天在无菌操作下通过注射阀门注入适量的无菌生理盐水
   E. 当皮肤软组织扩张术出现并发症时,应及时处理

7. 下列关于乳房假体植入术后康复指导的说法不正确的是( )
   A. 预防感染
   B. 术后1个月自行按摩乳房,每天2次,每次20分钟
   C. 术后48小时拔出引流管,7天拆线
   D. 术后前3天行乳房制动
   E. 术后1周便可进行乳房按摩

8. 眼袋整复手术术后最严重的并发症是( )
   A. 伤口肿胀
   B. 复视
   C. 眼底出血
   D. 视物模糊
   E. 感染

9. 耳廓再造术术后最重要的护理要点是( )
   A. 做好心理护理
   B. 防止引流管脱落
   C. 保护再造耳廓
   D. 防止发生压疮
   E. 以上均不是

10. 先天性小耳畸形常用的手术方式为扩张皮瓣＋肋软骨法,临床上常供选择的肋软骨是对侧( )
    A. 4、5、6
    B. 6、7、8

C. 7、8、9

D. 8、9、10

E. 以上均错误

11. 行自体脂肪填充术时最常用的脂肪纯化方法是(　　)

    A. 静置沉淀法

    B. 清洗沉淀法

    C. 离心法

    D. 纱布过滤法

    E. 以上均不是

12. 假体隆乳术后常见的并发症不包括(　　)

    A. 假体破裂

    B. 包膜挛缩

    C. 乳腺癌

    D. 假体移位

    E. 术后创面渗血

13. 下列关于皮肤软组织扩张手术的说法不正确的是(　　)

    A. 剥离范围应大于扩张囊周边1 cm

    B. 多采用钝性分离

    C. 向扩张囊内注入生理盐水或灭菌注射用水

    D. 需留置负压引流管,一般在术后3～4天无血性或较多血浆性液体流出时即可拔出负压引流管

    E. 向扩张囊内常规注入生理盐水

14. 头皮扩张时扩张器埋植的深度为(　　)

    A. 颈阔肌浅面或深面

    B. 帽状腱膜深面、骨膜表面

    C. 额肌深面

    D. 深筋膜浅面

    E. 以上均错误

15. 下列关于鼻缺损再造术的说法错误的是( )
    A. 首选前额扩张皮瓣
    B. 手术分两期完成
    C. 用纱布缠绕额部,10 天后拆线
    D. 术后在鼻孔内置表面缠有碘仿或凡士林纱布的橡胶管,维持鼻孔形态
    E. 行鼻缺损再造术后,患者应注意休息,避免过度运动
16. 吸脂术最严重的并发症是( )
    A. 血肿、瘀斑
    B. 皮肤凸凹不平
    C. 脂肪栓塞
    D. 感染
    E. 以上均不是
17. 下列不是行乳房假体植入术时常见的皮肤切口的是( )
    A. 乳房内侧切口
    B. 乳房外侧切口
    C. 乳晕边缘切口
    D. 腋窝切口
    E. 以上均不是
18. 张某,女,65 岁,在局麻下行面部除皱术,下列手术护理措施中错误的是( )
    A. 术前行全身检查,排除禁忌证
    B. 签署手术同意书,术前进行医学照相
    C. 为避免术中呕吐,术前需禁饮食
    D. 术前连续 3 天洗头
    E. 行面部除皱术前应常规采用局部麻醉

二、多选题

1. 下列关于巨乳缩小整形术手术护理措施的说法正确的有( )
    A. 术前做好标记,按照站立位设计切口线

B. 取平卧位,上肢外展80°

C. 对切下的乳腺组织需称重,并记录

D. 术后用弹力绷带加压包扎

E. 以上均是

2. 修复创面组织缺损常用游离皮片移植的方法。皮片按厚度可分为(   )

A. 刃厚皮片

B. 中厚皮片

C. 全厚皮片

D. 含真皮下血管网皮片

E. 以上均是

3. 扩张后的皮瓣常被用来修复缺损或器官再造,常见的设计方式有(   )

A. 滑行推进皮瓣

B. 旋转皮瓣

C. 易位皮瓣

D. 轴型皮瓣

E. 以上均是

4. 患者,女,32岁,自诉"面部凹陷,乳房小",今日在全身麻醉下行自体脂肪填充术,抽脂的部位可选择(   )

A. 腰部、腹部

B. 大腿

C. 小腿

D. 上臂

E. 以上均是

三、是非题

1. 隆鼻术中植入鼻假体的部位是鼻背筋膜和鼻骨之间。(   )

2. 刃厚皮片的优点是薄、抗感染能力强、愈合快、移植后不易挛

缩,其缺点是不耐磨,外形欠佳。(　　)
3. 鼻部回流静脉无静脉瓣,感染后容易发生颅内感染。(　　)

本节答案

一、单选题

1. C　　2. C　　3. B　　4. A　　5. A　　6. C　　7. B
8. C　　9. C　　10. B　　11. C　　12. C　　13. C　　14. B
15. B　　16. C　　17. A　　18. C

二、多选题

1. ABCDE　　2. ABCDE　　3. ABCDE　　4. AB

三、是非题

1. √　　2. ×　　3. √

部分试题解析

一、单选题

1. 行游离皮瓣移植术后避免应用任何形式的止血药物。
2. 将假体放置在腺体与胸大肌之间时疼痛较小、手术范围小。
3. 长期服用抗凝药物可导致凝血机制异常,增加出血倾向,此时行吸脂术,由于有凝血障碍,患者易发生出血。
4. 耳廓软骨由黄色弹性纤维软骨组成,属于弹性软骨。
6. 皮肤软组织扩张术临床应用广泛,但并发症的发生率较高。
7. 乳房假体植入术术后1周后便可以进行乳房按摩,第一个月每天按摩2次,第二个月每天按摩1次,维持1年后改为不定时按摩。
8. A、B、C、D项均是眼袋整复手术的并发症,其中眼底出血会严重影响视力,故是最严重的并发症。
11. 自体脂肪填充术常用的脂肪纯化方法有静置法、过滤法、离心法三种,其中离心法由于使用离心机可以控制脂肪纯度、所得的脂肪在注射时更均匀而被广泛采用。

12. 乳腺癌疾病与假体隆乳术术后并发症没有关系。
13. 扩张囊内常规注入生理盐水。
14. 头皮部应植入帽状腱膜深面、骨膜表面,面颊部应植入皮下组织深面、浅层肌肉腱膜系统(SMAS)层浅面,耳后应植入耳后筋膜浅面,躯干和四肢应植入深筋膜浅面。
15. 鼻缺损再造术一般应不分期完成。
16. 脂肪栓塞是因为脂肪被抽吸后,被破坏的脂肪滴顺着破损的小静脉进入血液,造成脏器栓塞,即脂肪栓塞。当一次脂肪抽吸量大于5000 mL时,在手术结束后72小时内患者很容易发生肺栓塞及脂肪栓塞。
17. 行乳房假体植入术时常见的皮肤切口有腋窝切口、乳晕切口、乳房下皱襞切口三种,常取乳房外侧切口。
18. 局部麻醉手术术前可以进饮食。

二、多选题

2. 皮片按厚度的不同可分为薄层皮片(又称刃厚皮片)、中厚皮片、全厚皮片及含真皮下血管网皮片四种。
4. 抽脂的部位一般选择大腿、臀外侧、腹部或后腰。

三、是非题

2. 刃厚皮片的缺点为不耐磨、后期皱缩、色泽深暗、外形不佳。

第十节　器官移植手术

一、单选题

1. 心脏移植作为移植领域的重要部分,它改变了各类(　　)
   A. 夹层动脉瘤的预后
   B. 终末心脏病的预后
   C. 急性心肌梗死的预后
   D. 二尖瓣轻度反流的预后

E. 以上均不是

2. 1967年12月3日,Barnard医师成功完成第一例人体原位心脏移植,开创了心脏移植临床应用的新纪元。Barnard医师来自(　　)

A. 美国纽约

B. 英国伦敦

C. 南非开普敦

D. 德国柏林

E. 以上均不是

3. 在中国,在心脏移植受体中占80%以上,是最常见的心脏移植原因的是(　　)

A. 冠心病

B. 心脏瓣膜病

C. 心脏肿瘤

D. 原发性心肌病

E. 以上均不是

4. 既是心脏移植术后最常见的并发症,也是导致死亡的主要原因之一的是(　　)

A. 急性排异反应

B. 出血

C. 感染

D. 移植物功能衰竭

E. 以上均不是

5. 某患者,接受心脏移植术后2个月,出现乏力、厌食、体温升高、心律失常等症状。心电图检查示QRS波低压。X线胸片示心影增大、肺水肿。外周血出现淋巴细胞,$CD_4/CD_8>1.0$,心室收缩、舒张功能异常,心室壁增厚,心包积液。该患者出现的术后并发症是(　　)

A. 急性排异反应

B. 出血

C. 感染

D. 移植物功能衰竭

E. 以上均不是

6. 心脏移植对供心的选择必须严格,供者体重与受者体重相差应<( )

   A. ±10%

   B. ±15%

   C. ±20%

   D. ±30%

   E. ±25%

7. 心脏移植患者的卧位是( )

   A. 仰卧位

   B. 左侧卧位

   C. 右侧卧位

   D. 45°左侧卧位

   E. 45°右侧卧位

8. 对于既往有开胸手术史的病例,通过插管建立体外循环,防止开胸时心脏、主动脉破裂大出血。这里的"插管"是指( )

   A. 常规插管

   B. 常规插管,升主动脉偏向远心端

   C. 股动、静脉插管

   D. 腔静脉插直角管

   E. 以上均不是

9. 在UW液中保存的肝脏可保存( )

   A. 12小时

   B. 24小时

   C. 20~24小时

   D. 48小时

E. 72 小时

10. 目前在肾移植术中受体第一次移植的手术部位一般首选（　　）

    A. 原位

    B. 左侧腹腔

    C. 髂窝

    D. 盆腔

    E. 右侧腹腔

11. 肾移植最佳的供者为（　　）

    A. 父母、子女

    B. 异卵孪生

    C. 同卵孪生

    D. 同胞兄弟姐妹

    E. 夫妻间、朋友、社会热心人士

12. 对器官移植术手术间的要求为（　　）

    A. 百级

    B. 千级

    C. 万级

    D. 十万级

    E. 三十万级

13. 根据移植物来源不同分类，移植的种类不包括（　　）

    A. 自体移植

    B. 同质移植

    C. 同种异体移植

    D. 同种同体移植

    E. 异种异体移植

14. 超急性排斥反应发生在术后（　　）

    A. 3 天内

    B. 1 个月内

C. 24 小时内

D. 12 天内

E. 12 周内

15. 目前应用最广泛且效果较好的器官保存液是（　　）

   A. Hartmann 液

   B. 乳酸钠林格液

   C. HTK 液

   D. UW 液

   E. HC-A 液

16. 低温保存器官中的低温状态一般是指（　　）

   A. -6~-2 ℃

   B. -4~0 ℃

   C. -2~2 ℃

   D. 0~4 ℃

   E. 2~6 ℃

17. 在冷缺血的过程中，器官灌注液灌洗器官的压力是（　　）

   A. 5~10 cmH_2O

   B. 10~20 cmH_2O

   C. 20~40 cmH_2O

   D. 40~60 cmH_2O

   E. 60~100 cmH_2O

18. 脑死亡的判断标准不包括（　　）

   A. 瞳孔散大到边缘

   B. 不可复原的深度昏迷

   C. 无大脑反应

   D. 无自主呼吸

   E. 脑循环停止

19. 在淋巴细胞毒交叉配合试验中，移植医师必须考虑排斥反应发生的可能性会增加是在死亡率（　　）

A. >10%时

B. >20%时

C. >30%时

D. >40%时

E. <10%时

20. 除温度外,保持移植器官功能的另一关键因素为( )

    A. 保存液的成分

    B. 保存液的pH

    C. 保存液的浓度

    D. 空气湿度

    E. 大气压

21. 下列禁忌作为器官移植的供者的是( )

    A. 年龄50岁者

    B. 患脑原发性恶性肿瘤者

    C. HIV(一)者

    D. 患骨肉瘤者

    E. 年龄68岁者

22. 肝移植属于( )

    A. 原位移植

    B. 细胞移植

    C. 组织移植

    D. 异位移植

    E. 非活体移植

23. 下列属于不保留受者下腔静脉的原位肝移植的是( )

    A. 标准式原位肝移植

    B. 背驮式原位肝移植

    C. 劈离式原位肝移植

    D. 异位肝移植

    E. 以上均不是

24. 器官捐献及移植的原则不包括（　　）

　　A. 商业化原则

　　B. 公平原则

　　C. 自愿原则

　　D. 隐私保密原则

　　E. 无偿原则

二、多选题

1. 肾移植的手术禁忌证包括（　　）

　　A. 全身散在性恶性肿瘤

　　B. 精神病

　　C. 系统性红斑狼疮

　　D. 凝血机制障碍

　　E. 全身严重感染、活动性肺结核

2. 肝移植的手术适应证包括（　　）

　　A. 胆汁淤积性疾病

　　B. 肝炎后肝硬化

　　C. 肝细胞癌

　　D. 肝豆状核变性

　　E. 肝胆管细胞癌

3. 下列关于肾移植手术步骤的说法正确的有（　　）

　　A. 暴露髂内动脉

　　B. 供肾动脉与髂内动脉端端吻合

　　C. 供肾静脉与髂外静脉端侧吻合

　　D. 供肾输尿管与受者的膀胱抗反流吻合

　　E. 恢复肾血流时先开放肾动脉再开放肾静脉

4. 行肝移植术后胆道合并症发生的原因包括（　　）

　　A. 供体热缺血时间过长

　　B. 供体冷缺血时间过长

C. 胆道血供损伤

D. ABO 血型不合

E. 术后早期肝动脉血栓形成

5. 下列与同种异体移植术后的超急性排斥反应有关的是（　　）

A. ABO 血型不合

B. 有多次妊娠史

C. 长期血液透析

D. 做过其他器官移植

E. 有多次输血史

三、是非题

1. 原位肝移植手术的方式可分为经典原位式肝移植和背驮式原位肝移植。（　　）
2. 用特制的 0~4 ℃器官灌洗液快速灌洗器官，尽可能地将离体器官内的血液洗净，然后将其保存于装有 0~4 ℃的灌洗液的容器中直至移植，这称为热缺血。（　　）

本节答案

一、单选题

1. B　　2. C　　3. D　　4. C　　5. A　　6. C　　7. A
8. C　　9. C　　10. C　　11. D　　12. A　　13. D　　14. C
15. D　　16. D　　17. E　　18. A　　19. A　　20. A　　21. D
22. A　　23. A　　24. A

二、多选题

1. ABDE　　2. ABCDE　　3. ABCD　　4. ABCDE
5. ABCDE

三、是非题

1. √　　2. ×

部分试题解析

一、单选题

3. 在国外,原发性心肌病与冠心病在心脏移植受体中占第一、第二位,分别占47%、45%。在国内,原发性心肌病(主要为扩张性心肌病)在心脏移植受体中占80%以上,是最常见的心脏移植原因;占第二位的是冠心病,占5%~10%,但近年来冠心病患者心脏移植有不断增多的趋势。

4. 感染是心脏移植术后最常见的并发症,也是导致死亡的主要原因之一。它导致的死亡占心脏移植早期死亡的14.2%~34.2%,占心脏移植晚期死亡的10%左右。

5. 急性排异反应多发生在术后6个月内,2~10周发生率最高。出现轻度和中度急性排斥反应的患者多无症状和体征。当重度排斥反应发生时,患者可出现全身乏力、低热、食欲缺乏、活动后心悸和气短等症状,可见颈静脉怒张、肝大、心脏扩大、奔马律、心律失常、血压下降和心包摩擦音等体征。本题题干中对患者体征的描述与此相符。故选 A 项。

6. 供者/受者体重匹配原则:两者体重差异小于20%,主要以受者心包腔能容纳供心为准。

8. 对于既往有开胸手术史的病例,当胸膜腔发生粘连,进行常规插管,分离主动脉及上、下腔静脉时,易导致心脏和主动脉破裂而引发大出血。

9. 在 UW 液中可保存肝脏 20~24 小时。

10. 移植肾以右髂窝多见。肾移植一般不需要切除病肾,多采用髂窝内移植,故肾移植术基本采用异位移植。

11. 肾移植可分为自体移植、同质移植、同种异体移植、异种异体移植,而进行同质移植中的同卵孪生姐妹器官相互移植后器官亦能永久存活而不产生排斥反应。

12. 器官移植应确保洁净手术间的等级,百级间为最高洁净度的手术间。
14. 超急性排斥反应在移植手术后 24 小时内或更短时间内发生。
15. Hartmann 液、HTK 液、UW 液等器官保存液在临床均较为常用,其中 UW 液保存时间最长、效果最好,而 Hartmann 液和乳酸林格液仅用于灌洗。
16. 器官保存液的最佳温度是 0~4 ℃。
17. 用特制的器官灌洗液(0~4 ℃)快速灌注器官,尽可能地将血液冲洗干净。灌洗的压力保持在 60~100 cmH$_2$O。压力过低会影响灌注效果,过高则会引起器官水肿,使官功能丧失。
18. 脑死亡是指全部脑组织的功能发生不可逆的丧失。临床诊断脑死亡首先要看患者的临床表现。脑死亡患者有三大特征性的表现,即昏迷状态、自主呼吸消失、脑干反射消失。
19. 淋巴细胞毒交叉配合试验是检查外周血液中是否存在抗供体者抗体的一种方法,淋巴细胞死亡率如超过 10%,说明受试者体内存在抗供体抗体,应引起高度重视,大于 20% 时应放弃进行器官移植。
20. 器官的保存应遵循以下原则:低温、预防细胞肿胀、避免生化损伤。因此,除温度外,保存液的成分是保持器官功能的另一关键因素。
21. 供者移植器官功能正常,供者无血液病、结核病、恶性肿瘤、严重全身感染和人类免疫缺陷病毒感染等疾病。供者年龄以小于 50 岁为佳,颅内恶性肿瘤罕见有脑外转移,因此脑原发性恶性肿瘤的患者也可以作为供体。
22. 在进行肝移植的过程中,在植入供体之前先将病肝切除,然后在原位植入供肝。因此,肝移植属于原位移植。
23. 背驮式原位肝移植切除病肝后保留肝后下腔静脉,供肝的肝上、下腔静脉与受体肝静脉吻合或供体与受体肝上、肝下下腔静脉侧侧吻合，同时结扎供肝的肝下下腔静脉。经典原位肝移植(也叫传统原位肝移植)是指切除受体的病肝及肝后下腔静脉，利用供体的肝上、肝下下腔静脉来重建和恢复肝脏的流出道与腔静脉的连续性，故标准式原位肝移植不保留受者的下腔静脉。

24. 《人体器官移植条例》第 7 条规定："人体器官捐献应当遵循自愿、保密、公平原则。"此规定确立了人体器官捐献的基本原则，即自愿原则和无偿原则。

二、多选题

1. 肾移植手术的适应证包括：经过血液透析或腹膜透析后一般情况较好、体内无潜在的感染病灶、能耐受肾移植手术者；无活动性溃疡、肿瘤、肝炎及结核病史，也无神经、精神系统病史者；群体反应性抗体阴性者；与供肾者的组织配型良好者。

2. 肝移植手术的适应证包括：胆汁淤积性疾病；肝细胞大量坏死性疾病；先天性代谢性疾病；肝脏肿瘤。

3. E 项错。进行肾移植开放血流时，先松开髂静脉阻断钳，再松开髂内动脉钳，此时移植肾可立即恢复血循环，其色泽迅速转为红润，呈现出饱满状态并有明显的血管搏动感。

4. 胆道并发症多发生在术后 6 个月，包括胆道梗阻、胆漏、胆道感染和胆道塑性征等，5 个选项皆为相关原因。

三、是非题

2. 此概念应为冷缺血，故本题错。

第十一节　微创手术

一、单选题

1. 腹腔镜可应用于以下手术，除了(　　)
   A. 胆囊切除手术

B. 胃溃疡的浅表出血病灶切除手术

C. 胃大部切除手术

D. 小肠切除、吻合手术

E. 脾切除手术

2. 目前临床上应用最多的腹腔镜手术是（　　）

   A. 胆囊切除术

   B. 结肠切除术

   C. 阑尾切除术

   D. 疝修补术

   E. 甲状腺手术

3. 子宫内膜异位症的最后确诊有赖于（　　）

   A. 病史

   B. B超

   C. 剖腹探查或腹腔镜检查

   D. 妇科检查

   E. CA125

4. 下列关于腹腔镜镜头术后处理方式的说法正确的是（　　）

   A. 用有效氯消毒剂浸泡

   B. 用超声清洗机振动清洗

   C. 用纱布擦拭

   D. 用流动水手工清洗

   E. 对多个镜头同时进行清洗

5. 下列不是腹腔镜手术腹壁并发症的是（　　）

   A. 戳孔出血

   B. 戳孔感染

   C. 戳孔疝

   D. 戳孔开裂

   E. 内脏损伤

6. 腹腔镜最适宜的麻醉方法是（　　）

   A. 气管内插管全身麻醉

   B. 硬膜外麻醉

   C. 脊髓麻醉

   D. 局部麻醉＋强化

   E. 全凭静脉麻醉

7. 行腹腔镜术后血管损伤死亡率很高的是（　　）

   A. 腹主动脉损伤

   B. 肝动脉损伤

   C. 门静脉损伤

   D. 肠系膜血管损伤

   E. 胆囊动脉损伤

8. 妇科腹腔镜检查的适应证不包括（　　）

   A. 诊断不清的盆腔包块

   B. 不明原因的急性下腹痛

   C. 不孕症

   D. 腹部巨大肿瘤的诊断

   E. 放环后可疑子宫穿孔

9. 腹腔镜手术常见的并发症有（　　）

   A. 腹腔出血

   B. 腹腔脏器损伤

   C. 腹腔感染

   D. 穿刺孔疝

   E. 以上均是

10. 与开腹手术比较，下列是腹腔镜胆囊切除术的特殊并发症的是（　　）

    A. 腹腔出血

    B. 胆总管损伤

    C. 切口感染

D. 皮下气肿

E. 胆瘘

11. 对肥胖患者穿刺建立气腹时,下列正确的是(　　)

    A. 可以在腹部任何部位穿刺

    B. 气腹压与一般患者略同

    C. 气腹压略高于一般患者

    D. 气腹压略低于一般患者

    E. 对肥胖患者不采用开放式腹腔镜手术

12. 腹腔镜气腹的压力一般设定为(　　)

    A. 10 mmHg

    B. 11 mmHg

    C. 12 mmHg

    D. 15 mmHg

    E. 18 mmHg

13. 下列患者中不宜实施腹腔镜手术的是(　　)

    A. 糖尿病患者

    B. 既往曾行剖宫产手术、现准备行胆囊切除术的患者

    C. 有凝血功能障碍而凝血功能未纠正的患者

    D. 年龄>60岁的患者

    E. 特发性血小板减少性紫癜患者、准备行脾切除的患者

14. 下列不是腹腔镜胆囊切除术的手术适应证的是(　　)

    A. 有症状的胆囊结石

    B. 伴有糖尿病的无症状的胆囊结石

    C. 有临床症状的慢性胆囊炎

    D. 高度怀疑胆囊癌

    E. 胆囊息肉

15. 腹腔镜操作中引起脏器损伤最多见的是(　　)

    A. 撕剥损伤

    B. 电刀损伤

C. 分离损伤

D. 钳夹损伤

E. 牵拉损伤

16. 用腹腔镜在手术中造气腹时,下列说法错误的是( )

    A. 有两次突破感

    B. 注射器内的盐水迅速流入腹腔

    C. Palmer 抽吸试验阳性

    D. 肥胖患者的腹壁突破感明显

    E. 流量计在 4 L/nun 时不应超出 1.73 kPa

17. 腹腔镜器械首选的消毒方法为( )

    A. 高温高压蒸汽灭菌

    B. 环氧乙烷气体灭菌

    C. 过氧化氢低温等离子灭菌

    D. 过氧乙酸灭菌

    E. 甲醛熏蒸灭菌

18. 下列有关腹腔镜胆囊切除术的并发症中属于术后处理最棘手的是( )

    A. 胆管损伤

    B. 胆瘘

    C. 血管损伤

    D. 肠管损伤

    E. 术后出血

19. 腹腔镜手术与传统的开腹手术之间所改变的是( )

    A. 手术原则

    B. 手术方式

    C. 手术目的

    D. 手术时间

    E. 手术种类

20. 下列关于腹腔镜袖状胃手术配合的说法不妥的是（　　）
    A. 主刀者站于患者右侧操作
    B. 患者采用法式体位，扶镜手站于患者两腿中间
    C. 患者皮下脂肪厚，不需要贴压疮贴
    D. 妥善固定患者，防止发生神经损伤
    E. 将显示屏放于患者上侧

21. 腹腔镜袖状胃手术配合特殊用物的准备不包括（　　）
    A. 吻合器
    B. 切割闭合器
    C. 倒刺线
    D. 粗胃管
    E. 生物夹

22. 将达芬奇机器人系统作为手术"金标准"的是（　　）
    A. 肾肿瘤剜除术
    B. 宫颈癌根治术
    C. 食管癌根治术
    D. 前列腺癌根治术
    E. 以上均不是

23. 机器人辅助前列腺癌根治术的手术体位是（　　）
    A. 截石位
    B. 侧卧位
    C. 平卧位
    D. 俯卧位
    E. 头高脚低位

24. 第三代机器人系统的专用镜头可将手术野放大（　　）
    A. 5 倍
    B. 10 倍
    C. 15 倍
    D. 20 倍

E. 25 倍

25. 达芬奇机器人 Si 系统的机械臂一共包括（   ）

    A. 1 个臂

    B. 2 个臂

    C. 3 个臂

    D. 4 个臂

    E. 5 个臂

26. 达芬奇机器人 Si 系统专用机械臂的鞘卡厚度是（   ）

    A. 5 mm

    B. 8 mm

    C. 10 mm

    D. 12 mm

    E. 15 mm

27. 达芬奇机器人 Si 系统镜头孔的鞘卡厚度是（   ）

    A. 5 mm

    B. 8 mm

    C. 10 mm

    D. 12 mm

    E. 15 mm

28. 机器人专用镜头的灭菌方式是（   ）

    A. 高温高压蒸汽灭菌

    B. 过氧乙酸灭菌

    C. 过氧化氢低温等离子灭菌

    D. 2％戊二醛浸泡灭菌

    E. 甲醛熏蒸灭菌

29. 机器人专用器械的灭菌方式是（   ）

    A. 高温高压蒸汽灭菌

    B. 过氧乙酸灭菌

    C. 过氧化氢低温等离子灭菌

D. 2%戊二醛浸泡灭菌

E. 甲醛熏蒸灭菌

30. 机器人辅助下经腹肾肿瘤剜除术的手术体位是（　　）

    A. 平卧位

    B. 截石位

    C. 70°侧卧位

    D. 90°侧卧位

    E. 俯卧位

31. 肥胖已成为危害人类健康的一大疾病,对通过饮食及运动不能达到减肥效果的人群,可以采用手术达到减重效果,国际上常采用的手术方式不包括（　　）

    A. 腹腔镜袖状胃切除术（LSG）

    B. 腹腔镜 Roux-en-Y 胃旁路术（LRYGB）

    C. 胆胰转流十二指肠转位术（BPD）

    D. 腹腔镜胃束带手术（AGB）

    E. 胃内水球法（GEGB）

32. 腹腔镜袖状胃切除的纳入标准不包括（　　）

    A. 单纯肥胖,BMI≥37.5

    B. 男性腰围≥90 cm,女性腰围≥85 cm,参考影像学检查提示为中心性肥胖

    C. 建议手术年龄为 16～65 岁

    D. 不配合术后饮食习惯及生活习惯的改变,依从性差

    E. 患者心肺功能正常

33. 机器人手术床旁机械臂系统采用环抱式手术方式,下列关于消化道手术床旁机械臂系统摆放的说法正确的是（　　）

    A. 行机器人直肠癌根治术时将床旁机械臂系统放置于两腿中间

    B. 行机器人胃癌根治术时将床旁机械臂系统放置于头侧正中

C. 在行机器人食管癌根治术的过程中患者取侧卧位时将床旁机械臂系统放置于头侧正中

D. 行机器人右半结肠根治术时将床旁机械臂系统放置于右下侧

E. 以上均不正确

34. 行胸腹腔镜联合食管癌根治术对患者进行侧卧位摆放时，在患者腋窝下 10 cm 的距离放置中长垫的目的错误的是（　　）

A. 防止下侧手臂腋神经、血管受压

B. 使患者舒适

C. 防止胸部受压

D. 防止上侧手臂屈曲

E. 使手术野暴露清楚

二、多选题

1. 进行妇科腹腔镜手术体位恢复时需注意（　　）

A. 将双下肢单独、缓慢地放平

B. 将双下肢同时、缓慢地放平

C. 防止因回心血量减少而引起低血压

D. 防止因回心血量骤增而引起高血压

E. 观察患者腘窝处、肩部及骶尾部皮肤有无压疮发生

2. 行腹腔镜手术时要预防"烟囱效应"造成穿刺针道肿瘤种植需（　　）

A. 术中将穿刺套管妥善固定

B. 术中防止套管意外脱落和漏气

C. 术后撤去气腹前，应打开套管阀门使气体逸出、排净后方可拔出套管

D. 术中减少使用电外科器械

E. 取标本时使用一次性标本取出袋

3. 腹腔镜胆囊切除手术的禁忌证有(　　)
   A. 高度怀疑胆囊癌
   B. 伴腹腔内严重感染
   C. 重度门静脉高压症
   D. 妊娠 6 个月以内
   E. 胆囊造影不显影

4. 下列关于腹腔镜手术中使用双极电凝时的注意事项说法正确的有(　　)
   A. 根据手术部位和组织性质选用合适的功率
   B. 使用中可用生理盐水间断冲洗,以减少高温对周围组织的影响
   C. 术中可用湿纱布擦除钳端的焦痂
   D. 术中可用锐器清除钳端的焦痂
   E. 推荐采用间断凝血

5. 腹腔镜在临床上的应用有(　　)
   A. 肝脏疾病
   B. 甲状腺疾病
   C. 小肠疾病
   D. 乳腺疾病
   E. 结肠肿瘤

6. 下列适合选择腹腔镜检查的情况有(　　)
   A. 寻找腹腔内异物
   B. 不孕症
   C. 子宫内膜异位症
   D. 内出血休克
   E. 异位妊娠

7. 腹腔镜手术中人工气腹的并发症包括(　　)
   A. 气胸
   B. 纵隔气肿

C. 气体栓塞

D. 心律失常

E. 皮下气肿

8. 下列适合行腹腔镜手术的情况有(　　)

A. 患乙状结肠癌

B. 患升结肠癌

C. 患无法在结肠镜下电切的结肠绒毛状腺瘤

D. 患直肠癌

E. 肿瘤直径>10 cm

9. 与腹腔镜"烟囱效应"的发生相关的条件有(　　)

A. 密闭的操作空间

B. 具有通畅的流通空间

C. 具有通畅的器械通路

D. 手术器械产生的烟雾

E. 腹壁血肿

10. 机器人外科手术系统的组成包括(　　)

A. 医生操作系统

B. 床旁机械臂系统

C. 成像系统

D. 辅助检查系统

E. 以上均是

11. 达芬奇机器人Si系统的组成包括(　　)

A. 成像系统

B. 医生工作站

C. 机械臂系统

D. 腹腔镜系统

E. 以上均是

12. 人工心脏起搏术的适应证有(　　)

A. 症状明显的二度以上房室传导阻滞

B. 阵发性心动过速

C. 病态窦房结综合征,心率<45次/分

D. 广泛性心肌梗死

E. 以上均是

三、是非题

1. 腹腔镜手术的缺点是使立体视觉变成了平面视觉。(　　)
2. 凡进入人体的无菌组织、器官或经外科切口进入无菌腔(室)的内镜及其附件,如腹腔镜、关节镜、脑室镜、膀胱镜、宫腔镜等,在使用前应达到清洁水平。(　　)
3. 手术器械和用品(如腹腔镜等)属于中度危险性物品。(　　)
4. 行腹腔镜胆囊切除术时,为预防胆管损伤,在确定胆囊管与胆总管关系困难时应仔细解剖肝门部,使胆总管、肝总管、胆囊管三管"骨骼化",以确定胆囊管。(　　)
5. 行腔镜下手术时的止血方法主要是冲洗止血和电凝止血。(　　)
6. 对管腔类器械应用压力水枪冲洗,对可拆卸部分可以不用拆开清洗。(　　)
7. 使用消毒液进行消毒、灭菌时,对有轴节、带管腔的器械应打开关节,向其腔内充分注入消毒液。(　　)
8. 行腹腔镜手术时,患者易发生低体温的原因与充入 CO_2 气体有关。(　　)

本节答案

一、单选题

1. B   2. A   3. C   4. D   5. E   6. A   7. A
8. D   9. E   10. D   11. C   12. C   13. C   14. D
15. B   16. D   17. A   18. A   19. B   20. C   21. A

22. D 23. A 24. B 25. D 26. B 27. D 28. C
29. A 30. C 31. D 32. D 33. B 34. D

二、多选题
1. ACE   2. ABC   3. ABCD   4. ABCE
5. ABDE   6. ABCE   7. ABCDE   8. ABCD
9. ABCD   10. ABC   11. ABC   12. AC

三、是非题
1. √   2. ×   3. ×   4. ×   5. √   6. ×   7. √
8. √

部分试题解析

一、单选题

1. 腹腔镜最常用于胆囊切除术，其他如胃大部切除术、小肠切除吻合术、脾切除术也可应用腹腔镜。对胃溃疡的浅表出血病灶应用纤维胃镜治疗。

2. 腹腔镜胆囊切除术是目前腹腔镜技术在外科手术中应用最广泛、效果最显著、最具代表性的手术。

3. 病理诊断是子宫内膜异位症的确诊依据。

4. 腹腔镜镜头的术后处理方式为用流动水手工清洗，否则会损伤镜面及镜身。

5. 腹腔镜手术的腹壁并发症主要是与戳孔有关，有戳孔出血、腹壁血肿、戳孔感染、腹壁坏死性筋膜炎和戳孔疝等。内脏损伤则是腹腔镜手术过程中因操作不慎造成的，根据损伤脏器的不同可分为空腔脏器损伤和实质性脏器损伤。

6. 进行腹腔镜手术麻醉时应选择用气管内插管全麻，用此方法可确保患者安全，镇痛效果好。

7. 在行腹腔镜手术的过程中，有可能会损伤腹膜后大血管（包括腹主动脉、下腔静脉、髂动脉、髂静脉及门静脉等），虽然这类损伤发生率较低，但是死亡率很高。

8. 选项 A、B、C 和 E 为腹腔镜检查的适应证,其禁忌证之一为腹部巨大肿瘤。故选 D。
10. 行腹腔镜胆囊切除手术时需要用 CO_2 建立气腹,当气体从腹壁切口外漏时可引起腹壁皮下气肿。腹腔镜胆囊切除术的其他并发症与开腹手术基本相同。
11. 肥胖患者腹壁较厚,其气腹压应略高于一般患者,以支持沉重的腹壁,维持器械的操作空间。
12. 腹腔镜气腹的压力选择一般为 12 mmHg,要低于中心静脉压,否则会影响回流。
13. 腹腔镜手术由于手术视野小,手术中止血主要靠电凝止血,因此有凝血功能障碍的患者在手术中一旦发生出血,则不易控制。
14. 腹腔镜胆囊切除术的适应证与开腹手术的适应证基本相同,但对胆囊癌患者行腹腔镜手术有引起肿瘤种植的可能。因此,高度怀疑的胆囊癌患者不适合用腹腔镜手术。
15. 电刀损伤是腹腔镜操作中引起脏器损伤最多见的。
16. 肥胖患者的腹壁突破感不明显。
17. 对腹腔镜器械首选高温高压蒸汽灭菌,因其具有方便、灭菌彻底、无毒性等优点。
18. 胆管损伤发生后出现胆管狭窄和胆汁性肝硬化是非常危险的术后并发症。
19. 腹腔镜手术是外科医生利用腹腔镜和电视摄影机将腹内情况显示在电视屏幕上,并使用细长的手术器械通过穿刺孔进行手术,与传统的开腹手术相比只是改变了手术方式。
20. 肥胖及糖尿病是引发压疮的高危因素,而需要做袖状胃手术的患者多为肥胖患者,故应特别注意患者的体位并防止重点部位的皮肤发生压力性损伤。
21. 腹腔镜袖状胃手术是在粗胃管支撑下用切割闭合器沿大弯侧完全切除胃底和胃大弯,保留贲门、倒刺线以加强切缘,不需要用到吻合器。

22. 经过20余年的发展,在前列腺癌高发的美国和欧洲大部分国家,达芬奇机器人辅助腹腔镜前列腺癌根治术已经取代腹腔镜前列腺癌根治术和开放性耻骨后前列腺癌根治术,成为治疗局限性前列腺癌的"金标准"。
24. 第三代与第四代外科手术机器人的放大倍数不同。外科手术机器人的内窥镜为高分辨率3D镜头,对手术视野具有10倍以上的放大倍数。
25. 床旁机械臂系统一共由3个机械臂和1个镜头臂组成。
26. 达芬奇机器人Si系统专用机械臂的鞘卡厚度是8 mm。
27. 达芬奇机器人Si系统镜头孔的鞘卡厚度是12 mm。
29. 对机器人专用器械可以使用高温高压蒸汽灭菌法来消毒。
31. 腹腔镜胃束带手术已经退出历史舞台。
32. 手术方式配合术后饮食才能长时间达到减重效果,依从性差者不适合手术。
33. B项正确。行机器人胃癌根治术时应将机器人床旁机械臂系统放置于头侧正中。
34. 在患者腋下垫中长垫是因为手术时间过长,应防止下侧手臂腋神经、血管受压。

二、多选题

1. 妇科腹腔镜手术的体位为截石位。手术结束后对患者进行复位时,除了检查患者的受压部位外,还应将患者的双下肢单独、慢慢地放下,并通知麻醉医生,防止因回心血量减少引起低血压。
2. 在腹腔镜手术中应将穿刺套管妥善固定以防止套管意外脱落和漏气,在撤去气腹前应打开套管阀门使气体逸出、排净后方可拔出套管,这样可以有效地预防"烟囱效应"造成穿刺针道的肿瘤种植。
3. 腹腔镜胆囊切除的禁忌证包括胆囊隆起性病变疑为癌变、弥漫性腹膜炎、肝硬化失代偿期、早期妊娠等。
4. 在腹腔镜手术中使用的双极电凝钳端有焦痂时,不可使用锐器清除焦痂,以免损伤器械头端的合金材质。
5. 腹腔镜在临床外科手术的应用有肝胆疾病、脾脏疾病、胃疾病、结直肠类疾病,甲状腺疾病、乳腺疾病及妇科相关疾病等。
6. 腹腔内出血休克是腹腔镜检查的禁忌证。
7. 腹腔镜手术人工气腹常见的并发症有气胸、高碳酸血症、纵隔气肿、皮下气肿、气体栓塞、心律失常等。
8. 腹腔肿瘤＞10 cm 为腹腔镜手术的禁忌证。
9. "烟囱效应"指空气(包括烟雾)靠密度差的作用从通畅的流通空间沿着通道很快地进行扩散和排出的现象。
10. 机器人外科手术系统是集多项现代高科技手段于一体的综合体,其组成包括医生操作系统、床旁机械臂系统、成像系统等。

三、是非题
1. 立体视觉更加便于观察组织、器官。
2. 对腹腔镜、膀胱镜、宫腔镜等必须灭菌。
3. 手术器械和用品(如腹腔镜等)属于高度危险性物品。
4. 胆囊管、肝总管及肝脏脏面三者构成了"胆囊三角"。
5. 行腔镜下手术时冲洗止血和电凝止血是主要的止血手段。
6. 对腔镜管腔类器械应用压力水枪冲洗,对可拆卸部分必须拆开清洗。
7. 对腔镜器械进行灭菌时,应将有轴节、带管腔的器械打开关节,向腔内充分注入消毒液,以达到最佳的灭菌效果。
8. 进行腹腔镜手术操作时,使患者体腔与冷环境或冷气体接触时间延长等均可导致低体温的发生。

参考文献

[1] 李小寒,尚少梅.基础护理学[M].5版.北京:人民卫生出版社,2012.

[2] 郭莉.手术室护理实践指南[M].北京:人民卫生出版社,2020.

[3] 中华人民共和国住房和城乡建设部,中华人民共和国国家质量监督检验检疫总局.医院洁净手术部建筑技术规范:GB 50333—2013[S].北京:中国建筑工业出版社,2013.

[4] 中华人民共和国国家卫生和计划生育委员会.医疗机构环境表面清洁与消毒管理规范:WS/T 512—2016[S/OL].[2016-12-27]. http://www.nhc.gov.cn/wjw/s9496/201701/0a2cf2f4e7d749aa920a907a56ed6890.shtml.

[5] 中华人民共和国国家卫生健康委员会.医院感染预防与控制评价规范:WS/T 592—2018[S/OL].[2018-05-10]. http://www.nhc.gov.cn/wjw/s9496/201805/702607f40040413093076023603a1caf.shtml.

[6] 中华人民共和国国家卫生和计划生育委员会.医院医用织物洗涤消毒技术规范:WS/T 508—2016.[S/OL].[2018-05-10]. http://www.nhc.gov.cn/wjw/s9496/201701/a8276e1baed54ac382c61baae6e009ae.shtml.

[7] 三级综合医院评审标准(2011年版)(卫医管发〔2011〕33号)

[8] 郭莉,徐梅.手术室专科护理[M].北京:人民卫生出版社,2019.

[9] 郭莉.手术室护理实践指南[M].北京:人民卫生出版社,2019.

[10] 魏革,刘苏君,王方.手术室护理学[M].3版.北京:人民军医出版社,2014.

[11] 丁文龙,刘学政.系统解剖学[M].9版.北京:人民卫生出版社,2018.

[12] 崔慧先,李瑞锡. 局部解剖学[M]. 9版. 北京:人民卫生出版社. 2018.

[13] 高兴莲,田莳. 手术室专科护士培训与考核[M]. 北京:人民卫生出版社.

[14] 王宇. 手术室护理技术手册[M]. 4版. 北京:人民军医出版社,2011.